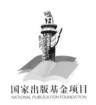

国家出版基金项目
NATIONAL PUBLICATION FOUNDATION

肿瘤规范化手术丛书

骨肿瘤规范化手术

肿瘤规范化手术丛书

国家出版基金项目
NATIONAL PUBLICATION FOUNDATION

骨肿瘤规范化手术

主　编　牛晓辉　李　远

副主编　鱼　锋　徐海荣　单华超

编　者（按姓氏汉语拼音排序）

邓志平　丁　易　郝　林

李　远　刘巍峰　马　珂

牛晓辉　单华超　王　涛

徐海荣　徐立辉　杨发军

鱼　锋　张　清　赵海涛

北京大学医学出版社

GUZHONGLIU GUIFANHUA SHOUSHU

图书在版编目（CIP）数据

骨肿瘤规范化手术 / 牛晓辉, 李远主编. —北京：
北京大学医学出版社, 2022.12
ISBN 978-7-5659-2790-4

Ⅰ. ① 骨… Ⅱ. ① 牛… ② 李… Ⅲ. ① 骨肿瘤—外科
手术 Ⅳ. ①R68

中国版本图书馆CIP数据核字(2022)第244814号

骨肿瘤规范化手术

主　　编：牛晓辉　李　远
出版发行：北京大学医学出版社
地　　址：（100191）北京市海淀区学院路 38 号　北京大学医学部院内
电　　话：发行部 010-82802230；图书邮购 010-82802495
网　　址：http ://www.pumpress.com.cn
E － mail：booksale@bjmu.edu.cn
印　　刷：北京金康利印刷有限公司
经　　销：新华书店
责任编辑：冯智勇　　责任校对：靳新强　　责任印制：李　啸
开　　本：889 mm × 1194 mm　1/16　　印张：22　　字数：712 千字
版　　次：2022 年 12 月第 1 版　2022 年 12 月第 1 次印刷
书　　号：ISBN 978-7-5659-2790-4
定　　价：220.00 元

前　言

骨肿瘤是指发生在骨内或起源于各种骨组织成分的肿瘤，在肿瘤学范畴和骨科学范畴中均是少见疾病。骨肿瘤在骨科诊治，经治医生要同时具备骨科学与肿瘤学知识。在我国，除少数专业的骨肿瘤中心外，大部分的骨科医生很少同时具备专业的肿瘤学知识。当一名医生准备实施骨肿瘤手术时，他应该想到：自己首先是一名肿瘤科医生，其次才是骨科医生。这很重要，它决定着骨肿瘤患者是否真正按照肿瘤的治疗原则得到治疗。在进行手术治疗前，必须明确诊断。肿瘤的诊断应包括两个方面：肿瘤名称的诊断和侵及范围的诊断，后者常常为非肿瘤专业医生所忽略，导致诊断没有明确之前就盲目进行手术，为方便功能重建随意缩小肿瘤切除边界。诊断不清、治疗未做系统计划或者未按计划执行的手术都可称为非计划手术，非计划手术的局部肿瘤残留和局部复发率都显著高于计划手术。

骨肿瘤的治疗手段包括手术、药物及放射治疗。手术仍然是骨肿瘤最主要的治疗手段，手术的成功依赖于正确的病理诊断、安全的外科边界设计、术中认真操作，以及术前、术后的辅助治疗。骨肿瘤可发生在全身各骨，性质各异，侵及范围不同，所以手术的标准化比较困难，但规范化却容易实现。切除肿瘤的范围依据是 Enneking 外科分期系统和对应的外科边界理论。肿瘤切除需达到所要求的外科边界，这是肿瘤手术成功与否的关键。肿瘤切除后可能会遗留骨及软组织的缺损，需要进行组织及功能重建。骨科医生比较熟悉这方面的知识。

本书选取不同种类、不同部位的 40 余种骨肿瘤手术，以图谱的形式详细说明手术过程，并提出一些临床工作中的经验与体会，尽可能向读者展现规范的肢体及躯干骨肿瘤的外科治疗方法，以期对大家的临床工作有所帮助。

本书仅包括骨肿瘤综合治疗的主要部分——外科治疗，综合治疗的其他部分也非常重要，因此推荐读者结合最新版的《CSCO 经典型骨肉瘤诊疗指南》《CSCO 骨巨细胞瘤诊疗指南》和《骨与软组织肉瘤化疗方案手册》一起阅读，理解骨肿瘤的综合治疗策略。

北京积水潭医院骨肿瘤科历经 40 余年的发展，经过几代人的努力，已发展成为国内规模最大、历史最悠久的骨及软组织肿瘤诊疗中心。在中心的病例资料库中，保存着 2 万余例患者的详细资料。我们会继续对这些宝贵的资料进行整理，编写更多的相关书籍，以满足读者的需求。

本书附多个手术视频，读者可通过扫描二维码观摩、借鉴。感谢北京积水潭医院骨肿瘤科的全体医生在繁忙的临床工作之余挤出时间精心选择病例、整理材料并最终成文。

牛晓辉

视频目录

目　录

第一篇　保肢术

第二篇　截肢术

第一篇

保肢术

第一章　肢体良性肿瘤

第1节　肱骨近端肿瘤病灶刮除骨水泥填充术

1. 累及肱骨近端的良性肿瘤和类肿瘤疾病，如软骨母细胞瘤、骨巨细胞瘤、骨囊肿等。

2. 肱骨近端残留骨量可以保证刮除手术后骨的强度，或残余骨量可以进行内固定预防病理骨折。

3. 肿瘤未累及关节。

病例资料

患者男性，15岁。主因"左肩疼痛10个月逐渐加重"入院。患者自10个月前无明显诱因出现左肩部疼痛，活动加重，休息后好转，未治疗。近2个月来疼痛加重，伴左肩关节活动受限。1周前在当地医院行影像学检查，发现左肱骨近端溶骨性破坏，为进一步治疗入院。X线片显示患者肱骨近端溶骨性破坏，病变内有钙化，边界较清晰，未见骨膜反应，未见软组织肿块（图1-1-1）。CT及MRI显示病变范围如图1-1-2所示。入院后行穿刺活检，病理报告为软骨母细胞瘤。

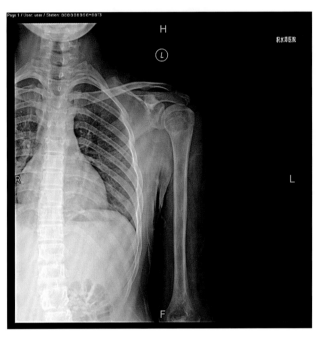

图1-1-1　肱骨近端软骨母细胞瘤正位X线片

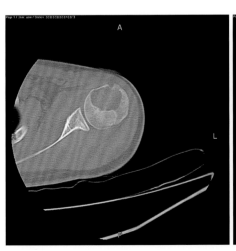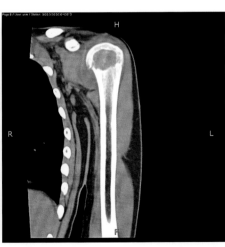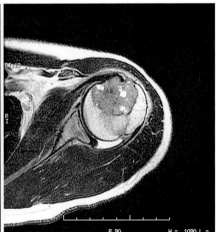

图1-1-2　CT和MRI显示肿瘤范围及与周围结构的关系

局部解剖

1. 良性肿瘤侵及肱骨近端，可以使用刮除手术去除肿瘤。刮除肿瘤时所开骨窗一般位于肱骨近端前外侧，关节囊止点以下，结节间沟后方，此部位浅层只有三角肌覆盖，入路相对简单（图 1-1-3）。

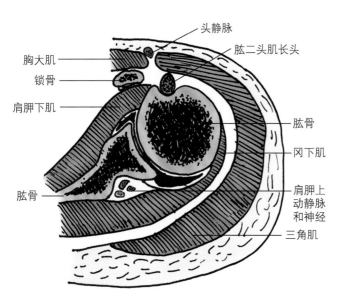

图 1-1-3　肱骨近端解剖示意图

2. 肱骨近端疾病常影响肩关节功能。狭义的肩关节指盂肱关节，即由肩胛骨的肩盂与肱骨头形成的关节，其特点是骨性连接之间的匹配性差，关节囊松弛，需要依靠肩袖和周围肌肉提供其稳定性。

3. 为保护肩关节功能，刮除肱骨近端病灶，一般不进入肩关节，并需要尽量减少对肱骨近端周围组织的影响。需要避开关节囊、肩袖止点、肱二头肌长头、胸大肌止点、三角肌止点等。

术前规划

软骨母细胞瘤属于良性肿瘤，治疗以手术为主，手术外科边界囊内切除即可。根据影像学资料确定病变范围局限于肱骨内，按照常规手术经三角肌与胸大肌间沟进入，在结节间沟外侧开窗，刮除病变。皮质骨侧仅保留骨皮质，松质骨侧刮除约 5 mm 至正常松质骨（图 1-1-4）。肱骨近端破坏范围不大，可不使用内固定。

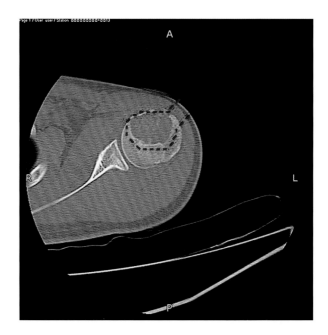

图 1-1-4　开窗位置及刮除范围

手术操作

1. 患者仰卧位，患侧肩部稍垫高。切口自肩锁关节前方起始，沿三角肌与胸大肌之间间隙向下，达到三角肌中下 1/3 交界处（图 1-1-5）。

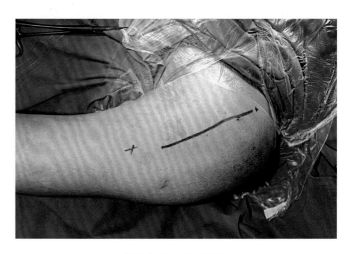

图 1-1-5　手术切口

2. 切开皮肤、皮下组织，向两侧牵开，显露三角肌、胸大肌以及走行于三角肌沟中的头静脉。从三角肌沟向两侧分离，分离保护头静脉，并将其与三角肌一同向外侧牵开（图 1-1-6）。

4. 根据病变大小在肱骨上开骨窗，刮除病变组织（图 1-1-8）。

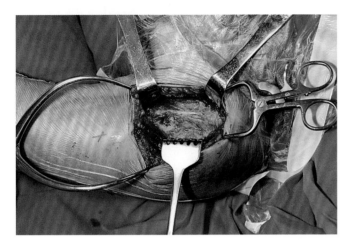

图 1-1-6　显露深层软组织

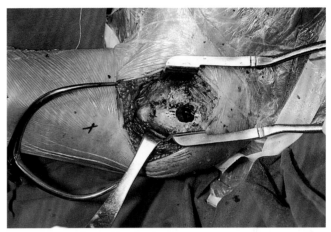

图 1-1-8　在肱骨上开骨窗

3. 轻轻将肱骨内旋，找到结节间沟后缘，在其后外方切开骨膜显露肱骨近端（图 1-1-7）。

5. 用高速磨钻打磨骨壁，至正常骨（图 1-1-9）。用石炭酸处理骨壁（图 1-1-10）。用冲洗枪冲洗（图 1-1-11）。

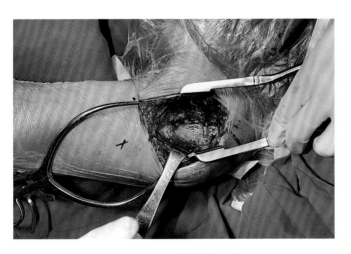

图 1-1-7　显露肱骨近端

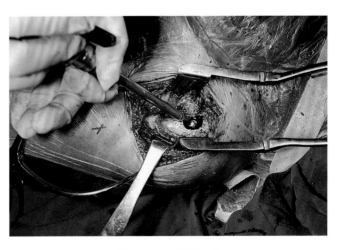

图 1-1-9　磨钻打磨

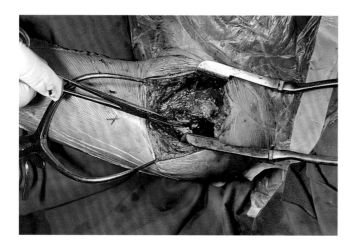

图1-1-10　石炭酸处理

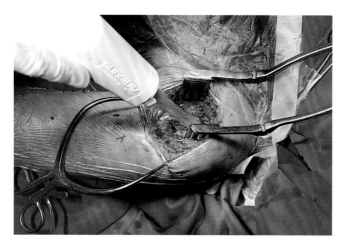

图1-1-11　冲洗枪冲洗

6. 用骨水泥填充病灶（图1-1-12）。

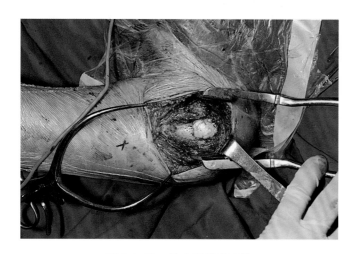

图1-1-12　骨水泥填充病灶

7. 切口置入负压引流管（图1-1-13）。分层缝合切口（图1-1-14）。

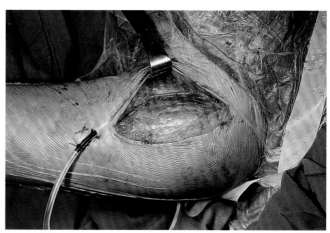

图1-1-13　切口置入负压引流管

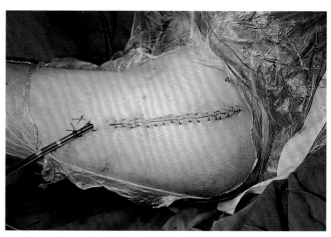

图1-1-14　缝合后切口

术后处理

1. 术后放置负压引流管 1 根，待全天（24 小时）引流量少于 20 ml 时拔除。术后应用抗生素 5~7 天。术后卧床 1~2 日，待术后麻醉恢复，患肢局部疼痛减轻后可下床活动。患肢可用颈腕吊带固定，至术后 2~3 周。2 周后可以开始肩关节各方向功能锻炼。

2. 术后患者应长期随诊。一般 2 年内每 3 个月随访一次，2~3 年每 4 个月随访一次，3~5 年每半年随访一次，5 年以上每 1 年随访一次。

术后评估

1. 影像学评估

术后正、侧位 X 线片显示肿瘤去除范围与术前设计相同（图 1-1-15）。术后 6 年肿瘤无复发，功能良好（图 1-1-16）。

2. 病理评估

术后病理报告：软骨母细胞瘤。

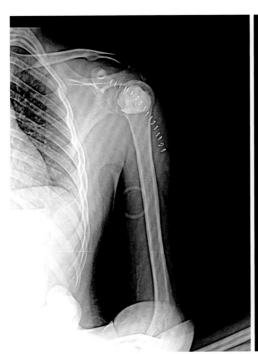
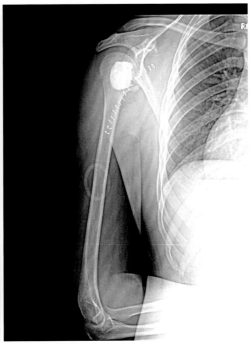

图 1-1-15　术后正、侧位 X 线片

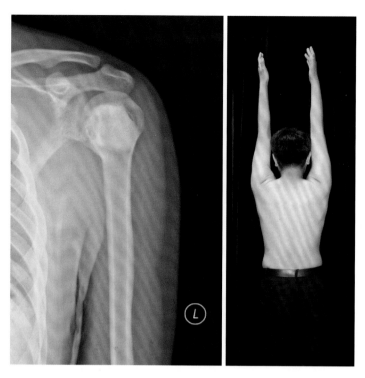

图 1-1-16　术后 6 年 X 线片未见复发，功能良好

专家点评

对于良性肿瘤的刮除手术，特别是对骨巨细胞瘤、软骨母细胞瘤等具有侵袭性的肿瘤，我们建议采用扩大刮除术，也就是在使用刮匙刮除肿瘤后，要再使用高速磨钻打磨，皮质骨处打磨约 1 mm，松质骨处去除 5～10 mm，同时用 95% 乙醇、石炭酸、氩气刀等辅助治疗，减少复发。

对于骨囊肿、动脉瘤样骨囊肿、纤维异样增殖症等良性疾病，刮除病灶后可用异体骨植骨；对于骨巨细胞瘤、软骨母细胞瘤等良性侵袭性肿瘤，病灶刮除后可用骨水泥填充。对于已经发生病理骨折的骨囊肿、动脉瘤样骨囊肿等疾病，可以等待骨折愈合后再行刮除术。如病灶刮除后剩余骨质少，强度差，骨折风险大，可在术中同时行内固定，避免术后出现骨折。

肱骨近端是多种良性肿瘤及类肿瘤疾患常见的发病部位。对此类疾病的保肢治疗方法主要是病灶扩大刮除术。为减少肿瘤的复发风险，肿瘤刮除手术需要有良好视野，最好在直视下进行。肱骨近端肿瘤刮除，在肱二头肌长头外侧开窗，可以取得良好视野，同时又不影响肩袖功能。如果病灶范围较长，可以将开窗一直向下延伸，不会影响重要结构。

（李　远　牛晓辉）

第 2 节　桡骨远端肿瘤切除取髂骨植骨桡腕关节融合术

手术指征

1. 桡骨远端骨原发恶性肿瘤、部分转移性肿瘤、侵及或包绕桡骨远端的软组织肉瘤，未侵犯重要神经、血管。

2. 桡骨远端骨巨细胞瘤，Campanacci 3 级和部分 2 级、骨破坏严重、软组织包块较大、无法行刮除手术。

3. 桡骨远端肿瘤未侵犯腕关节，或虽有侵犯，但可通过关节外切除获得可接受的外科边界。广泛切除肿瘤后，存留可接受的软组织覆盖，或通过软组织转移获得可接受的软组织覆盖。

病例资料

患者男性，25 岁。因"左腕酸痛、无力 1 个月"收入院。X 线片显示左桡骨远端溶骨性骨破坏，基质尚均匀，未见骨化及钙化；边缘清晰，未见硬化带；皮质有膨胀性改变，掌侧明显，可见软组织包块，未见骨膜反应（图 1-2-1）。增强 CT 除以上征象外尚可见病灶明显强化（图 1-2-2、图 1-2-3）。术前经穿刺活检诊断为骨巨细胞瘤。

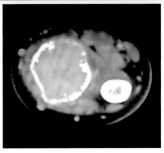

图 1-2-2　术前 CT 骨窗、软组织窗、软组织增强窗

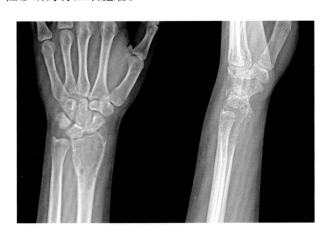

图 1-2-1　术前正、侧位 X 线片

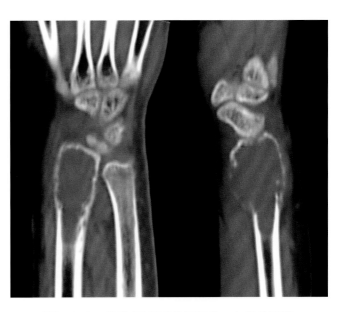

图 1-2-3　术前 CT 骨窗的冠状位、矢状位重建

局部解剖

狭义的腕关节又称为桡腕关节，是由桡骨远端关节面和尺骨头下方的关节盘（三角纤维软骨）远侧面做关节窝，近排腕骨包括手舟骨、月骨和三角骨的近侧面做关节头，是典型的椭圆关节。桡腕关节周围没有肌肉覆盖，其关节囊菲薄，各方均为韧带所加强，包括桡腕掌侧韧带、桡腕背侧韧带、腕桡侧副韧带、腕尺侧副韧带，以上结构成为保持桡腕关节完整的组织。桡腕关节的运动与腕骨间关节的运动同时进行，可以做背伸、掌屈、外展（桡偏）和内收（尺偏）四种动作，

一般活动范围为掌屈40°~50°、背伸50°~60°、桡偏10°、尺偏20°。

前臂远端背侧并无重要血管、神经结构，而大多为腕、指伸肌肌腹和肌腱，自桡侧至尺侧分别为拇长展肌、拇短伸肌、桡侧腕长伸肌、桡侧腕短伸肌、拇长伸肌、示指伸肌、指伸肌、小指伸肌和尺侧腕伸肌，因此常选择此入路进行桡骨远端的切除。

前臂远端掌侧除了腕、指各层屈肌腱外，尚有桡血管、尺血管和正中神经、尺神经等保肢的重要结构，分离桡骨掌侧结构时应倍加小心。但桡骨远端掌侧有旋前方肌阻隔，通常能在掌侧获得很好的外科边界（图1-2-4）。

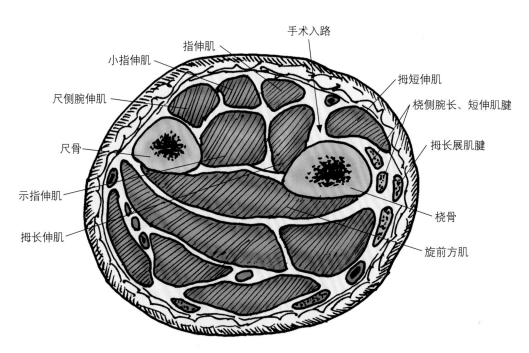

图1-2-4　前臂桡骨远端1/4横断面及背侧入路示意图

术前规划

按照 Enneking 外科切除原则，对于 3 期肿瘤，应行边缘甚至是广泛的边界切除。此病例掌侧有软组织包块，故应牺牲部分旋前方肌包裹肿瘤（图 1-2-5）；其他各面未见肿瘤突破骨皮质，故于骨膜外切除即可；病灶纵向长度为 4 cm，应距病灶最近端至少 1~2 cm 截骨（图 1-2-6）；桡骨关节面未受侵，行经关节切除即可，但需同时包含关节囊及韧带附丽。

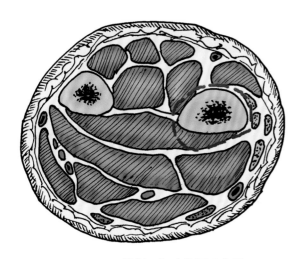

图 1-2-5　横断面切除范围示意图

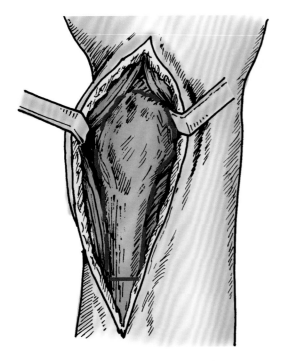

图 1-2-6　冠状面切除范围示意图

手术操作

1. 患者行臂丛阻滞麻醉后，取仰卧位，手背朝上，消毒范围为整个上肢，可在止血带下手术。手术切口起自第 3 掌骨头背侧，向近端纵行至预计截骨水平的前臂背侧，应包括穿刺活检道（图 1-2-7）。

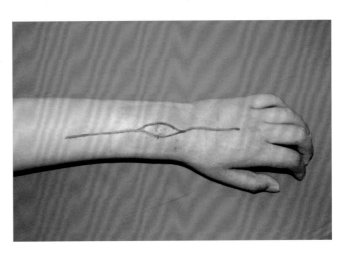

图 1-2-7　手术切口

2. 逐层切开皮肤、皮下组织及深筋膜，梭形切除穿刺活检道并保留与肿瘤瘤段于一体，分离拇长展肌腱、拇短伸肌腱和桡侧腕长、短伸肌腱并牵向桡侧，拇长伸肌腱和各指长伸肌腱牵向尺侧，即可显露桡骨远端（图 1-2-8），保留桡骨浅面疏松结缔组织和骨膜与肿瘤瘤段于一体。

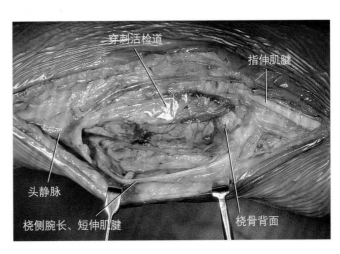

图 1-2-8　显露桡骨远端背侧

3. 充分显露桡骨远端背面，于距腕关节面 5 cm 处截断桡骨（图 1-2-9）。

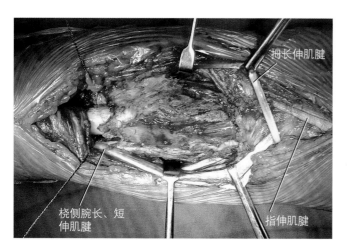

图 1-2-9　桡骨截骨

4. 提起桡骨下段，由于软组织肿块突向掌侧，故保留旋前方肌与肿瘤瘤段于一体，于桡骨尺侧切开骨间膜，桡侧注意保护好掌面的桡血管神经束，充分向远侧游离至腕关节囊（图 1-2-10）。

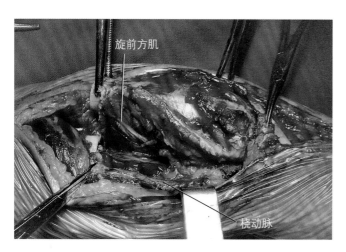

图 1-2-10　游离桡骨远端掌侧

5. 切开腕关节囊及附着于桡骨远端的各韧带，即可切除整个桡骨远端肿瘤瘤段（图 1-2-11、图 1-2-12）。

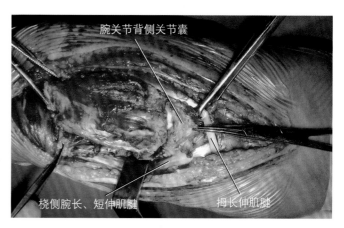

图 1-2-11　切开腕关节囊

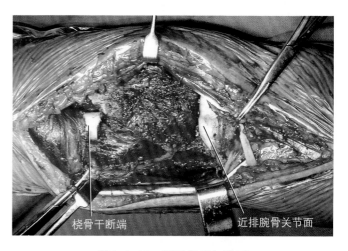

图 1-2-12　桡骨远端切除后

6. 铺手术器械台行右侧髂骨取骨，取髂嵴下段切口，逐层切开皮肤、皮下组织及深筋膜，向两侧推开肌肉后，切取约 5 cm 长的髂骨骨块（图 1-2-13）。

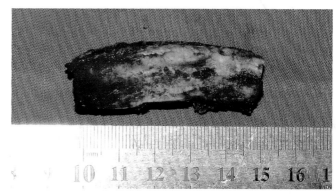

图 1-2-13　髂骨骨块

7.打磨近排腕骨关节面,修剪髂骨骨块并与近排腕骨适配后,将髂骨骨块植于桡骨干断端及近排腕骨间,以腕关节加压锁定重建钢板、螺钉固定桡骨残端、髂骨骨块、近排腕骨和第3掌骨于一体,腕关节固定于稍背伸位(图1-2-14)。髂骨骨块与桡骨干断端和近排腕骨的接触端分别以自体松质骨植骨。

8.充分止血、冲洗切口,切口放置负压引流管1根,逐层缝合皮下组织、皮肤,封闭切口。

术后处理

术后切口放置负压引流管1根,待全天(24小时)引流量少于20 ml时拔除。术后应用抗生素7~10天。

原则上不限制患者卧床,术后即可开始进行手功能锻炼。术后4周起可酌情练习前臂旋转功能,腕关节则应以掌侧前臂带腕关节石膏托或支具固定并保护6~8周,如骨端未愈合则应继续佩戴保护直至骨愈合。

术后患者应长期随诊,除肿瘤本身的随诊要求外,移植骨的愈合情况、内固定物以及前臂旋转功能的恢复均需通过随诊来动态观察,以便出现并发症时及时处理。

术后评估

1.影像学评估

术后腕关节正侧位X线片见图1-2-15。术后10年复查,患者功能良好,X线片显示,融合良好,内固定稳定(图1-2-16)。

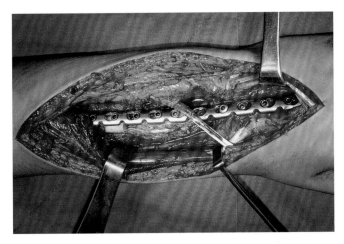

图1-2-14　加压锁定重建钢板、螺钉固定桡骨残端、髂骨骨块、近排腕骨和第3掌骨于一体

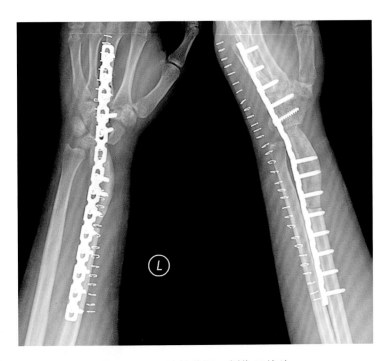

图1-2-15　腕关节正、侧位X线片

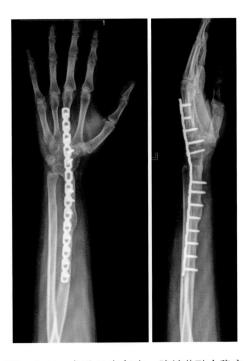

图1-2-16　术后10年复查,腕关节融合稳定

2.标本评估

术后切除标本经福尔马林固定后，从外观和各向剖面确认是否达到术前计划的外科边界（图 1-2-17、图 1-2-18 ）。

3.病理评估

术后病理报告：骨巨细胞瘤。

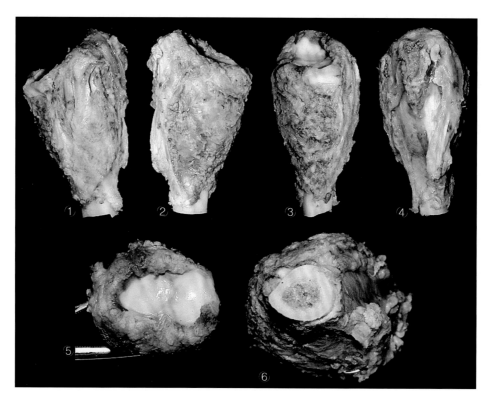

图 1-2-17　术后标本各面外观像：①背侧；②掌侧；③尺侧；④桡侧；⑤关节面；⑥断端

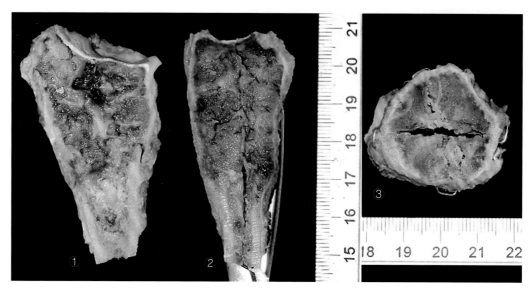

图 1-2-18　术后标本剖面外观像：①冠状面；②矢状面；③横断面

专家点评

桡骨远端骨巨细胞瘤 Campanacci 3 级和部分 Campanacci 2 级由于刮除的不彻底性，应选择肿瘤段的切除，才能达成较好的外科边界，降低复发率。

腕关节成形只有在达到以下三个条件时才可实施：①腕关节的软组织支持结构相对完整；②替代材料的关节面应该与宿主关节面适配良好；③术后应保留关节有相当的功能活动。传统的重建方法是取腓骨近端移植于骨缺损处，使腓骨近端关节面与腕骨关节面形成替代关节。而肿瘤造成的桡骨远端缺损往往由于保留的腕关节正常软组织支持结构较少，所以实施上述关节成形后，常造成腕关节稳定性差。术后虽有一定关节活动度，但力量较差，甚至可有疼痛和脱位。故我们选择关节融合，尽管损失了腕关节的活动功能，但却保证了腕关节的稳定性。重建材料的选取多种多样，取髂骨融合的好处在于植骨块三面包裹皮质骨并且有较为丰富的松质骨，强度较好，而且比腓骨和异体骨有良好的骨愈合率。

应选用坚强的内固定，固定范围应包括桡骨骨干、髂骨植骨块、腕骨和第 3 掌骨，固定应符合 AO（国际内固定学会）原则。接骨端应以松质骨植骨，尤其是桡骨干与髂骨的接触端。

术后一定要石膏固定或佩戴支具保护，以免出现早期骨折、内固定失败或延迟愈合、不愈合；一旦出现以上并发症，应及时切开植骨、更换内固定以保证融合端的稳定。

（王　涛　郝　林）

第 3 节　股骨近端肿瘤刮除骨水泥填充钢板内固定术

手术指征

1.股骨近端良性肿瘤或瘤样病变，如骨巨细胞瘤、内生软骨瘤、软骨母细胞瘤、纤维结构不良等可进行刮除。

2.感染。

3.骨转移癌。部分转移癌病灶可结合微波或射频灭活技术进行刮除治疗，术后需结合放疗。

4.股骨近端干骺端、股骨颈部位的病灶可选择从外侧入路刮除，位于股骨头内特别是位于股骨头顶端的病灶，需经 Smith-Peterson 前侧髂股骨手术入路，髋关节脱位后方能显露股骨头病灶。

5.骨骺未闭合患者，股骨近端肿瘤刮除术后可选用钢板螺钉直接固定。

病例资料

患者男性，13 岁。左髋不适 3 个月，于外院检查 X 线片发现左股骨近端骨病变，至我院就诊。既往体健。查体：左大腿近端未触及肿块，髋关节活动正常。

入院后 X 线片显示：左股骨近端干骺端区域髓腔内溶骨性病变，轻微膨胀；病灶内基质不均匀，可见斑片状矿物化影，边界不清；皮质轻微受侵，股骨外侧皮质区域可见层状骨膜反应，无软组织包块（图 1-3-1、图 1-3-2）。

CT 显示：左侧近端见局部溶骨性骨质破坏，局部骨皮质变薄、轻度膨胀，可见层状骨膜反应。病灶呈中低密度，散在斑点样及斑片样成骨。增强扫描可见散在小片样强化（图 1-3-3、图 1-3-4）。

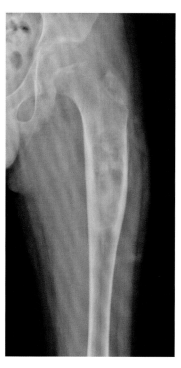

图 1-3-1　正位 X 线片

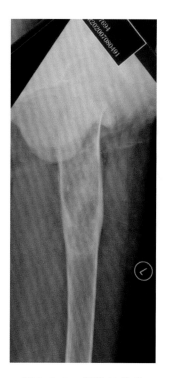

图 1-3-2　侧位 X 线片

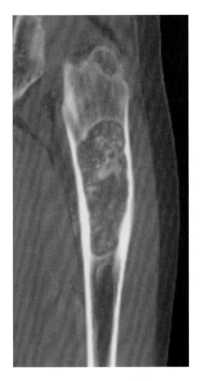

图 1-3-3　CT 骨窗

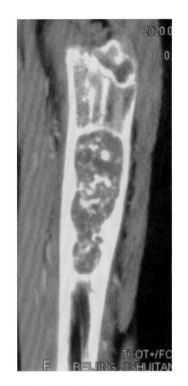

图 1-3-4　CT 软组织窗

　　MRI 显示：左侧股骨上段髓腔内片状异常信号，局部骨皮质模糊、不规则变薄，局部可见毛糙骨膜反应。病变平扫 T$_1$WI 呈中低信号伴局部片状高信号，T$_2$WI 及抑脂像呈大片高信号伴内部散在点状及小片状低信号，增强扫描呈边缘及内部散在环形及花边样明显强化（图 1-3-5、图 1-3-6）。

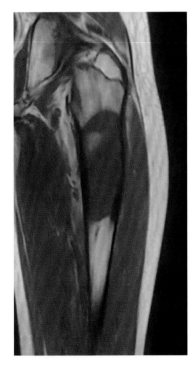

图 1-3-5　MRI T$_1$WI

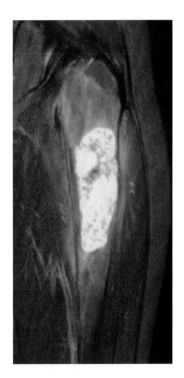

图 1-3-6　MRI T$_2$WI

骨扫描显示：左侧股骨上段可见放射性不均匀异常浓集，其中伴放射性稀疏区；骨骼其余部位放射性分布大致均匀，未见局限性异常放射性浓聚区或缺损区（图1-3-7）。

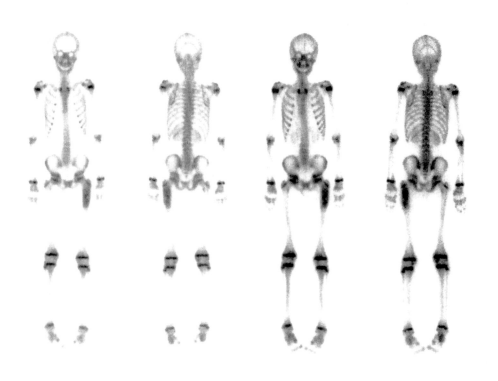

图1-3-7　骨扫描

入院后行穿刺活检病理报告：穿刺组织为分叶状肿瘤性软骨伴黏液变性，局灶可见浸润宿主骨及骨骼肌，未见明确的肿瘤性成骨及其他可疑肿瘤成分，符合软骨来源肿瘤，内生软骨瘤可能性大。需要与非典型软骨性肿瘤鉴别。

局部解剖

1. 大腿近端外侧体表可触及股骨大粗隆骨性凸起，刮除术前需X线透视定位病变范围，以便确定股骨外侧开窗范围。

2. 股骨近端包括股骨头、股骨颈和股骨大、小粗隆。股骨大粗隆位于股骨颈基底部上外侧，是臀部、骨盆和闭孔诸肌附着处。

3. 股骨近端外侧入路区域，股骨前侧及外侧为股外侧肌覆盖，股骨后侧为臀大肌肌腱附丽，需将股外侧肌于外侧肌间隔的附丽切断后向前方牵开，方能显露股骨近端外侧骨面。外侧肌间隔及后方的臀大肌附丽多不影响开窗。

术前规划

根据患者术前活检结果，肿瘤为良性或交界性肿瘤，参考既往治疗经验及同类疾病治疗方式的文献报道，可以采用刮除手术治疗。股骨近端刮除手术一般采用外侧入路，在股骨外侧开骨窗，显露整个病灶。单纯刮除肿瘤后需要使用磨钻、氩气刀及无水乙醇灭活，扩大刮除范围。刮除后骨缺损，可以使用植骨或填充骨水泥修补。本病例为儿童患者，病理考虑有交界性肿瘤，为便于观察是否复发，可以使用骨水泥填充。

根据X线片、CT、MRI等影像检查，肿瘤位于股骨近端，髓腔内完全被肿瘤侵及，经过刮除处理，骨质强度会明显降低，为避免术后骨折，需要使用内固定。患者骨骺未闭合，一般不使用动力髋螺钉（dynamic hip screw，DHS）等可能破坏骨骺的内固定方式。可以单纯使用钢板螺钉固定，螺钉避免穿过骨骺。

手术操作

1. 患者麻醉满意后取侧卧位，术前X线透视定位股骨近端溶骨病变部位（图1-3-8）。

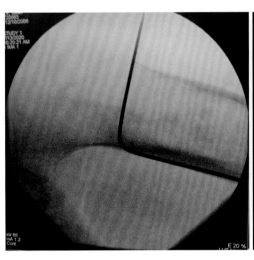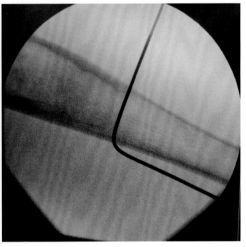

图1-3-8 术前X线透视定位

2. 根据透视定位，确定大腿近端外侧纵向切口位置（图1-3-9）。

3. 常规消毒铺单。切开皮肤及皮下组织，显露阔筋膜（图1-3-10）。

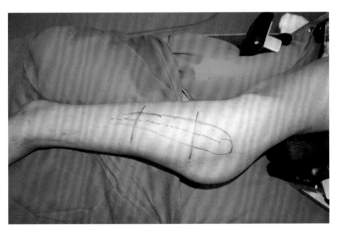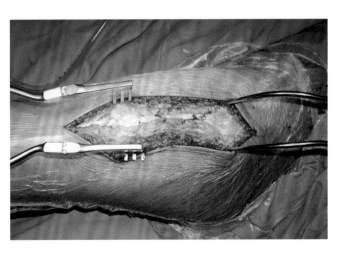

图1-3-9 切口

图1-3-10 切开皮肤及皮下组织

4. 切开阔筋膜，显露股外侧肌（图 1-3-11）。

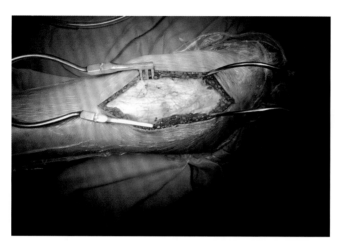

图 1-3-11　切开阔筋膜，显露股外侧肌

5. 于股骨大粗隆外侧股外侧肌起点部位肌腱部分切断 2 cm，以利于牵拉肌肉显露其深部的骨干（图 1-3-12）。

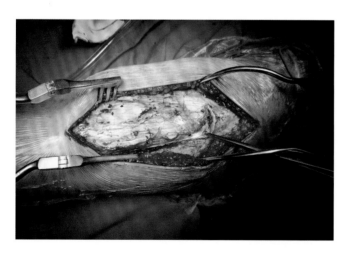

图 1-3-12　切断股外侧肌部分起点

6. 切断股外侧肌于外侧肌间隔及股骨表面的附丽，向前方牵开肌肉组织，显露股骨近端骨质表面（图 1-3-13）。

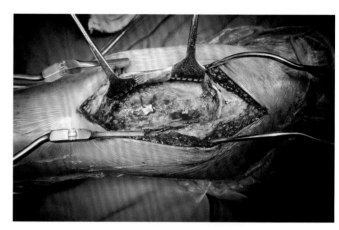

图 1-3-13　显露股骨近端外侧骨面

7. 用磨钻磨开股骨外侧骨皮质，可先磨开一小部分，随着刮除范围扩大逐步扩大开窗范围，直至开窗范围完全显露病变区域（图 1-3-14）。

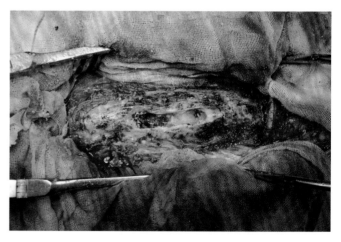

图 1-3-14　开窗

8.用刮匙刮除病灶。避免肿瘤组织溢出。刮除时应注意把接触过肿瘤的器械与其他器械分开放置。对于病灶内溢出物应立即以吸引器清除（图1-3-15）。

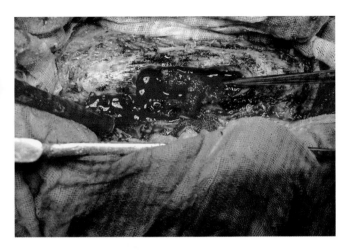

图1-3-15 刮除病灶

9.用刮匙彻底刮除病灶，之后用磨钻扩大刮除范围直至显露正常骨质（图1-3-16）。

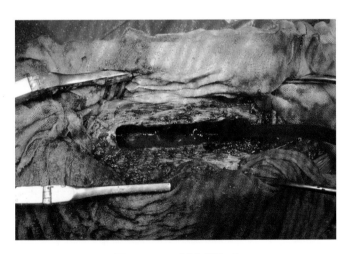

图1-3-16 刮匙刮除后

10.打磨后用脉冲式冲洗枪反复冲洗术野，冲洗时尤其注意保护周围组织，减少可能的污染（图1-3-17）。

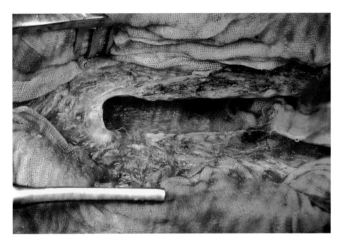

图1-3-17 冲洗枪冲洗后

11.氩气刀烧灼整个病灶内壁。烧灼时应按顺序进行，避免遗漏（图1-3-18）。

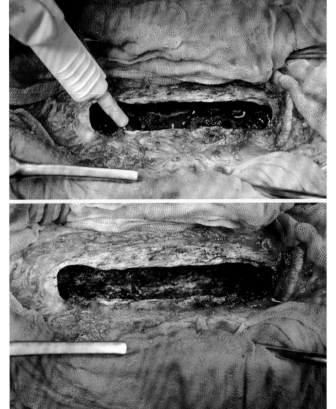

图1-3-18 氩气刀烧灼及烧灼后骨腔

12. 腔内用无水乙醇浸泡3分钟（图1-3-19），之后冲洗枪再次冲洗。

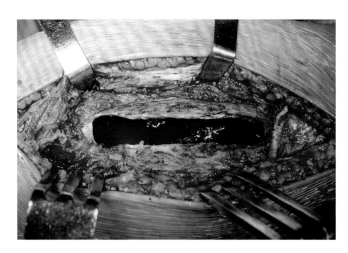

图 1-3-19　无水乙醇浸泡

13. 用骨水泥填充空腔，置入钢板及螺钉固定（图1-3-20）。

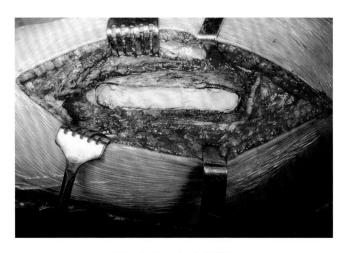

图 1-3-20　骨水泥填充

14. 钢板固定（图1-3-21）。

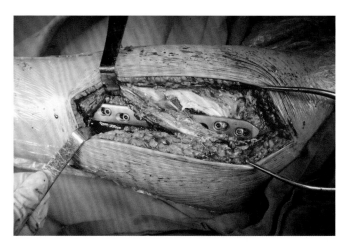

图 1-3-21　钢板固定

15. 缝合股外侧肌附丽处肌腱（图1-3-22）。

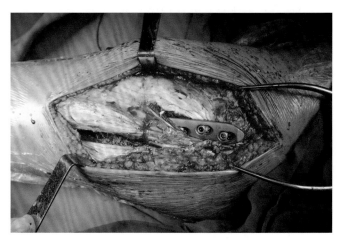

图 1-3-22　缝合股外侧肌附丽处肌腱

16.术中 X 线透视辅助刮除及内固定（图 1-3-23 ）。

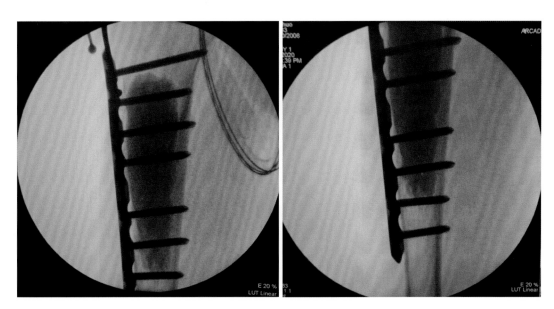

图 1-3-23　术中 X 线透视辅助刮除及内固定

17.放置引流管，缝合切口（图 1-3-24 ）。

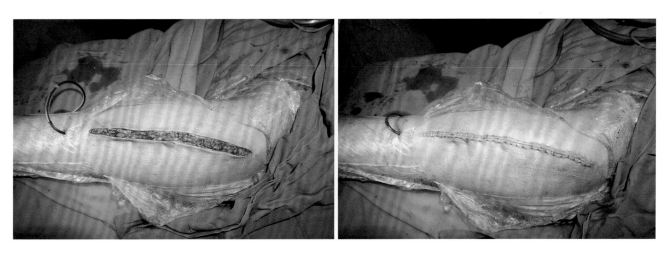

图 1-3-24　放置引流管，缝合切口

术后处理

1. 术后全天（24小时）引流量少于20 ml可拔除引流管。

2. 术后7～14天可逐步进行股四头肌等长收缩功能锻炼。

3. 术后2～3周拆线，之后扶双拐逐步恢复行走。患肢可负重，避免外伤。

4. 术后3个月复查，之后定期门诊复查。

术后评估

1. 影像学评估（图1-3-25）

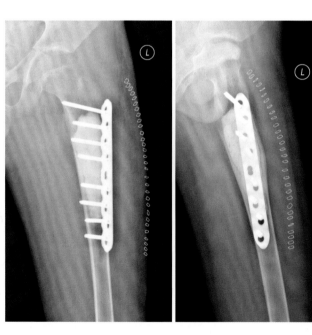

图1-3-25　术后X线片

2. 标本评估（图1-3-26）

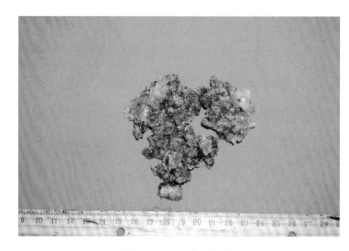

图1-3-26　术后标本

3. 病理评估

术后病理报告：内生软骨瘤。

专家点评

股骨近端是多种骨原发肿瘤的好发部位，其中良性骨肿瘤可以行刮除手术。股骨颈、股骨粗隆间区域为应力集中区域，骨质破坏及刮除手术造成的骨质强度下降，需辅以内固定增加骨强度，避免发生骨折。

刮除术是骨肿瘤常用的治疗方式，主要用于良性及侵袭性肿瘤的外科治疗。单纯用刮匙刮除，极易残留肿瘤而导致复发，结合高速磨钻及氩气刀和石炭酸、无水乙醇灭活等辅助治疗方式的扩大刮除术已被临床广泛应用。扩大刮除术除了使用各种大小的刮匙，还包括使用磨钻打磨瘤床基底、松质骨磨除1～2 cm、皮质骨磨除1～2 mm、氩气刀、液氮或石炭酸等辅助方式处理瘤床，脉冲式冲洗枪冲洗等。所有这些措施的目的就是尽可能地消除残留的肉眼不可见的肿瘤细胞，降低复发率。扩大刮除术的关键点是开窗一定要足够大，保证病灶内的各个角落均处于术者直视范围内。

（单华超　李　远）

第4节 股骨近端肿瘤刮除骨水泥填充 DHS 重建术

股骨近端肿瘤刮除骨水泥填充 DHS 重建术

手术指征

1. 股骨近端良性肿瘤或瘤样病变。
2. 股骨近端骨巨细胞瘤 Campanacci 分级 1 ~ 2 级。
3. 股骨近端骨转移癌，病变均位于骨内时。

病例资料

患者男性，39 岁。因右髋部疼痛 2 个月入院。查体右髋部压痛，髋关节活动受限。行 X 线片及 CT 检查提示右股骨近端溶骨性病变，边界较清晰，未见明显的软组织肿块（图 1-4-1、图 1-4-2），影像检查完善后行穿刺活检术，诊断为骨巨细胞瘤，行扩大刮除、骨水泥填充内固定术。

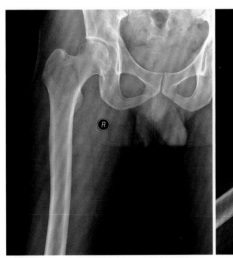
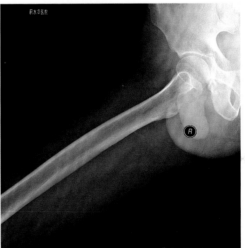

图 1-4-1 术前 X 线片

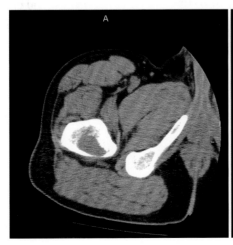
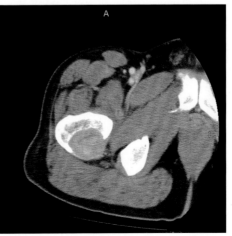

图 1-4-2 术前 CT 影像，显示肿瘤范围

局部解剖

1. 股骨近端肿瘤从外侧或后外侧入路刮除能充分显露病变，并且便于采用该入路进行内固定。

2. 阔筋膜张肌位于股骨近端外侧，起自髂前上棘。臀中肌是强有力的外展肌，手术时应尽量保留此肌的完整性。股外侧肌起自转子间线上部、大转子前下缘、臀肌粗隆外侧唇等处。进行股骨近端肿瘤刮除时，需将阔筋膜张肌拉向前方，切断部分股外侧肌的起点，以显露股骨近端皮质进行开窗（图 1-4-3）。

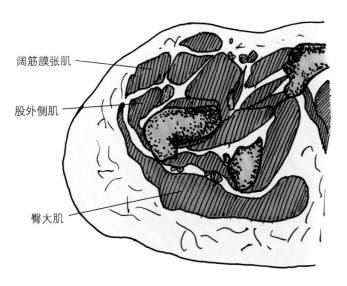

阔筋膜张肌

股外侧肌

臀大肌

图 1-4-3　股骨近端解剖示意图

3. 股骨近端是应力集中的区域，肿瘤刮除后需进行内固定以重建力学稳定性。动力髋螺钉（DHS）是常用的内固定方式。

术前规划

股骨近端的刮除手术，由于该部位解剖位置特殊，加之为了尽可能少地影响髋关节功能，术者往往倾向开很小的骨窗，造成因开窗不够充分而影响手术视野，导致复发率高。为了降低局部复发率，应充分开窗行扩大刮除术。本例患者肿瘤位于股骨近端，后侧皮质被肿瘤破坏，因此选择在股骨近端的后外侧骨皮质开窗，肿瘤瘤体先用大刮匙刮除，再依次换用小刮匙进行刮除，然后用高速磨钻在骨腔的各方向打磨 1 cm，充分冲洗骨腔及切口，最后用氩气刀烧灼残腔骨壁作为辅助治疗。完成刮除后采用动力髋螺钉（DHS）进行内固定，再以骨水泥填充骨缺损。

手术操作

1. 患者麻醉满意后取侧卧位，以穿刺点为中心，取髋关节后外侧入路，用记号笔描记手术切口（图 1-4-4）。

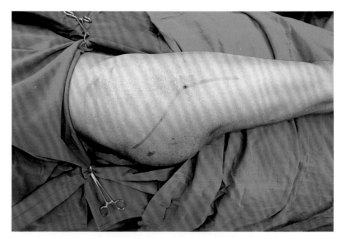

图 1-4-4　皮肤切口设计

2. 逐层切开皮肤及皮下组织，使用自动拉钩牵开（图 1-4-5）。

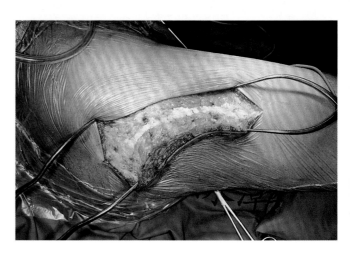

图 1-4-5　浅层显露

3. 切开深筋膜，显露大粗隆、股外侧肌及臀大肌止点（图 1-4-6）。

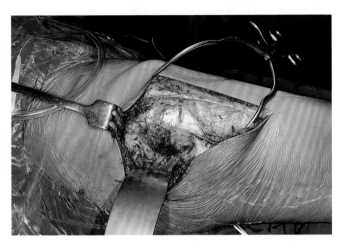

图 1-4-6 深层显露

4. 切断部分股外侧肌起点及臀大肌止点，向前后侧牵开，显露股骨上段粗隆部（图 1-4-7）。

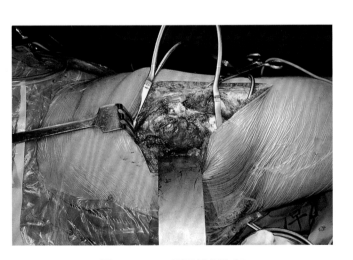

图 1-4-7 显露股骨粗隆部

5. 在靠近外旋肌止点处切断该肌群翻向内侧显露粗隆后侧皮质，明确开窗部位后，先以蒸馏水纱布保护周围软组织，然后以骨刀于股骨近端后外侧的骨皮质开窗，显露肿瘤（图 1-4-8）。

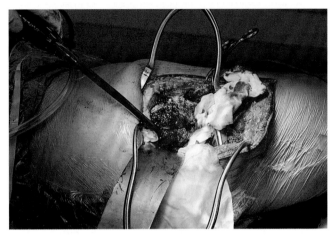

图 1-4-8 股骨开窗

6. 直视下自大至小依次使用肿瘤刮匙刮除肉眼可见的肿瘤组织，留标本送病理检查（图 1-4-9）。

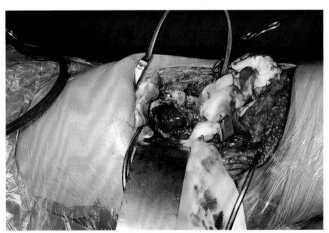

图 1-4-9 刮除肿瘤

7. 使用高速磨钻去除残留骨嵴，打磨各方向瘤壁约 1 cm，达正常骨质（图 1-4-10）。

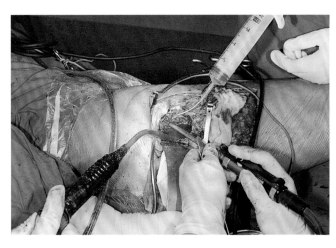

图 1-4-10　磨钻打磨

8. 以脉冲式高压冲洗枪冲洗残腔，确保术野可能残留的肿瘤组织均被去除（图 1-4-11）。

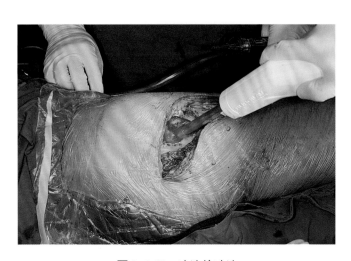

图 1-4-11　冲洗枪冲洗

9. 冲洗后以纱布擦干残腔，使用氩气刀对残腔骨壁进行烧灼，进一步扩大刮除范围（图 1-4-12）。

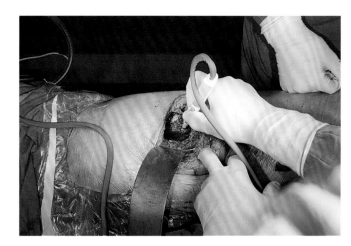

图 1-4-12　氩气刀烧灼

10. 必要时使用牙科镜辅助观察视野不好处的骨壁，确保瘤腔各个壁均烧灼彻底（图 1-4-13）。

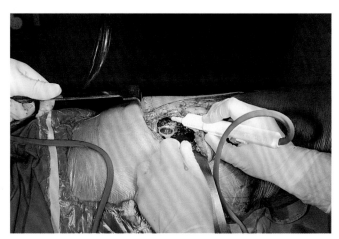

图 1-4-13　观察瘤壁烧灼彻底

11. 使用 DHS 导向器安装导针，准备行 DHS 内固定（图 1-4-14）。

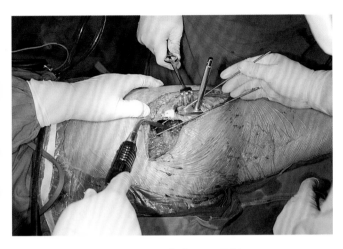

图 1-4-14 安装 DHS 导针

12. 按照 DHS 技术规范依次打入头钉、钢板固定，观察位置满意，钢板与股骨近端贴附良好（图 1-4-15）。

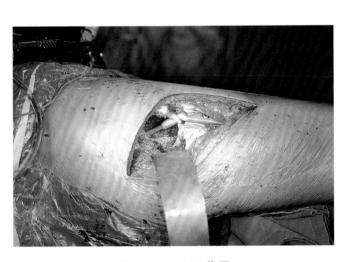

图 1-4-15 DHS 位置

13. 以骨水泥填充肿瘤刮除后的空腔，并确保空腔填充完全（图 1-4-16）。

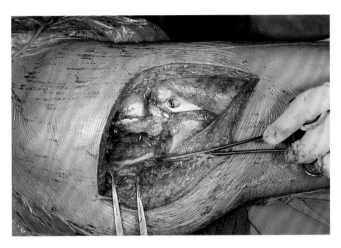

图 1-4-16 骨水泥填充

14. 放置切口负压引流，引流管于切口远端延长线上穿出皮肤、固定。逐层缝合，关闭切口（图 1-4-17）。

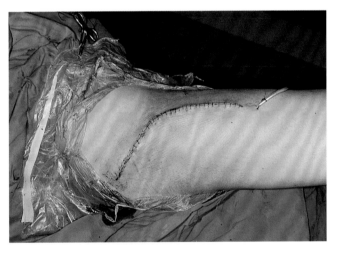

图 1-4-17 缝合切口

术后处理

1. 术后放置负压引流管1根，待全天（24小时）引流量少于20 ml时拔除。术后应用抗生素7天。术后卧床1～2周，待软组织愈合后开始髋关节屈伸功能锻炼和下地行走。卧床期间即可开始肌肉等长收缩训练。

2. 术后患者应长期随诊，观察是否有局部复发及内固定失效。

术后评估

1. 术后影像

术后常规拍摄正、侧位X线片（图1-4-18），显示骨水泥填充及内固定情况。术后2年复查，患者下肢功能良好，局部肿瘤无复发（图1-4-19）。

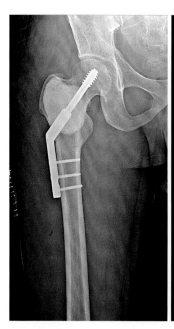
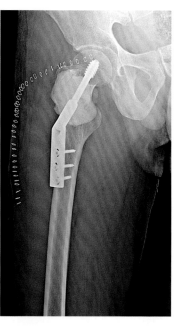

图 1-4-18 术后 X 线片

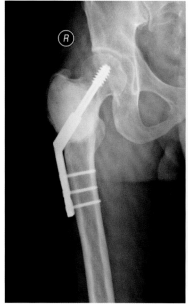
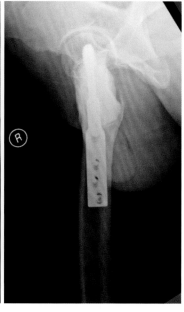

图 1-4-19 术后 2 年复查，肿瘤无复发

2. 标本评估

术后刮除标本进行拍照，送病理科检查（图1-4-20）。

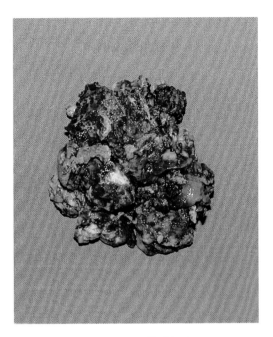

图1-4-20 术后标本

3. 病理评估

术后病理报告：骨巨细胞瘤。

专家点评

股骨近端骨巨细胞瘤行单纯刮除术复发率高，因此必须行扩大刮除术。刮除术首先要在病变部位充分开窗，骨窗至少要与病灶同样大，以尽量保证刮除在直视的情况下进行。扩大刮除术通过应用辅助治疗手段达成，如利用液氮冷冻、苯酚涂抹、氩气刀烧灼以及骨水泥（聚甲基丙烯酸甲酯）聚合发热等理化方法以达到杀伤单纯刮除后残留肿瘤细胞、扩大刮除范围的目的。

由于解剖原因，行股骨近端刮除术时往往视野较差，容易残留肿瘤细胞，因此需充分开窗进行刮除。股骨近端是应力非常集中的区域，如果单纯行骨水泥填充有发生骨折的风险，因此刮除后应行预防性内固定。选用DHS进行内固定，避免了在肿瘤刮除可能不彻底的情况下采用髓内固定可能造成的潜在肿瘤局部播散、污染的风险。

术后2年内应每3个月进行随访，之后可减少为每半年随访1次。随访时拍摄X线片观察是否有肿瘤复发，有可疑溶骨病变时应行局部CT检查；另外需观察DHS内固定是否发生断钉、退钉、位置改变等，是否发生髋关节的退行性变。

（邓志平 丁 易）

第5节 股骨近端骨纤维结构不良截骨矫形内固定术

手术指征

1. 骨纤维结构不良（fibrous dysplasia，FD）合并髋内翻畸形。骨纤维结构不良又称骨纤维异样增殖症，是一种以纤维、骨组织类肿瘤样增生为特点的非遗传性疾患。股骨近端是骨纤维结构不良的好发部位。患者常出现股骨近端变形，X 线表现为"牧羊拐"畸形。

2. 其他股骨近端变形造成的髋内翻畸形。

病例资料

患者男性，18 岁。自出生后逐渐开始行走不利，近年来患者行走步态异常逐渐加重。

10 年前，患者因摔倒致左股骨近端病理骨折，于当地医院就诊，拍摄 X 线片，诊断为双侧股骨、胫骨多发骨纤维结构不良。行双侧股骨病灶刮除，自体髂骨加人工骨植骨术。8 年前患者于当地医院复查，发现疾病复发，再次行双侧股骨及左胫骨病灶刮除，异体骨加人工骨植骨术。5 年前及 4 年前患者先后两次因摔倒致左股骨近端病理骨折，均行保守治疗愈合。5 个月前患者再次因左股骨近端病理骨折来我院就诊，在我院行左股骨近端切开复位、截骨矫形、病灶刮除骨水泥填充 DHS 内固定术。本次患者为行右股骨近端矫形手术入院。患者术前 CT 二维重建见图 1-5-1。

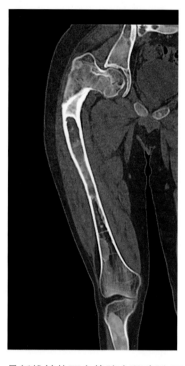

图 1-5-1 骨纤维结构不良伴髋内翻畸形 CT 二维重建

局部解剖

1. 患者站立行走时股骨近端除受压力外还受到剪切力。由于患者成骨不全，股骨近端骨质强度差，会出现多次微小骨折，并重新愈合。患者病程长，反复微小骨折可造成股骨近端变形，出现髋关节内翻畸形。

2. 髋关节内翻畸形使股骨头负重面位置异常，可能造成软骨损伤，髋关节疼痛。还可以加快髋关节骨关节炎的发生。

3. 髋内翻畸形还可能造成肢体短缩，引起跛行。大粗隆上移使臀中肌张力不足，出现臀肌步态，并影响髋关节运动范围。

4. 颈干角：股骨颈与股骨干之间成一角度，即颈干角或内倾角。此角在幼童为 160°，在成人其范围在 110°～140°。颈干角大于 140° 为髋外翻，小于 110° 为髋内翻。

5. 对骨纤维结构不良患者的髋内翻畸形治疗主要是恢复患者的股骨长度和颈干角。其测量常规使用双下肢全长 X 线片。使用的测量方法如下。

（1）下肢长度测量：在双下肢全长 X 线片上测量股骨头中心至同侧踝关节中心的长度作为下肢真实长度。

（2）股骨长度测量：在双下肢全长 X 线片上测量股骨头中心至同侧膝关节中心的长度作为下肢真实长度。

（3）颈干角测量：以股骨头中心和股骨颈中心连线与股骨干长轴的夹角为颈干角（图 1-5-2）。其测量的主要困难在于股骨干轴线的确定。根据对此类患者的影像学研究发现，患者髋内翻畸形主要发生在股骨近 1/3，而矫正畸形后股骨轴线大多与股骨干远 2/3 相符，因此，术前也以股骨干远 2/3 无明显畸形部分为准。

术前规划

术前测量完成后，根据双下肢全长 X 线片描绘纸样。测量右股骨颈干角 62°。本例设计矫形后颈干角 135°。首先需要确定截骨位置，因要使用 DHS 作为截骨后内固定器材，最终截骨线需要与股骨干长轴垂直，并使截骨线位于 DHS 头钉与股骨干内固定最上端螺钉之间。截骨角度为正常侧颈干角与患侧颈干角的差值，本例为 73°。按设计方案裁剪纸样，并按照内固定后外形重新粘贴纸样。在纸样上测量股骨长度。如患侧股骨长度较正常侧长，在截骨设计时还需要去除相应长度。本例外侧截骨长度 6 cm。如图 1-5-3 所示。

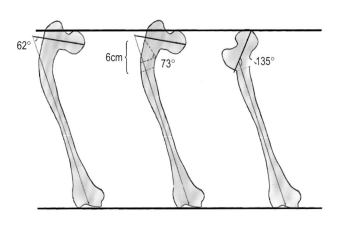

图 1-5-3 截骨设计图

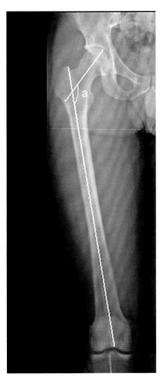

图 1-5-2 正常人颈干角测量。a：颈干角

手术操作

1. 患者麻醉满意后，置于牵引床上，G 形臂透视定位（图 1-5-4、图 1-5-5）。

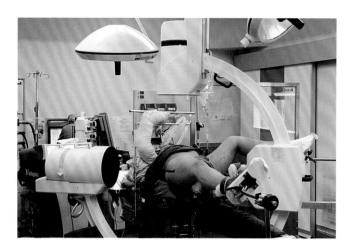

图 1-5-4 患者体位

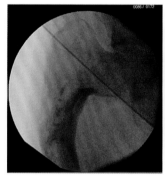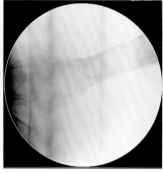

图 1-5-5 G 形臂定位

2. 髋关节外侧入路，自患侧大粗隆顶上 2 cm 向下纵向切口，长度为截骨后可置入内固定钢板为宜（图 1-5-6）。

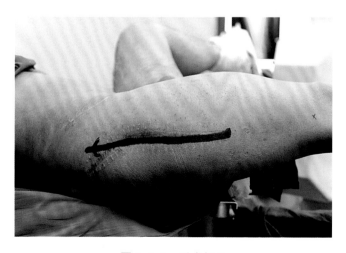

图 1-5-6 手术切口

3. 切开皮肤、皮下组织及阔筋膜，并向两侧牵开，显露股外侧肌在股骨上的起点（图 1-5-7）。

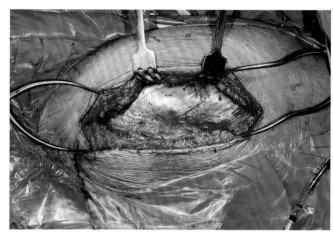

图 1-5-7 浅层显露

4. 自后缘切断股外侧肌在股骨上的止点，将股外侧肌向上翻开，显露股骨（图 1-5-8）。

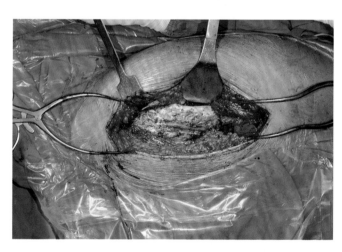

图 1-5-8 显露股骨

5. G 形臂引导下，在股骨颈下 1/3，沿股骨颈方向置入导针（图 1-5-9）。

7. 用刮匙刮除大粗隆及股骨颈病灶（图 1-5-11）。

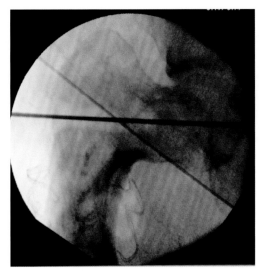

图 1-5-9　沿股骨颈方向置入导针

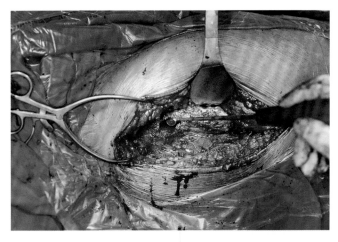

图 1-5-11　刮除病灶

6. 沿着导针方向，在股骨粗隆外侧，开椭圆形骨窗，约 1.5 cm × 1.5 cm（图 1-5-10）。

8. 沿原导针方向，置入 DHS 头钉（图 1-5-12）。

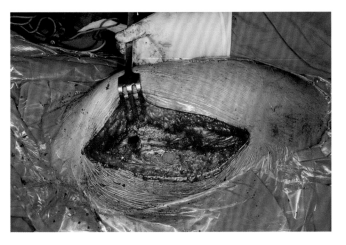

图 1-5-10　开窗

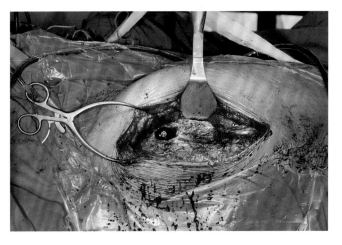

图 1-5-12　置入 DHS 头钉

9. 用骨水泥填充股骨颈骨缺损，固定 DHS 头钉，保证 DHS 钢板方向与最终截骨线方向垂直。注意保留钢板置入位置没有骨水泥阻碍（图 1-5-13）。

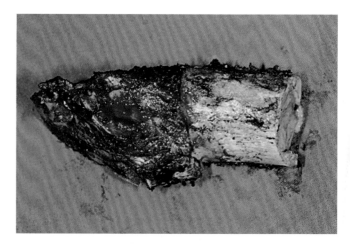

图 1-5-15　截除标本

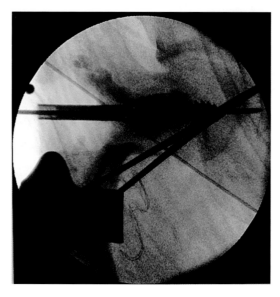

图 1-5-13　透视显示头钉位置及填充的骨水泥

11. 截骨后外展患肢，使两侧截骨端对合，置入外侧钢板，固定骨折部位（图 1-5-16）。

10. 按照术前设计标记截骨线、截骨位置及角度截骨（图 1-5-14、图 1-5-15）。

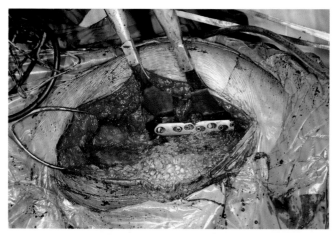

图 1-5-16　钢板内固定

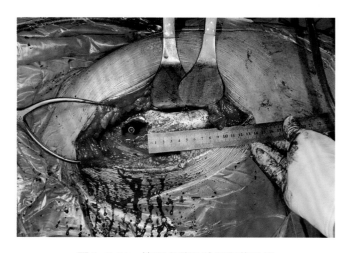

图 1-5-14　按照术前设计标记截骨线

12. 用骨水泥填充于头钉周围剩余空间，注意骨水泥不要进入截骨端。为促进愈合，在截骨端周围植入异体松质骨（图 1-5-17）。

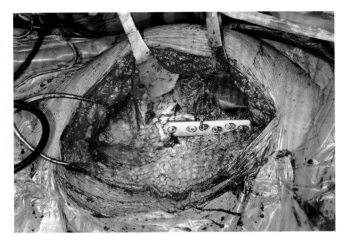

图 1-5-17　截骨端周围植骨

13. 放置负压引流管，将股外侧肌重新缝合于起点位置。缝合阔筋膜。关闭切口（图 1-5-18）。

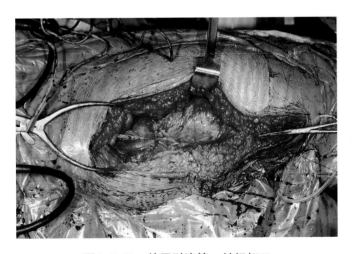

图 1-5-18　放置引流管，关闭切口

术后处理

1. 术后放置负压引流管 1 根，待全天（24 小时）引流量少于 20 ml 时拔除。术后应用抗生素 10～14 天。术后平卧 2～3 日，待切口引流减少、切口疼痛减轻后开始髋关节免负重屈伸功能锻炼和股四头肌等长收缩锻炼。术后 3～4 周，患者扶双拐下地行走，患肢部分负重。

2. 部分患者术后因大粗隆位置下移，臀中肌张力大，患肢呈外展位。这些患者需要进行患肢内收锻炼，一般经过锻炼臀中肌张力可恢复正常。

3. 术后每 3 个月复查一次，行 X 线检查。在 X 线检查显示截骨愈合前，患肢需要一直部分负重，待 X 线片显示截骨部分愈合后再完全负重。

术后评估

1. 影像学评估

术后 CT 检查，显示颈干角恢复，肢体长度与术前计划相同（图 1-5-19）。术后 7 年复查，截骨部位愈合良好，内固定位置稳定，截骨后颈干角无丢失（图 1-5-20）。

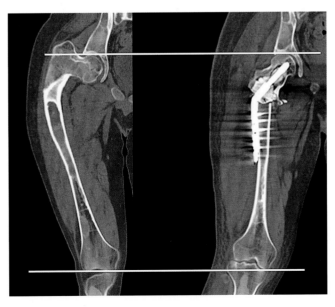

图 1-5-19　术前、术后 CT 重建片对比

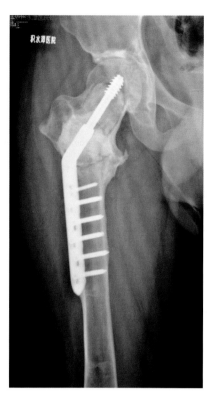

图 1-5-20　术后 7 年，截骨愈合良好，无角度丢失

2. 病理评估

术后病理报告：骨纤维结构不良。

专家点评

骨纤维结构不良造成的股骨近端内翻畸形是常见的畸形。它可以严重影响患者肢体外形及行走功能。截骨矫形手术是解决此问题的唯一方法。

截骨矫形后内固定物可以选择髓内固定系统，如：带锁髓内钉、Gamma 钉、股骨近端髓内钉（proximal femoral nail，PFN）等；也可以选择髓外固定系统，如：动力髋螺钉（dynamic hip screw，DHS）。但髓内固定系统有以下 5 个缺点：①内固定置入与截骨需要不同切口，扩大患者损伤；②较严重畸形，需要多处截骨才能置入内固定；③臀中肌挛缩患者股骨难以内收，内固定置入困难；④髓腔内有质韧肿瘤组织，扩髓困难，容易穿透皮质；⑤内固定物占据填充物位置，填充物置入量少，影响强度及愈合，并容易造成切割现象。

DHS 是 AO 组织专门为股骨转子间骨折设计的内固定物，也可以用于股骨转子下骨折。其通过头钉和侧方的套筒钢板使股骨头颈段与股骨干固定为一体，能有效对抗内翻剪切力。DHS 的并发症主要包括拉力螺钉退出、切割股骨头穿入关节等。由于骨纤维结构不良患者骨质强度差，单纯使用 DHS 更容易出现以上问题。因此我们在手术时去除部分股骨颈部位肿瘤，并用骨水泥填充，这样可以将头钉和侧方的套筒钢板固定在一起，避免头钉退出；增大内固定与骨质接触面积，减少主钉切出股骨头的发生概率，避免并发症发生。骨纤维结构不良患者骨质强度差，为减少固定于股骨干钢板的松动，我们一般采用 6 孔或以上的钢板固定。

（李　远　牛晓辉）

第6节　股骨远端肿瘤刮除骨水泥填充钢板内固定术

手术指征

1.股骨远端良性肿瘤或瘤样病变，如内生软骨瘤、软骨母细胞瘤、纤维结构不良等可进行刮除。而骨巨细胞瘤侵袭性强，对于 Campanacci 1~2 级的骨巨细胞瘤通常可进行刮除治疗；Campanacci 3 级的病例伴有软组织包块，需行切刮或切除治疗。

2.感染。

3.骨转移癌。部分转移癌病灶可结合微波或射频灭活技术进行刮除治疗，术后需结合放疗。

病例资料

患者女性，32 岁。主因"右股骨远端骨巨细胞瘤术后 2 年"入院。2 年前患者因右膝疼痛就诊当地医院，检查发现右股骨远端病变。于当地医院行病灶刮除骨水泥填充术，术后病理考虑为骨巨细胞瘤，术后定期复查，1 个月前拍摄 X 线片发现骨水泥周围出现溶骨性破坏，考虑肿瘤复发而就诊我院。行 X 线检查提示右股骨远端骨水泥填充术后改变，侧位可见骨水泥前后方溶骨性改变（图 1-6-1、图 1-6-2）。股骨 CT 显示骨水泥周围溶骨性破坏，增强后组织明显强化，提示肿瘤复发（图 1-6-3）。胸部 CT 检查未见明显异常。

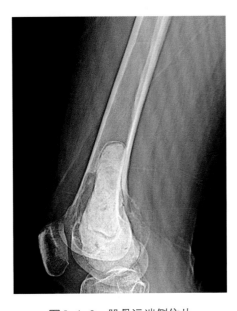

图 1-6-2　股骨远端侧位片

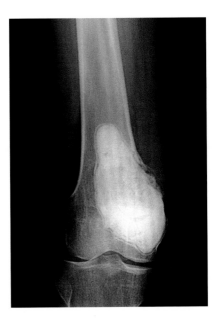

图 1-6-1　股骨远端正位片

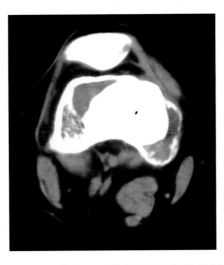

图 1-6-3　股骨 CT 检查显示骨水泥周围组织明显强化，提示肿瘤复发

局部解剖

1. 膝关节内侧可触及股骨内侧髁和胫骨内侧髁。前方可触及髌骨。股骨内侧的最突出部分为股骨内上髁。

2. 内侧深筋膜包绕缝匠肌，缝匠肌及股薄肌和半腱肌组成鹅足腱止于胫骨近端内侧。三块肌肉作用，实现屈膝及胫骨内旋。缝匠肌受股神经支配，半腱肌受坐骨神经支配，股薄肌受闭孔神经支配。

3. 缝匠肌后方有隐神经穿出，支配膝关节内侧感觉（图 1-6-4）。

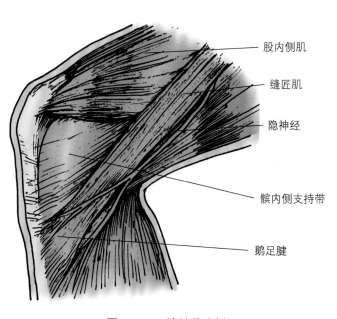

图 1-6-4　膝关节内侧

术前规划

1. 按照 Enneking 分期原则，结合影像学及病理，该患者属于侵袭性 3 期病变。病变位于股骨远端，股骨大部分骨壳完整，可行刮除术治疗。

2. 术中内侧完整开窗，需要去除原有骨水泥，显露整个病灶。

3. 骨巨细胞瘤侵袭性强，刮除后需要使用磨钻打磨，松质骨去除 10 mm，打磨皮质骨至正常。

4. 软骨下骨去除后，可在软骨下填充异体松质骨。

5. 剩余空腔填充骨水泥，放置股骨远端内侧解剖型钢板固定。

手术操作

1. 患者麻醉满意后取仰卧位，止血带下操作。

2. 沿股骨远端内侧做纵切口，近端起于股骨病变上缘 5 cm，远端止于膝关节水平。必要时可弧形转向胫骨近端内侧（图 1-6-5）。

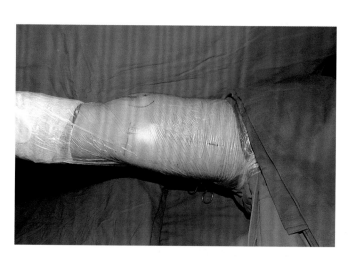

图 1-6-5　手术切口

3. 切开皮肤及皮下组织，切开深筋膜，显露股内侧肌和缝匠肌（图 1-6-6）。

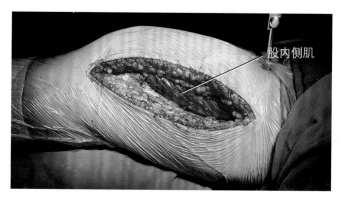

图 1-6-6　显露股内侧肌

4.经股内侧肌后缘锐性分离，向内侧牵开股内侧肌，显露股骨远端内侧，远端至膝关节面上 1 cm。后方至大收肌腱止点，远端需切开部分髌骨内侧支持带，显露关节囊和内侧副韧带起点（图 1-6-7）。

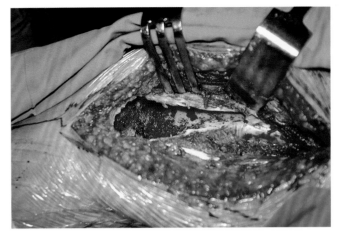

图 1-6-9 扩大骨窗，至病灶的上、下缘水平

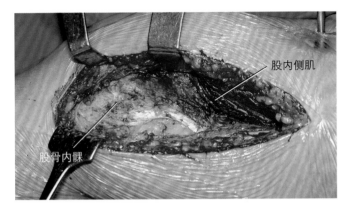

图 1-6-7 显露股骨远端内侧

6.高速磨钻打磨整个病灶内壁，去除硬化缘。脉冲式冲洗枪反复冲洗。使用磨钻时应注意保护周围组织，同时避免碎屑播撒。冲洗枪冲洗时同样需要注意这一点（图 1-6-10）。

5.蒸馏水纱布保护周围软组织，股骨远端内侧沿病变上缘和下缘之间开窗。用刮匙刮除病变，避免肿瘤组织溢出。进一步扩大窗口后，沿肿瘤内壁逐一仔细刮除病灶（图 1-6-8、图 1-6-9）。刮除时应注意把接触肿瘤的器械与其他器械分开放置。对于病灶内溢出物应立即以吸引器清除。

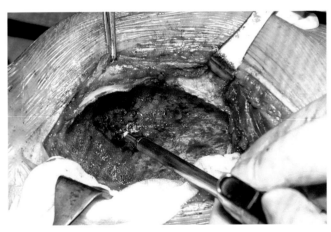

图 1-6-10 高速磨钻打磨

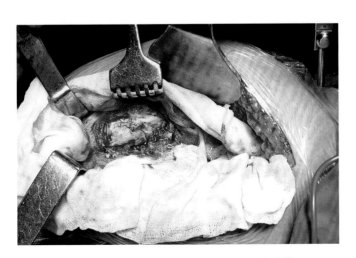

图 1-6-8 于股骨远端内侧开窗，刮除病灶

7. 氩气刀烧灼整个病灶内壁。氩气刀烧灼深度可达 2～3 mm。烧灼时应注意不留死角，按顺序进行（图 1-6-11）。烧灼后骨质呈黑色。

9. 取复温制备好的异体松质骨填充至软骨下，厚度约 10 mm（图 1-6-13）。

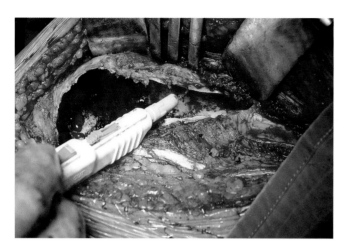

图 1-6-11　氩气刀烧灼

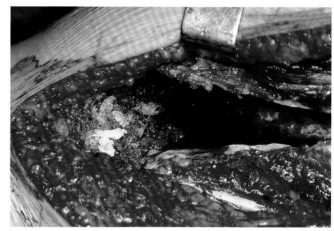

图 1-6-13　关节面下填充异体松质骨

8. 石炭酸涂抹整个空腔内壁 3 分钟（图 1-6-12）。冲洗枪冲洗。

10. 剩余空腔填充抗生素骨水泥。安装股骨远端解剖型钢板（图 1-6-14）。

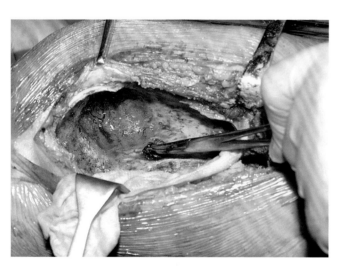

图 1-6-12　整个病灶内壁涂抹石炭酸

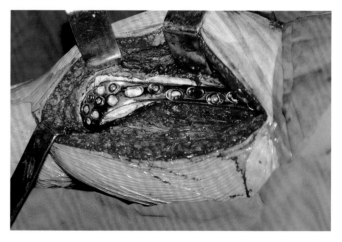

图 1-6-14　填充骨水泥，以股骨远端解剖型钢板固定

术后处理

1. 术后放置引流管，待全天（24小时）引流量少于20 ml可拔除引流管。

2. 术后7~14天可逐步进行功能锻炼。

3. 术后2周拆线，术后3个月内患肢免负重，每3个月复查，了解软骨下骨愈合情况及局部情况，至骨愈合后方可负重。

术后评估

1. 影像学评估

术后正、侧位X线片可显示肿瘤刮除范围（图1-6-15）。术后6年复查，患者下肢功能良好，局部肿瘤无复发，内固定无失效（图1-6-16）。

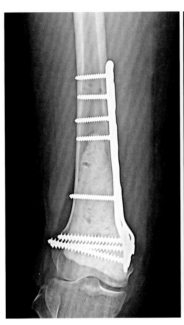
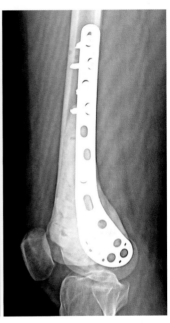

图1-6-15 术后膝关节正、侧位X线片

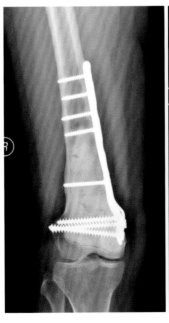
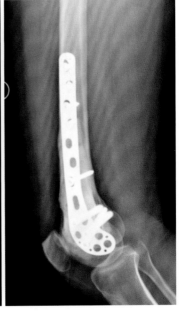

图1-6-16 术后6年复查，肿瘤无复发

2. 标本评估

术后标本的大体照片见图 1-6-17。

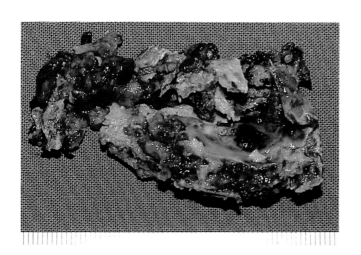

图 1-6-17　术后标本

3. 病理评估

术后病理报告：骨巨细胞瘤。

专家点评

骨巨细胞瘤是良性但侵袭性很强的肿瘤，可出现显著的骨皮质破坏，甚至出现软组织包块。其侵袭性还表现在易局部复发，部分患者还会出现转移。在美国和欧洲，骨巨细胞瘤占所有原发骨肿瘤的 5%，而在中国骨巨细胞瘤更为多见，约占所有原发肿瘤的 20%。骨巨细胞瘤的好发年龄为 20 ~ 40 岁。

按照 Ennecking 的外科分期原则，骨巨细胞瘤属于良性肿瘤的 3 期（侵袭性）。大部分骨巨细胞瘤可以通过囊内切除主要是扩大刮除得到良好的局部控制。Campanacci 根据骨巨细胞瘤的 X 线表现提出了骨巨细胞瘤分级系统，如病变位于骨内，未侵及皮质则为 1 级；如病变侵及皮质使皮质变薄或皮质膨胀则属于 2 级；如病变突出至皮质外，出现软组织包块则为 3 级。1 ~ 2 级刮除后复发率低，而 3 级刮除治疗后复发率很高。

由于骨巨细胞瘤侵袭性强，其反应区与正常组织呈犬牙交错状，肿物边缘部分硬化且高低不平，单纯普通刮匙很难把所有界面都刮到，极易残留肿瘤而导致复发，早期这种刮除术后的复发率高达 50% 以上。近年来随着对肿瘤认识的提高，扩大刮除术的概念逐渐被广泛接受。扩大刮除术除了使用各种大小的刮匙，还包括使用磨钻打磨瘤床基底 10 ~ 20 mm，氩气刀、液氮或石炭酸等辅助方式处理瘤床，脉冲式冲洗枪冲洗等。所有这些措施的目的就是尽可能地消除残留的肉眼不可见的肿瘤细胞。扩大刮除术还有一个关键点就是开窗一定要足够大，保证病灶内的各个角落均处于术者直视范围内。

对于骨巨细胞瘤刮除术后的重建，我们使用骨水泥填充空腔并结合内固定措施。与填充自体骨或异体骨相比，填充骨水泥有利于早期活动，也利于发现肿瘤是否复发。而骨移植后的骨吸收经常很难与骨巨细胞瘤复发鉴别。

由于骨巨细胞瘤好发于骨端，靠近关节面，软骨下骨经常会被彻底打磨去除。由于刮除范围大，软骨下骨受到破坏，一方面软骨营养支持受到影响，另一方面骨水泥直接接触软骨增加了软骨所受的应力，这些因素均有可能增加远期骨性关节炎发生的风险。为保护关节软骨，我们在软骨下填充 10 mm 的异体松质骨。但患者不能早期负重，需要软骨下松质骨愈合后才可以负重。

骨巨细胞瘤扩大刮除术后的复发率在 5%。然而在一些不规则的部位如股骨近端复发率可达 30% 以上，这主要是由于没有办法充分开窗，易残留死角而导致刮除不彻底所致。

（徐立辉　张清）

第7节 胫骨近端肿瘤刮除骨水泥填充钢板内固定术

手术指征

1. 胫骨近端良性肿瘤或瘤样病变，如内生软骨瘤、软骨母细胞瘤、纤维结构不良等可进行刮除。

2. 胫骨近端骨巨细胞瘤 Campanacci 1~2级可进行刮除治疗，Campanacci 3级的病例伴有软组织包块，需行切刮或切除治疗。

3. 胫骨近端骨转移癌，病变均位于骨内时，可结合微波或射频灭活技术进行刮除治疗，术后需结合放疗。

病例资料

患者男性，33岁。主因左小腿近端疼痛2个月入院。查体局部无明显肿块，左小腿近端压痛，膝关节活动正常。

入院后X线片检查：右胫骨近端偏心性溶骨性破坏，病变内基质较均匀，边界不清，胫骨外侧骨皮质受侵（图1-7-1）。

CT检查显示：右胫骨外侧髁溶骨性骨质破坏灶，呈膨胀性生长，边界尚清晰，周围未见明显软组织肿块形成，增强后呈不均匀强化（图1-7-2）。

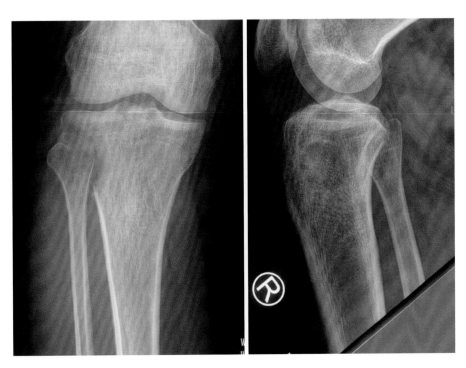

图1-7-1 胫骨近端正、侧位X线片

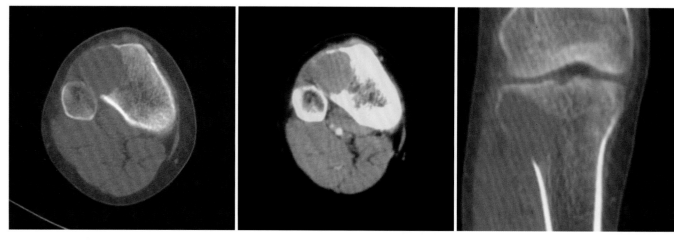

图 1-7-2　CT 骨窗、软组织强化窗及重建

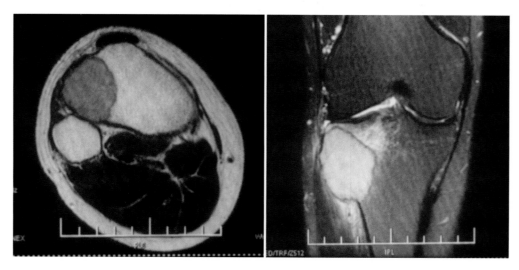

图 1-7-3　MRI 显示肿瘤范围

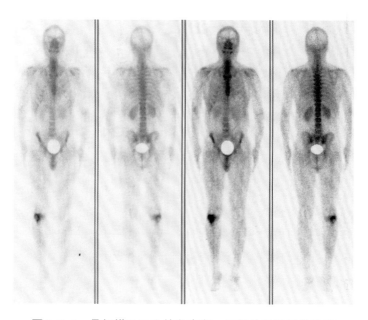

图 1-7-4　骨扫描显示为单发病变，局部放射性异常浓聚

MRI 显示：右胫骨近端见长 T_1、等 T_2 信号，内可见斑片状长 T_2 信号，部分突出于骨皮质（图 1-7-3）。

骨扫描显示：右胫骨近端偏外侧可见反射性分布不均匀浓集，内见放射性稀疏区，骨骼其余部位放射性分布大致均匀，未见局限性异常放射性浓聚区或缺损区（图 1-7-4）。

完善影像学检查后经穿刺活检病理诊断为骨巨细胞瘤，行扩大刮除、骨水泥填充、钢板内固定术。

局部解剖

1.胫骨近端几何形状近似三棱状，分为前外侧面、前内侧面及胫骨后侧。胫骨前肌、趾长伸肌等起于胫骨上 2/3 的外侧面、小腿骨间膜及小腿深筋膜的深面。胫骨前内侧面没有肌肉组织，为鹅足腱附丽区（图 1-7-5）。

2.胫骨前外侧由肌肉覆盖，内侧缺少覆盖，可根据疾病发病部位决定手术入路，选择外侧开窗刮除或内侧开窗刮除。

3.胫骨前外侧的血管神经有胫前动脉和腓深神经。胫前动脉在胫骨粗隆水平起自腘动脉，腓深神经为腓总神经走行在腓骨长肌深面时分出。胫骨近端前外侧入路手术，需注意保护胫前动静脉。

4.胫骨近端是骨肿瘤的好发部位，该部位肿瘤行刮除手术，术后功能良好。

术前规划

骨巨细胞瘤侵袭性较强，为减少局部复发率应行扩大刮除手术。刮除之前需在病变侧骨皮质充分开窗，肿瘤瘤体先用大刮匙刮除，再依次换用小刮匙于病灶内各方向进行刮除，然后用高速磨钻在骨腔的各方向打磨，松质骨磨除 1 cm，皮质骨磨除直至正常骨质。充分冲洗骨腔及切口，然后使用氩气刀烧灼、无水乙醇浸泡等物理的、化学的灭活方法，达到扩大刮除范围的目的。刮除后的空腔在邻近关节面的区域植骨（人工骨或异体松质骨），其余空腔使用骨水泥填充，最后用钢板固定（图 1-7-6、图 1-7-7）。

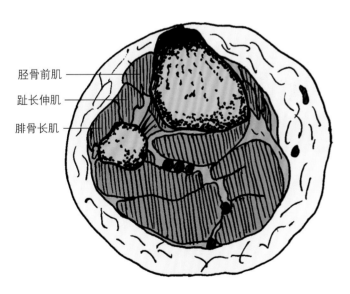

图 1-7-5 胫骨近端横断面解剖

胫骨前肌
趾长伸肌
腓骨长肌

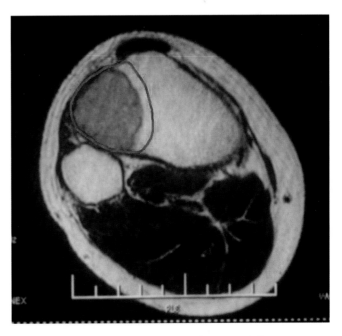

图 1-7-6 横断面显示设计刮除最小范围

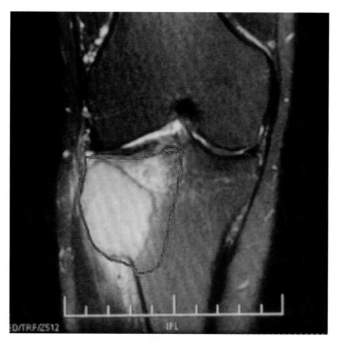

图 1-7-7 额状面显示设计刮除最小范围

手术操作

1. 患者腰椎麻醉满意后取平卧位，在止血带下进行手术，以减少出血。

2. 取小腿近端前外侧切口，始于膝关节外侧间隙下 1 cm，向前弧形切口至胫骨嵴外缘，切开皮肤、皮下组织、深筋膜（图 1-7-8）。

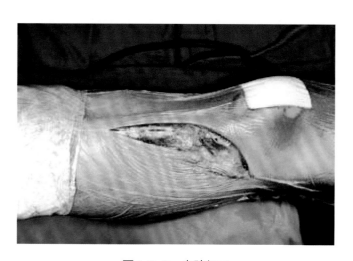

图 1-7-8 皮肤切口

3. 钝性剥离胫前肌，显露胫骨近端外侧皮质，确定胫骨前外侧开窗位置（图 1-7-9）。

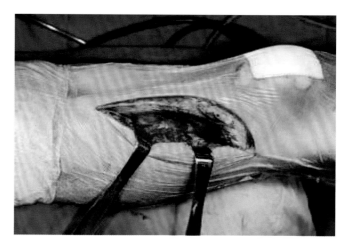

图 1-7-9 显露胫骨近端外侧皮质

4. 蒸馏水纱布保护周围软组织后，用骨刀从胫骨近端前外侧充分开窗，显露出病变组织（图 1-7-10）。

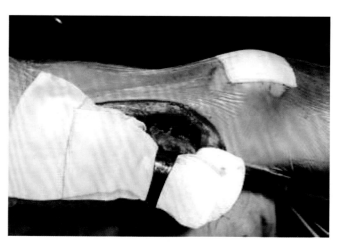

图 1-7-10 胫骨开窗

5. 用肿瘤刮匙将肿瘤刮出，留标本送病理检查（图 1-7-11 ）。

7. 必要时使用牙科镜辅助观察视野不好处的骨壁，确保瘤腔各个壁均彻底刮除（图 1-7-13 ）。

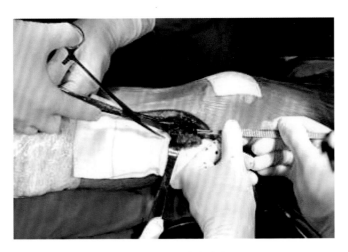

图 1-7-11 刮除肿瘤

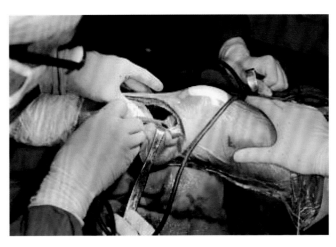

图 1-7-13 观察刮除后各个方向骨壁

6. 使用高速磨钻去除残留骨嵴，打磨各方向瘤壁约 1 cm，达正常骨质（图 1-7-12 ）。如刮除后上端残存的软骨下骨厚度不足 1 cm，则仅打磨至关节软骨即可。

8. 使用脉冲式高压冲洗枪对瘤壁及术野进行冲洗，确保将术野内可能残留的肿瘤组织全部清除（图 1-7-14 ）。

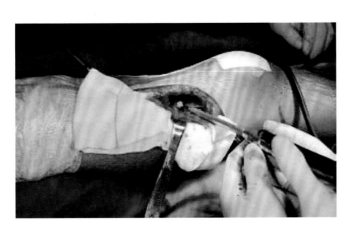

图 1-7-12 磨钻打磨

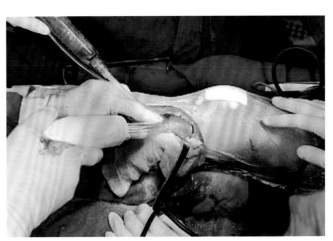

图 1-7-14 冲洗枪冲洗

9. 冲洗后显示瘤壁，肿瘤刮除完全，可见正常骨质（图 1-7-15）。

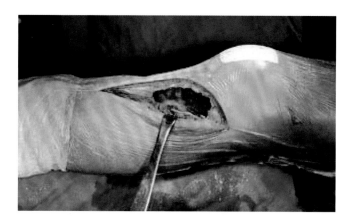

图 1-7-15 冲洗后彻底刮除后的骨腔

10. 使用氩气刀烧灼刮除后的瘤壁，以达到扩大刮除的目的（图 1-7-16）。

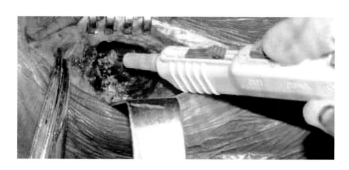

图 1-7-16 氩气刀烧灼

11. 邻近关节面的空腔植入同种异体骨颗粒厚约 1 cm（图 1-7-17）。

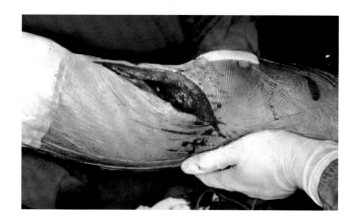

图 1-7-17 异体骨植骨

12. 其余的空腔使用骨水泥填充，确保所有空腔均被填充（图 1-7-18）。

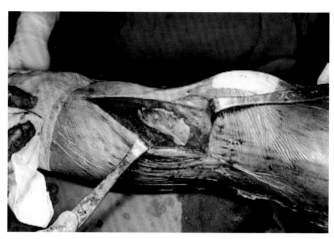

图 1-7-18 骨水泥填充

13. 待骨水泥完成聚合后，于胫骨前外侧采用钢板固定（图 1-7-19），术中透视钢板位置满意。

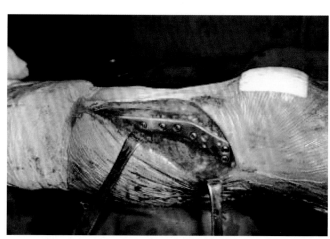

图 1-7-19 钢板固定

14.放置负压引流管1根，固定引流管后逐层缝合切口（图1-7-20）。

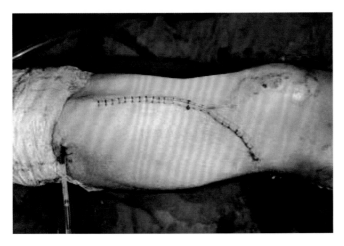

图1-7-20 放置引流管，缝合切口

术后处理

1.术后放置负压引流管1根，待全天（24小时）引流量少于20 ml时拔除引流管。术后应用抗生素。

2.术后卧床1~2周，卧床期间即可开始肌肉等长收缩的训练。待软组织愈合后开始关节屈伸功能锻炼和训练双拐下行走，患肢免负重。待术后3个月复查拍片示植骨愈合后，逐渐开始负重行走。对于无关节面下植骨的病例，术后2周即可开始负重行走锻炼。

3.术后患者应长期随诊，观察是否有局部复发及膝关节面退变。

术后评估

1.影像学评估（图1-7-21）

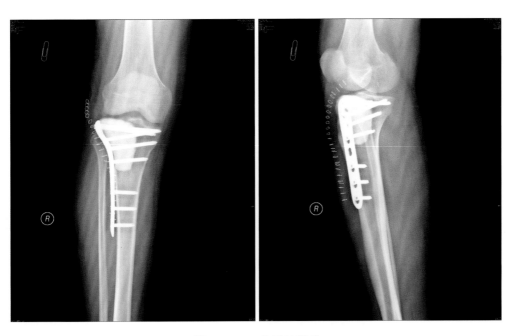

图1-7-21 术后X线片

2. 标本评估（图1-7-22）

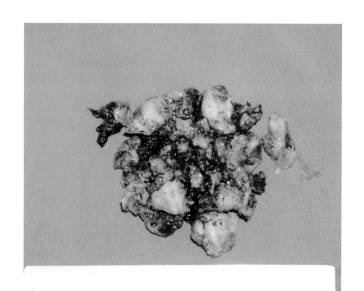

图1-7-22　术后标本

3. 病理评估

术后病理报告：骨巨细胞瘤。

专家点评

胫骨近端是骨巨细胞瘤第二好发的部位，扩大刮除术与传统的刮除术相比复发率显著降低。刮除时首先需在病变部位充分开窗，骨窗至少要与病灶同样大小。开窗充分才能在直视下刮除肿瘤，以保证刮除过程中全部操作均能直视或辅助镜反射可视，避免存在看不见的死角而残留肿瘤。肿瘤瘤体用刮匙刮除，然后用高速磨钻在骨腔的各方向研磨，扩大刮除范围，松质骨磨除范围扩大1 cm，皮质骨磨除直至显露正常骨质，最后使用高压冲洗枪充分冲洗骨腔以去除全部碎骨屑及肿瘤组织。扩大刮除术包括辅助性治疗，如液氮冷冻、苯酚烧灼、无水乙醇浸泡、氩气刀烧灼等以达到扩大刮除的目的。

胫骨近端骨巨细胞瘤刮除后往往空腔较大，特别是扩大刮除后部分病例仅剩关节软骨，如果单纯采用骨水泥填充可能早期出现膝关节退变，我们建议在邻近关节面的区域植入至少1 cm厚的人工骨或异体松质骨，其余空腔区域填充骨水泥。胫骨近端刮除后部分学者认为不行内固定亦可获得满意的预后，我们建议当刮除后空腔较大、关节软骨下植骨时宜行内固定，否则有关节软骨塌陷、骨折的风险。

（邓志平　丁　易）

第8节 胫骨远端肿瘤刮除植骨术

手术指征

1.胫骨远端良性肿瘤或瘤样病变，如内生软骨瘤、软骨母细胞瘤、纤维结构不良等可进行刮除。而骨巨细胞瘤侵袭性强，对于 Campanacci 1~2 级的骨巨细胞瘤通常可进行刮除治疗；Campanacci 3 级的病例伴有软组织包块，需行切刮或切除治疗。

2.胫骨远端感染。

3.骨转移癌。部分转移癌病灶可结合微波或射频灭活技术进行刮除治疗，术后需结合放疗。

病例资料

患者男性，15 岁。1 周前无意中发现左小腿远端肿胀，无疼痛，就诊当地医院拍摄 X 线片发现左胫骨远端病变。既往体健。查体：左小腿远端皮肤无发红，局部肿胀，小腿远端内侧及外侧可触及肿块，质硬，轻压无疼痛，肿块不活动。踝关节活动正常。

入院后 X 线片显示：左胫骨远端髓腔内干骺端偏心性溶骨性破坏，基质均匀，边界清楚，可见硬化缘，胫骨外侧皮质受侵变薄，前侧皮质有膨胀。未见骨膜反应及软组织包块（图 1-8-1）。

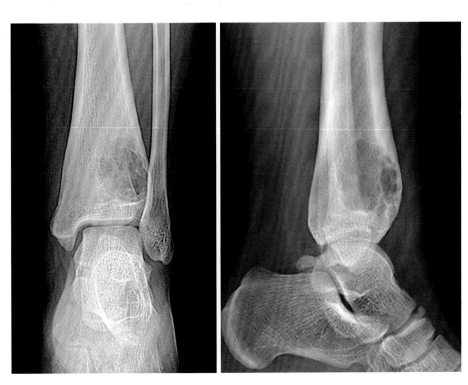

图 1-8-1 胫骨下段正、侧位 X 线片

CT 显示胫骨远端溶骨性破坏，基质均匀，未见骨化或钙化。病变偏心性，胫骨前外侧皮质变薄，病灶内灰度与周围肌肉相似（图 1-8-2 ）。

入院后行穿刺活检病理检查诊断为软骨黏液样纤维瘤。行病灶刮除、异体骨植骨、钢板内固定术。

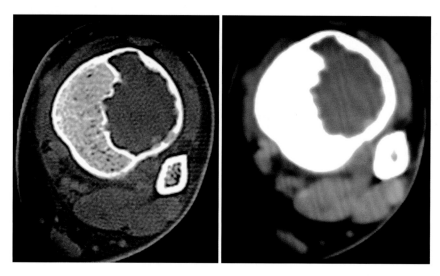

图 1-8-2　CT 骨窗和软组织窗

局部解剖

1. 踝关节远端体表可触及内外踝骨性突起，前方可触及胫骨嵴。

2. 胫骨远端到踝关节前方有三组肌腱，由内到外依次为胫前肌腱、踇长伸肌腱、趾长伸肌腱。

3. 胫前动、静脉和腓深神经在小腿远端位于胫前肌的外侧，下行至踝关节前方后位踇长伸肌腱和趾长伸肌腱之间。腓浅神经为腓总神经的终末支，穿出腓骨长、短肌后在踝关节前方位于深筋膜浅层（图 1-8-3 ）。

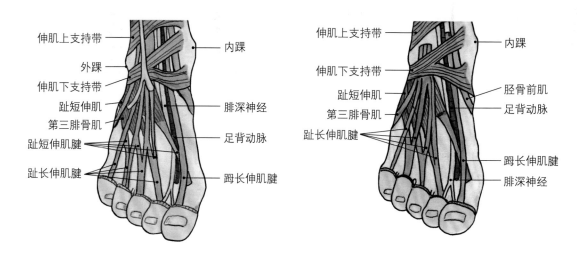

图 1-8-3　踝关节前方解剖

术前规划

1. 按照骨骼肌肉系统肿瘤 Enneking 外科分期原则，结合影像学及病理，该病变属于 2 期肿瘤。病变位于胫骨远端，胫骨大部分骨壳完整，可行刮除术治疗。

2. 术中前侧完整开窗，显露整个病灶。

3. 刮除后需要使用磨钻打磨，去除硬化缘。

4. 空腔填充异体松质骨，置入钢板及螺钉内固定。

手术操作

1. 患者仰卧位，麻醉，常规消毒铺单，上台下止血带。

2. 切口：踝管前方正中至小腿远端沿胫前肌外缘切开皮肤（图 1-8-4）。

3. 切开皮肤及皮下组织，保护腓浅神经，切开深筋膜，显露胫前肌、姆长伸肌和趾长伸肌（图 1-8-5）。

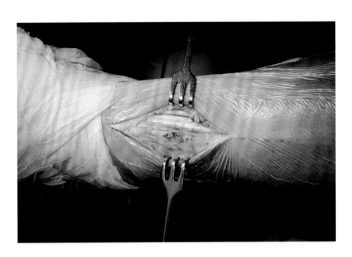

图 1-8-5　切开深筋膜

4. 在姆长伸肌和趾长伸肌之间进入，把胫前动静脉及腓深神经牵向外侧，显露胫骨远端（图 1-8-6）。

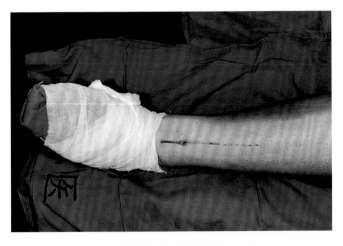

图 1-8-4　手术切口

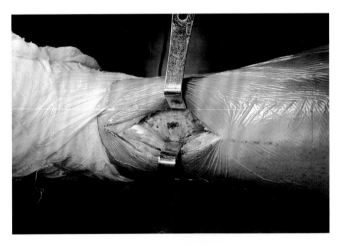

图 1-8-6　显露胫骨远端

55

5. 胫骨前方沿病灶上缘和下缘之间开窗（图1-8-7），开窗时注意保护，对于病灶内溢出物应立即以吸引器清除。骨刀等接触过肿瘤的器械应与其他器械分开单独放置，防止交叉污染。

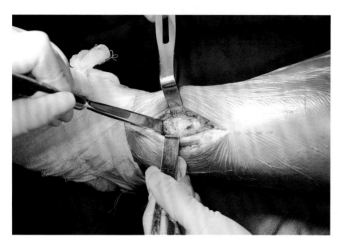

图1-8-7　胫骨前方沿病灶上缘和下缘之间开窗

6. 用刮匙刮除病灶，避免肿瘤组织溢出，刮除时应注意把接触过肿瘤的器械与其他器械分开放置（图1-8-8）。对于病灶内溢出物应立即以吸引器清除。

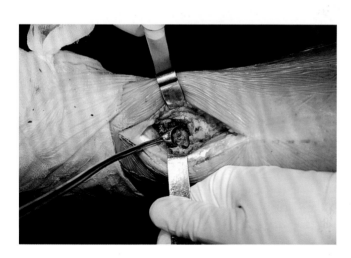

图1-8-8　刮除病灶

7. 用咬骨钳等器械扩大骨窗，至病灶的上、下缘水平（图1-8-9）。

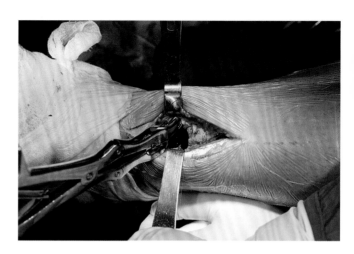

图1-8-9　扩大骨窗

8. 扩大骨窗后进一步刮除病灶（图1-8-10）。

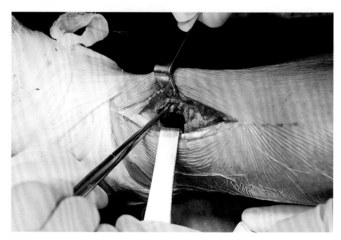

图1-8-10　进一步刮除病灶

9. 使用牙科镜观察术者不能直视的区域是否残留病变组织（图 1-8-11）。

11. 打磨后用脉冲式冲洗枪反复冲洗术野，冲洗时尤其注意保护周围组织，减少可能的污染（图 1-8-13）。

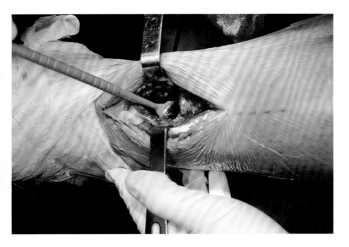

图 1-8-11 牙科镜的使用

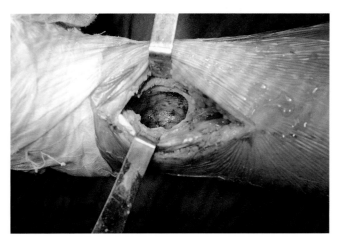

图 1-8-13 冲洗枪冲洗

10. 高速磨钻打磨整个病灶内壁，去除硬化缘（图 1-8-12）。松质骨可打磨 1 cm，皮质骨打磨至正常骨质。

12. 氩气刀烧灼整个病灶内壁（图 1-8-14）。烧灼时应按顺序进行，避免遗漏。

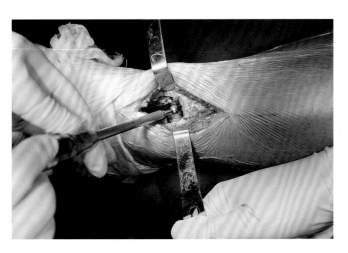

图 1-8-12 高速磨钻打磨整个病灶内壁

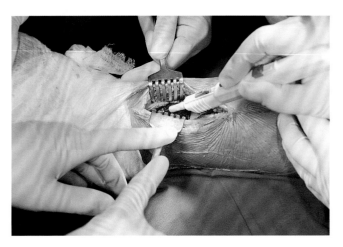

图 1-8-14 氩气刀烧灼

13. 腔壁均匀涂抹石炭酸，涂抹时要注意不要让石炭酸伤及周围正常软组织（图1-8-15）。不要使用大量石炭酸浸泡。涂抹3分钟后用冲洗枪再次冲洗。

15. 关闭切口，放置引流管（图1-8-17）。

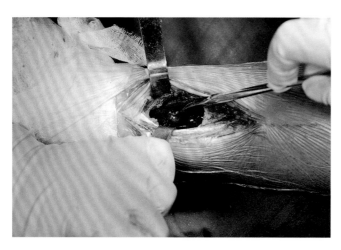

图 1-8-15　涂抹石炭酸

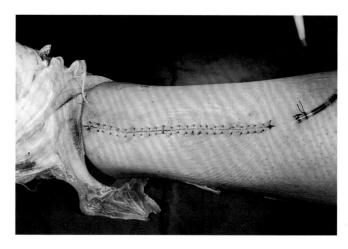

图 1-8-17　关闭切口

14. 取异体松质骨复温，制成松质骨条后填充空腔，置入钢板及螺钉固定（图1-8-16）。

术后处理

1. 术后待全天（24小时）引流量少于20 ml可拔除引流管。

2. 术后7～14天可逐步进行股四头肌等长收缩功能锻炼。

3. 术后2周拆线。术后3个月内患肢避免负重。每3个月复查了解植骨愈合情况，直至植骨愈合后患肢负重行走。

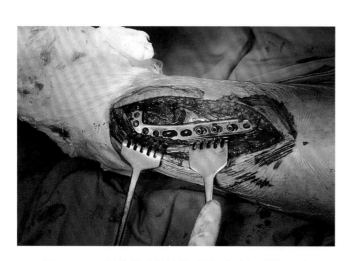

图 1-8-16　异体松质骨植骨后置入钢板及螺钉固定

术后评估

患者踝关节功能良好，植骨已经愈合，拆除内固定（图1-8-19）。

1.影像学评估

术后检查X线片（图1-8-18）。术后2年复查，

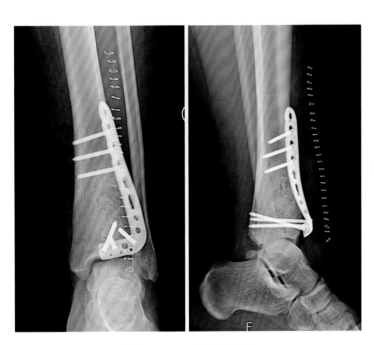

图1-8-18　术后X线片

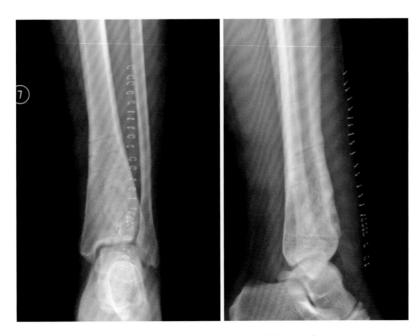

图1-8-19　植骨愈合良好，拆除内固定

2. 标本评估

见图 1-8-20。

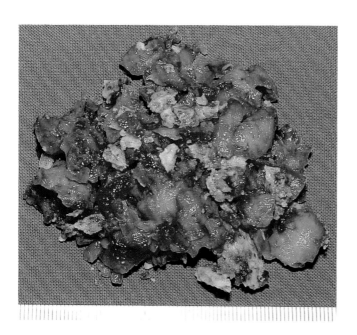

图 1-8-20 术后标本

3. 病理评估

术后病理报告：软骨黏液样纤维瘤。

专家点评

刮除手术是骨肿瘤常用的治疗方式，主要用于良性及侵袭性肿瘤的外科治疗。软骨黏液样纤维瘤是较少见的良性肿瘤，按照 Ennecking 外科分期系统，软骨黏液样纤维瘤应属于 2 级肿瘤，单纯普通用刮匙刮除很难把所有界面都刮到。软骨黏液样纤维瘤边缘部分硬化且高低不平，极易残留肿瘤而导致复发。近年来随着对肿瘤认识的提高，结合高速磨钻及氩气刀和石炭酸等辅助治疗方式的扩大刮除术已被临床广泛应用，大大降低了复发率。

扩大刮除术除了使用各种大小的刮匙，还包括用磨钻打磨瘤床基底 1～2 cm，氩气刀、液氮或石炭酸等辅助方式处理瘤床，脉冲式冲洗枪冲洗等。所有这些措施的目的就是尽可能地消除残留的肉眼不可见的肿瘤细胞。石炭酸和氩气刀使用后可进一步灭活几毫米内可能残留的肿瘤细胞，降低复发率。扩大刮除术的关键点是开窗一定要足够大，保证病灶内的各个角落均处于术者直视范围内。软骨黏液样纤维瘤经扩大刮除后复发率很低。

（徐立辉 张 清）

第9节　距骨肿瘤刮除骨水泥重建术

手术指征

1. 骨良性肿瘤，可以通过刮除手术治疗。
2. 病变位于距骨前部或累及距骨前部。
3. 如肿瘤仅累及距骨体，可行内踝截骨进行刮除，不宜行此手术。

病例资料

患者女性，24岁。1年半前开始自觉在负重或剧烈活动时左侧踝关节疼痛，并逐渐出现踝关节活动受限。

踝关节影像学检查：X线片显示左侧距骨颈溶骨性破坏，边界较清晰，未见骨膜反应及软组织肿块（图1-9-1）。增强CT显示左足距骨可见骨质破坏，边缘清晰，边缘硬化，大小 2.2 cm×1.7 cm，内部密度不均匀，见分隔，增强扫描见强化（图1-9-2）。CT诊断：左距骨软骨母细胞瘤。MRI显示，左距骨内类圆形稍长 T_1、稍长 T_2 信号，边界尚清，信号不均匀，内见长 T_1、长 T_2 信号，周围见环形长 T_1、短 T_2 信号（图1-9-3）。MRI诊断：左距骨软骨母细胞瘤。

患者完成影像学检查后，在我院行穿刺活检术，术后病理报告为：软骨母细胞瘤。

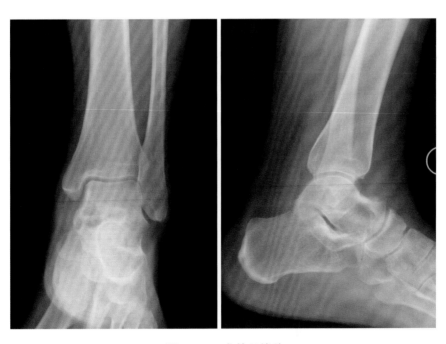

图1-9-1　术前X线片

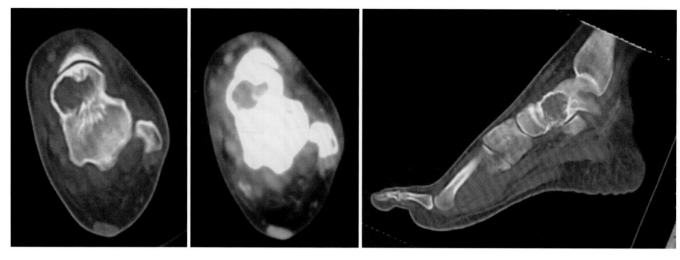

图 1-9-2　术前增强 CT 骨窗及软组织强化窗

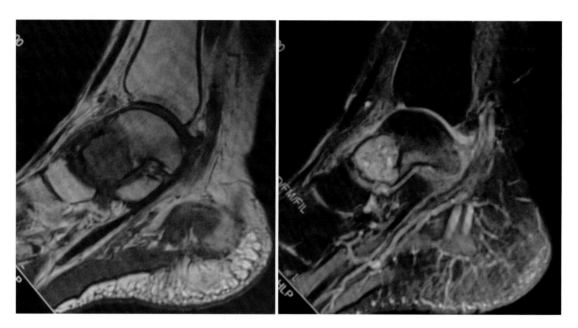

图 1-9-3　术前 MRI

局部解剖

1. 距骨位于踝关节中心位置，连接小腿的胫腓骨和足的跟骨、舟骨。因此距骨表面顶部、前部和底部大部分区域为关节面，其余部位大多为踝关节周围韧带的附丽。

2. 距骨分为头、颈、体三部分。头部前端通过关节面与舟骨形成距舟关节；顶部称为滑车，与胫骨远端关节面相连，顶部内外侧关节面与胫骨腓骨形成关节。

3. 距骨表面无关节面部分多为韧带附丽。内侧包括三角韧带的胫距前部和胫距后部，外侧包括距腓前韧带和距腓后韧带（图 1-9-4）。

4. 只有距骨颈上方、距骨头和滑车之间的部分为关节囊附丽，此部位关节囊较松弛薄弱，这是可以切开进行刮除的部位。

5. 踝关节前侧入路受影响的肌腱、血管、神经包括：浅层的腓浅神经；深层的趾长伸肌、蹬长伸肌腱、胫骨前肌；足背动静脉。

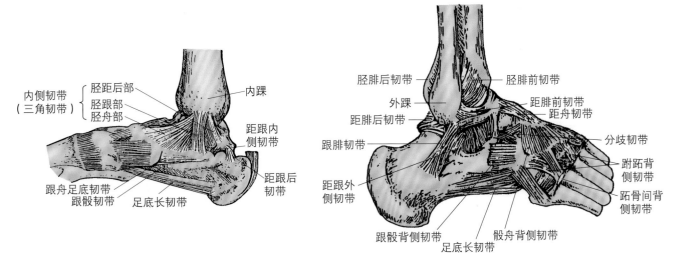

图 1-9-4 距骨周围韧带

内侧韧带（三角韧带）
- 胫距后部
- 胫跟部
- 胫舟部

内踝

距跟内侧韧带

距跟后韧带

跟舟足底韧带
跟骰韧带
足底长韧带

胫腓后韧带   胫腓前韧带
外踝   距腓前韧带
距腓后韧带   距舟韧带
跟腓韧带   分歧韧带
距跟外侧韧带   跗跖背侧韧带
跖骨间背侧韧带
跟骰背侧韧带   骰舟背侧韧带
足底长韧带

术前设计

患者经过穿刺活检，明确诊断为软骨母细胞瘤，此疾病治疗达到囊内刮除边界即可。根据术前影像学检查，病变均位于距骨内，未侵犯周围软组织，可以进行刮除手术；且病变位于距骨头和距骨颈，可从前路进行手术。手术中单纯刮除肿瘤后，可使用高速磨钻处理骨壁，并使用氩气刀烧灼、无水乙醇浸泡等物理化学方法处理，达到扩大刮除的目的（图 1-9-5）。

软骨母细胞瘤是一种侵袭性肿瘤，容易复发，刮除后骨缺损可以使用骨水泥填充。如果术后出现复发，在骨水泥边缘会形成新的溶骨破坏，在复查时容易尽早发现。

手术操作

1. 患者平卧，大腿根部止血带控制下手术。手术切口位于左侧踝关节前侧正中，以踝关节为中心，纵向切口，长约 7 cm（图 1-9-6）。

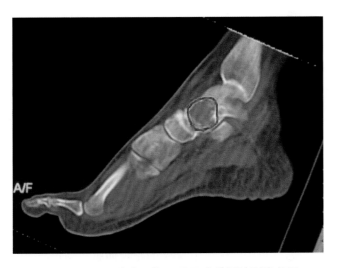

图 1-9-5 CT 重建图像，显示术前设计刮除范围

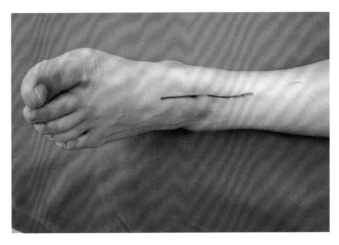

图 1-9-6 手术切口

2. 切开皮肤、皮下组织，向两侧掀起皮瓣，可见切口下方腓浅神经。牵开腓浅神经，可见横行的伸肌上支持带和伸肌下支持带（图 1-9-7）。

4. 将胫骨前肌和跗长伸肌腱牵向内侧，将趾长伸肌牵向外侧，显露深层的足背动静脉（图 1-9-9）。

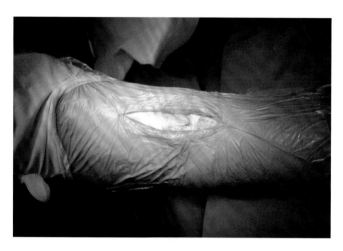

图 1-9-7　显露伸肌支持带

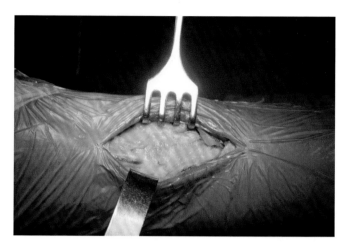

图 1-9-9　牵开胫骨前肌、跗长伸肌腱、趾长伸肌，显露足背动静脉

3. 纵行切开伸肌支持带，深层为胫骨前肌、跗长伸肌腱、趾长伸肌（图 1-9-8）。

5. 将足背动静脉牵向内侧，显露踝关节囊（图 1-9-10）。

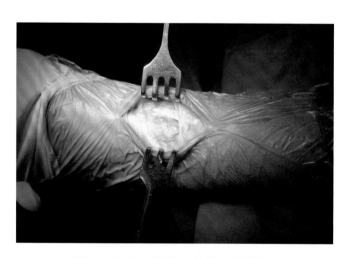

图 1-9-8　切开伸肌支持带，显露肌腱

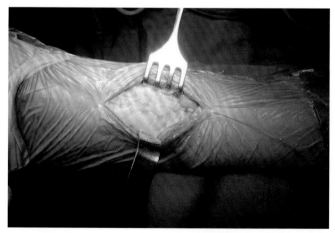

图 1-9-10　显露前侧关节囊

6. 纵行切开关节囊，从距骨颈表面将关节囊止点完全切断，显露骨质，可见远端为距骨头距舟关节面，上方为滑车关节面（图 1-9-11）。

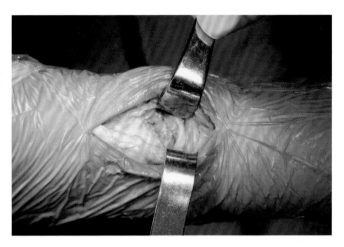

图 1-9-11 切开关节囊，显露距骨颈

7. 在距骨颈开窗，刮除距骨内肿瘤组织（图 1-9-12）。

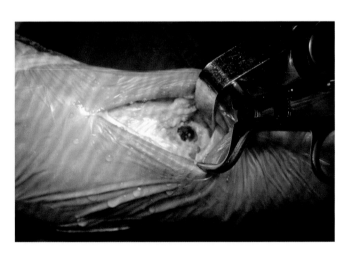

图 1-9-12 在距骨颈开窗，刮除肿瘤

8. 使用高速磨钻打磨骨壁。至肉眼观察周边均为正常骨（图 1-9-13）。

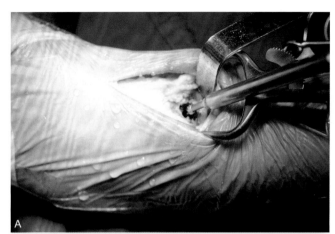

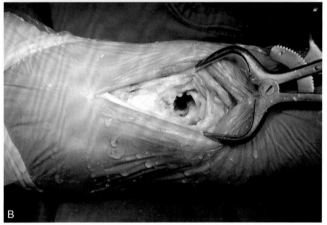

图 1-9-13 A. 高速磨钻打磨；B. 肉眼观察周围均为正常骨壁

9. 使用氩气刀烧灼残留骨面（图 1-9-14）。

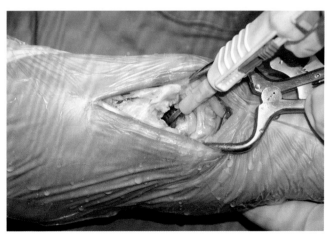

图 1-9-14 氩气刀进行物理灭活

10. 使用无水乙醇浸泡 5 分钟，进行残留骨表面灭活（图 1-9-15）。

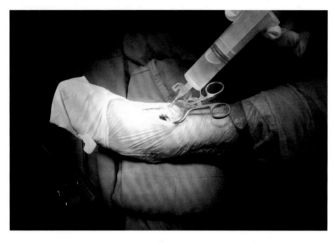

图 1-9-15　无水乙醇浸泡，化学方法灭活

12. 骨水泥凝固后冲洗缝合。先缝合关节囊，后在关节囊浅层放置负压引流管 1 条（图 1-9-17）。

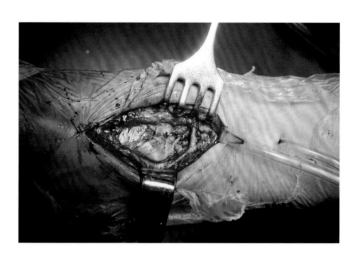

图 1-9-17　缝合关节囊

11. 使用骨水泥填充距骨缺损部位（图 1-9-16）。

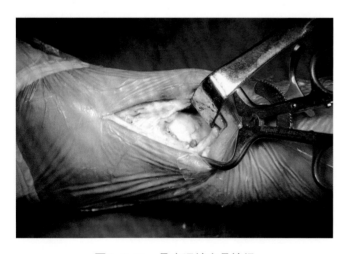

图 1-9-16　骨水泥填充骨缺损

13. 重建伸肌支持带（图 1-9-18）。

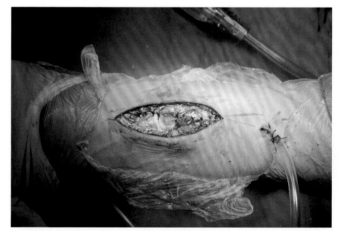

图 1-9-18　重建伸肌支持带

14.缝合皮下组织、皮肤（图1-9-19）。

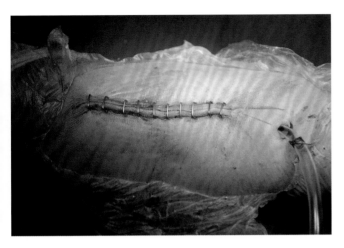

图1-9-19　关闭切口

术后处理

1. 术后放置负压引流管 1 根，待全天（24 小时）引流量少于 20 ml 时拔除。术后应用抗生素 3 天。

2. 术后 2 日，可开始踝关节屈伸运动。2 周内患者不负重。2 周后患肢逐渐开始负重锻炼。

3. 术后患者应长期随诊，一般 2 年内每 3 个月随访一次，3 年内每 4 个月随访一次，5 年内每半年随访一次，5 年以上每 1 年随访一次。

术后评估

1. 影像学评估（图1-9-20）

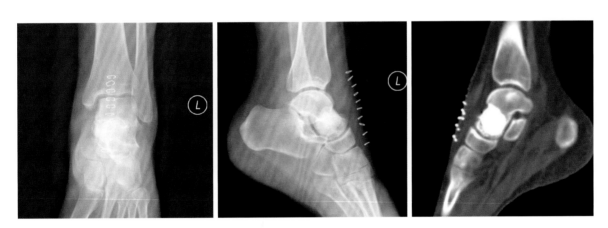

图1-9-20　术后 X 线片及 CT 检查，显示肿瘤已去除，骨水泥填充充分

2. 病理评估

术后病理报告：软骨母细胞瘤。

专家点评

对于距骨非恶性肿瘤，可以采用刮除手术方式，常见疾病包括：软骨母细胞瘤、骨巨细胞瘤、骨囊肿、动脉瘤样骨囊肿等。其中骨囊肿、动脉瘤样骨囊肿等可以采用单纯刮除方式，而软骨母细胞瘤、骨巨细胞瘤等具有侵袭性肿瘤需要采用扩大刮除术。

从踝关节前路进行距骨肿瘤刮除手术，入路较简单，易于避开重要结构，损伤相对较小。但因为仅有距骨颈上方表面无关节面和韧带附丽，故此入路刮除距骨肿瘤时仅前部可以达到直视下操作，对于侵袭性肿瘤难以达到扩大刮除视野，故如肿瘤累及距骨后部，此切口不适用，可以采用内踝截骨从距骨内侧刮除。如为了扩大此入路刮除范围，可以开窗时切除部分滑车前缘的关节面，但扩大一般不宜超过 1 cm。

（李　远　马　珂）

第二章　肢体恶性肿瘤

第1节　肩胛骨恶性肿瘤全肩胛骨切除术

手术指征

1. 病变位于肩胛骨区域的尚未侵犯到肩关节的肩胛骨恶性肿瘤以及侵犯肩胛骨的软组织肉瘤。

2. 锁骨下血管束、臂丛神经及胸壁未被肿瘤侵及。

3. 如果肿瘤已向前或向外扩展并已累及肩袖或关节盂，不宜行此手术，而应行关节外切除。

发现左肩胛骨骨破坏，经穿刺活检病理报告为尤因肉瘤。诊断：左肩胛骨尤因肉瘤。经多柔比星和异环磷酰胺化疗后，手术行左肩胛骨切除术。因本例患者肿瘤上缘邻近锁骨，故手术连同锁骨外 1/3 一并切除。常规肩胛骨切除术并不需要截断锁骨，而是在肩锁关节处切断。

病例资料

患者女性，10 岁。主因"左肩部疼痛 2 个月"入院。检查 X 线片、CT 及 MRI（图 2-1-1 ~ 图 2-1-3）

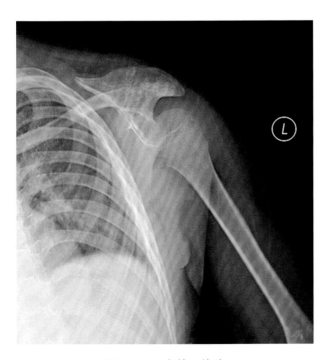

图 2-1-1　术前 X 线片

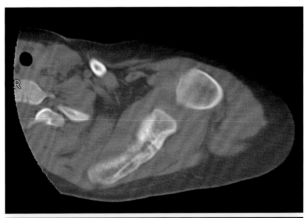

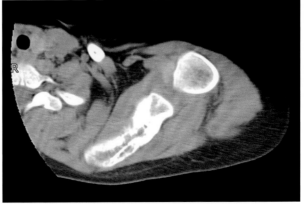

图 2-1-2　术前增强 CT 骨窗及软组织强化窗

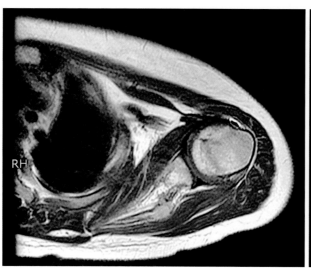
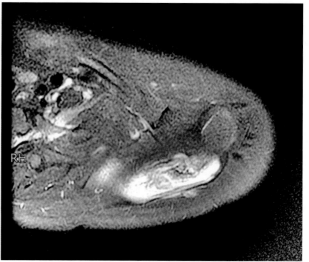

图 2-1-3 术前 MRI 显示肿瘤范围

局部解剖

1. 肩胛骨除在肩峰处与锁骨通过孤立的肩锁关节相连，并通过锁骨与躯干进行力学传导外，与躯干骨并无其他骨性连接。肩胛骨体被前方的肩胛下肌，后方的冈上肌、冈下肌、小圆肌和大圆肌完整包裹（图 2-1-4），肩胛下肌和胸壁之间因滑动非常疏松，易于分离。紧邻肩胛骨周围并无重要的血管和神经。这些特点使得发生于肩胛骨的恶性肿瘤及其软组织肿块极易被很好地包裹在上述区域内，这样全肩胛骨切除就

可以使绝大部分肩胛骨恶性肿瘤获得很好的外科切除边界。

2. 肩胛骨切除时，主要易出现的重要血管神经损伤包括：①游离喙突时防止损伤锁骨下动静脉和臂丛神经，分离结扎肩胛上动静脉防止出血。②切断肱三头肌长头，大、小圆肌止点，切开关节囊后下方时，注意保护腋神经和旋肱血管。

3. 全肩胛骨切除后，因失去了肩盂的支撑和滑动，失去了肩袖的固定和把持，上臂将失去外展和上举的功能，肩关节将只能在前后极小范围内活动。

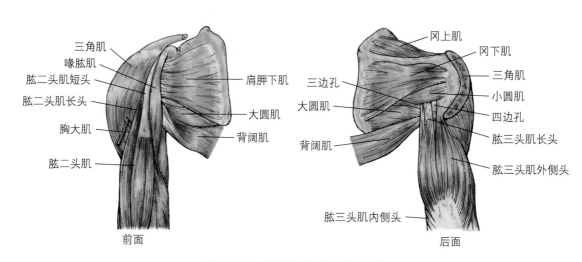

图 2-1-4 肩胛骨后区解剖示意图

术前规划

1. 肩胛骨与躯干之间依靠斜方肌（锁骨肩峰端、肩峰和肩胛冈）、肩胛提肌（肩胛骨上角）、大小菱形肌（肩胛骨脊柱缘）、前锯肌（肩胛骨脊柱缘）连接，因此在行肩胛带切除术时，上述肌肉均需被切断。

2. 该患者软组织肿块主要位于肩胛骨腹侧面，正常肩胛骨腹侧面与胸廓之间间隔有肩胛下肌及前锯肌，该患者手术切除肩胛骨时应注意沿肿块外正常肌肉组织与胸廓之间疏松间隙分离，以达到广泛切除的外科边界。

手术操作

1. 患者健侧卧位，手术切口起自锁骨中外 1/3，向后经肩胛冈沿肩胛骨外缘向下止于肩胛下角，梭形切除肿瘤活检道（图 2-1-5）。

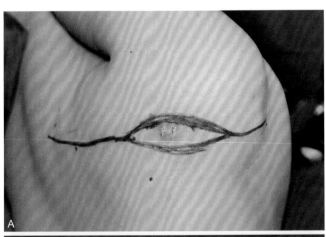

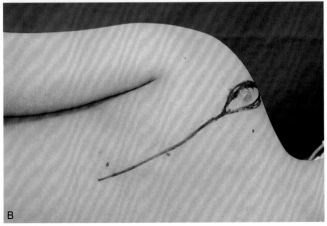

图 2-1-5 手术切口

2. 显露肩胛骨边缘：切开皮肤、皮下组织及深筋膜，于深筋膜深层向两侧掀起皮瓣，外侧显露肩锁关节、三角肌后缘，内侧显露肩胛冈及斜方肌，将穿刺道全层保留在即将切除的肩胛骨上（图 2-1-6）。

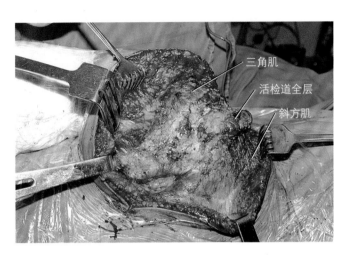

图 2-1-6 显露肩胛骨边缘

3. 沿肩胛冈上缘掀起斜方肌（图 2-1-7），操作时注意保护副神经，避免造成损伤导致斜方肌无力，并将斜方肌整体翻向脊柱侧。从肩胛骨内缘切断提肩胛肌和大小菱形肌，掀起肩胛骨内缘，寻找胸壁和肩胛下肌之间的疏松间隙（图 2-1-8）。在肩胛骨下角处拉开背阔肌，显露肩胛骨下角并将其提起。

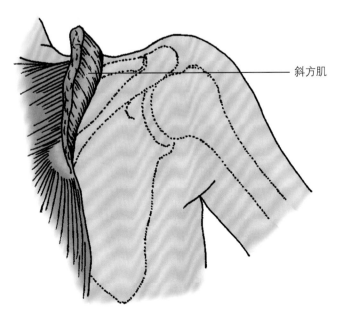

图 2-1-7 翻起斜方肌

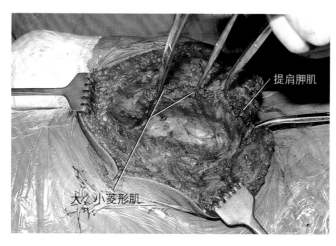

图 2-1-8　切断提肩胛肌和大、小菱形肌，显露胸壁和肩胛下肌之间的疏松间隙

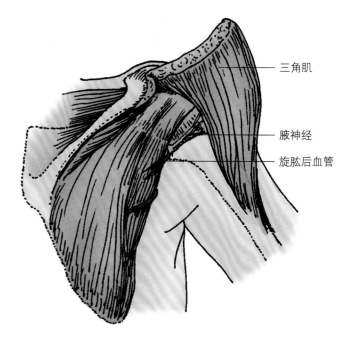

图 2-1-10　肩胛骨后区解剖示意图

4. 将三角肌后缘自肩胛冈、肩峰起点上切断并向前翻起，显露其下方的冈下肌、小圆肌止点和大圆肌。注意保护腋神经和旋肱后血管束。切断大圆肌，游离并切断前锯肌的止点。切断肱三头肌长头于肩盂下方的止点，游离肩胛骨外侧缘，显露肩关节后方肩袖各肌及后关节囊（图 2-1-9、图 2-1-10 ）。

5. 前方继续掀起斜方肌位于胸锁关节和锁骨外端的部分，同时将三角肌位于肩峰和锁骨外端的起点切断，显露肩锁关节及锁骨外端。游离喙突，切断起自喙突的胸小肌、喙肱肌和肱二头肌短头起点（图 2-1-11 ）。注意保护锁骨下血管束和臂丛神经。

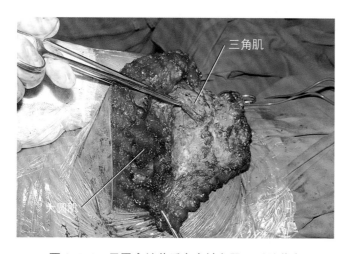

图 2-1-9　显露肩关节后方肩袖各肌及后关节囊

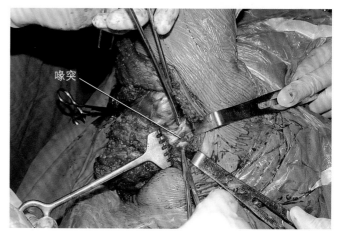

图 2-1-11　游离喙突，切断起自喙突的胸小肌、喙肱肌和肱二头肌短头起点

6. 向前翻开肩胛骨，游离肩胛上动静脉并结扎切断（图 2-1-12、图 2-1-13）。截断锁骨，显露肩胛骨肩峰端（图 2-1-14、图 2-1-15）。

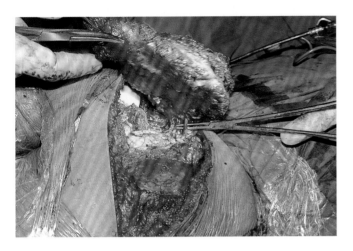

图 2-1-12 结扎肩胛上动静脉

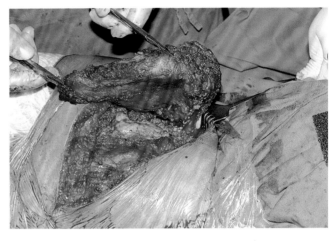

图 2-1-14 肩胛骨后区肌肉及血管切除完毕后

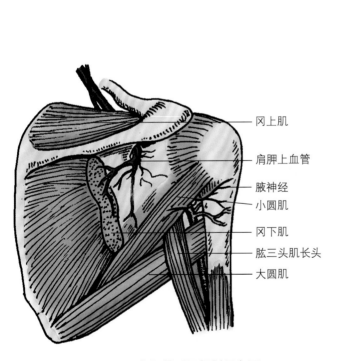

图 2-1-13 肩胛骨后区解剖示意图

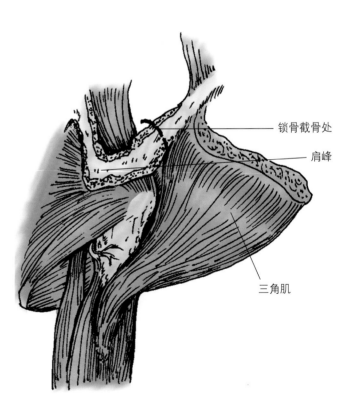

图 2-1-15 肩峰附近解剖示意图

7.切断肩袖肌肉及关节囊：至此肩胛骨各缘、喙突和肩峰端均已游离，仅剩肩袖各肌及肩关节囊与肱骨相连。用电刀由前到后依次切断肩胛下肌、冈上肌、冈下肌和小圆肌，切断关节囊，将肩胛骨完整切除（图2-1-16～图2-1-18）。

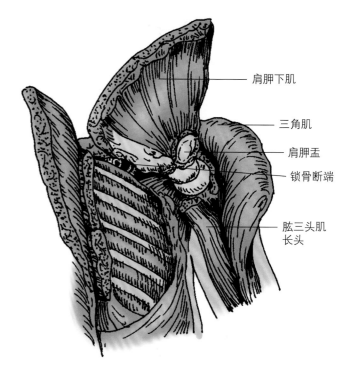

图 2-1-18　切断前侧关节囊后即将完整切除肩胛骨示意图

肩胛下肌

三角肌

肩胛盂

锁骨断端

肱三头肌长头

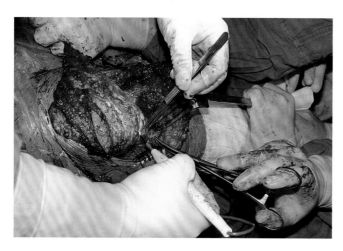

图 2-1-16　切开前侧关节囊

8.肩关节悬吊：用钻头在锁骨断端打孔，用不可吸收缝合线将肱骨侧上方关节囊缝合于此（图2-1-19、图2-1-20）。

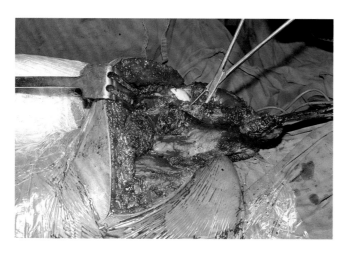

图 2-1-17　切断前侧关节囊后即将完整切除肩胛骨

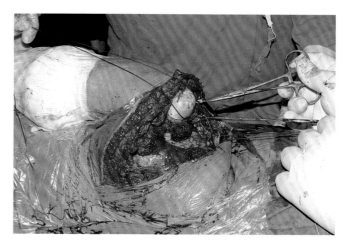

图 2-1-19　肩关节悬吊

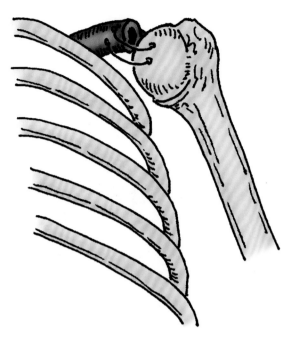

图 2-1-20　肩关节悬吊示意图

9. 将三角肌和斜方肌以及大小圆肌、背阔肌相缝合形成稳定的肩关节（图 2-1-21）。

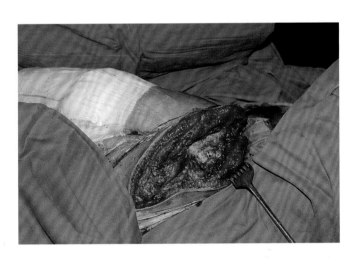

图 2-1-21　三角肌和斜方肌以及大小圆肌、背阔肌相缝合

10. 放置切口引流管，逐层缝合深筋膜、皮下脂肪及皮肤（图 2-1-22）。

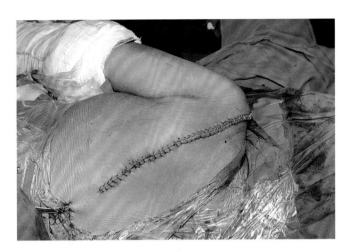

图 2-1-22　放置引流管，闭合切口

术后处理

1. 术后放置负压引流管 1 根，待全天（24 小时）引流量少于 20 ml 时拔除。

2. 术后应用抗生素 7 天。

3. 术后患肢用颈腕吊带保护。术后 3 周去除吊带，锻炼肘关节及前臂功能。

4. 术后 2 ~ 3 周拆除缝线。如需放疗或化疗，可以 2 周后开始。

5. 定期复查。如果为恶性肿瘤，术后需要长期进行随访。

术后评估

1.影像学评估

见图 2-1-23。

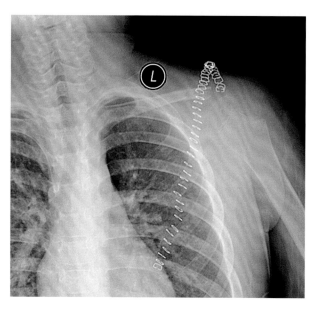

图 2-1-23　术后 X 线片

2.标本评估

术后切除标本经福尔马林固定后，从外观和各向剖面，确认是否达到术前计划的外科边界（图 2-1-24）。

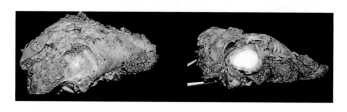

图 2-1-24A　术后标本各面外观像

3.病理评估

术后病理报告：尤因肉瘤。

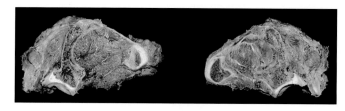

图 2-1-24B　术后标本剖面外观像（冠状面）

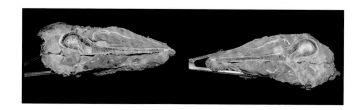

图 2-1-24C　术后标本剖面外观像（矢状面）

专家点评

肩胛骨为扁平骨，其前后有肩胛下肌和冈上肌、冈下肌，发生于肩胛骨的肿瘤多有这些肌肉的包裹，可作为广泛切除的安全外科边界，手术中应注意避免破坏安全的外科边界。

如病变仅累及肩胛骨体部，喙锁关节和肩锁关节未受累，在术前设计时，如果保留肩胛盂仍能够达到广泛切除的外科边界，则应尽量保留肩胛盂，行肩胛骨次全切除。如病变超过肩胛颈，则很难保留具有功能的肩胛盂。

肩胛骨切除术主要适用于肩胛骨的恶性骨肿瘤（如骨肉瘤、软骨肉瘤和尤因肉瘤）。病变尚未侵犯到肩关节、锁骨下血管束及臂丛神经，胸壁未受侵及。如果肿瘤已向前或向外扩展并已累及肩袖或关节盂，不宜行此手术，而应行关节外切除。肩胛骨切除可以保留患者肘关节和手部功能，但由于肩部无支撑，肩部外展功能丧失。

（单华超　牛晓辉）

第 2 节　肩胛骨恶性肿瘤部分肩胛骨切除术

手术指征

1. 病变位于肩胛骨内侧缘，病变区域未超过肩胛切迹的骨肿瘤以及侵犯肩胛骨的软组织肿瘤。

2. 如肿瘤向前突出，锁骨下血管束、臂丛神经及胸壁未被肿瘤侵及。

3. 如果肿瘤已向外侧超过肩胛切迹累及肩袖或关节盂，不宜行此手术。

4. 如果肿瘤沿肩胛冈累及肩峰，也不宜行此手术。

病例资料

患者男性，41 岁。2 个月前出现右肩活动时肩背部隐痛，休息可缓解。就诊于当地医院，行 CT、MRI 检查，考虑"右肩胛骨肿瘤"，来我院就诊。

查体：右肩胛骨内上角部位较对侧隆起，局部皮肤颜色正常，无压痛。右肩活动无受限，活动时无明显疼痛。

辅助检查：X 线片显示，右肩胛骨内上角、肩胛切迹外侧膨胀性改变，病变内部密度较低，有斑片状钙化，骨皮质变薄，边界清楚，未见骨膜反应，未见软组织肿块（图 2-2-1）。右肩关节增强 CT 显示，肩胛骨破坏，肿块向前方膨隆，边缘为薄层骨化，界限较清，其内为多发钙化、骨化，增强后无明显强化（图 2-2-2）。CT 横断面大小约为 5.8 cm×5.1 cm，CT 平扫值 42 HU。CT 诊断为软骨肉瘤。右肩关节增强 MRI 显示，右肩胛骨骨质破坏，向前方形成软组织肿块，界限较清，其内为多发钙化，增强后边缘及病灶内线状明显强化（图 2-2-3）。病灶最大 4.1 cm×5.4 cm×3.8 cm。MRI 诊断为软骨肉瘤。

入院后临床诊断为：右肩胛骨软骨肉瘤。

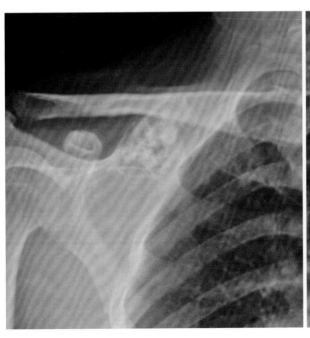
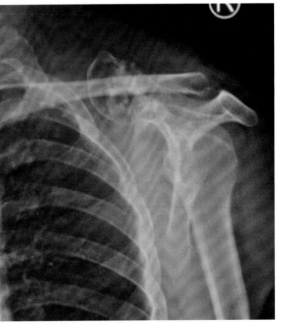

图 2-2-1　术前 X 线正位、切线位片

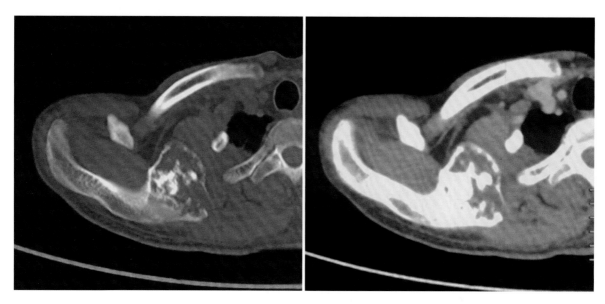

图 2-2-2　术前增强 CT 骨窗及软组织强化窗

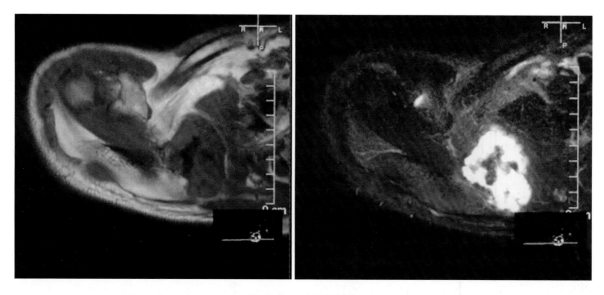

图 2-2-3　术前 MRI

局部解剖

1. 肩胛骨内侧部分解剖结构较简单，无重要神经血管束。主要解剖结构是稳定肩胛骨位置的肌肉止点和稳定肩关节及维持肩关节运动的肌肉附丽。

2. 肩胛骨内侧维持肩胛骨位置的肌肉止点如下：肩胛骨内侧缘最上方为肩胛提肌止点；小菱形肌止于肩胛冈对应的肩胛骨内侧缘；大菱形肌止于肩胛冈以下的肩胛骨内侧缘；背阔肌止于肩胛骨下角；前锯肌以线状附着于肩胛骨内侧缘的肋面；肩胛骨中部为斜方肌止点。

3. 以肩胛骨为起点维持肩关节稳定及运动的肌肉如下：背侧冈上肌和冈下肌分别起自冈上窝和冈下窝，并形成肩袖稳定肩关节；前侧肩胛下肌起自肩胛下窝，组成肩袖（图 2-2-4）。

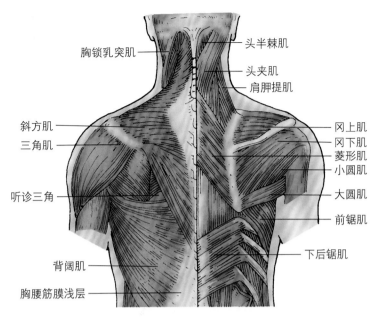

胸锁乳突肌

斜方肌

三角肌

听诊三角

背阔肌

胸腰筋膜浅层

头半棘肌

头夹肌

肩胛提肌

冈上肌

冈下肌

菱形肌

小圆肌

大圆肌

前锯肌

下后锯肌

图 2-2-4 肩胛骨背侧肌肉解剖示意图

4.肩胛骨内侧切除，主要累及稳定肩胛骨位置的肌肉止点，故切除范围较大时，肩胛骨位置难以维持。在切除完成后，如可能应尽量将各个切断肌肉止点与残留肩胛骨缝合，尽量维持肩胛骨正常位置。

术前规划

1. 术前根据 CT 数据进行建模，3D 打印肩胛骨模型，显示肿瘤侵犯范围（图 2-2-5）。此患者肿瘤位于肩胛骨内上角，肩胛冈上方，肩胛切迹外侧。根据模型显示肿瘤位置，术前设计切除范围外侧至肩胛切迹，下边缘在肩胛冈下方。

2. 肿瘤位于肩胛骨内上角，切除时，需要切断的肌肉包括：斜方肌（肩胛冈）、肩胛提肌（肩胛骨上角）、菱形肌（肩胛骨脊柱缘）、前锯肌（肩胛骨脊柱缘），同时要剥离起自肩胛骨的冈上肌、冈下肌、肩胛下肌，以切断肩胛骨。其中冈上肌、冈下肌可从后侧切断，肩胛下肌可在截骨后再切断。

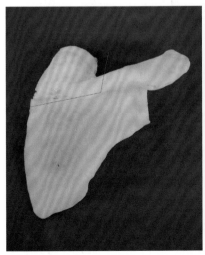
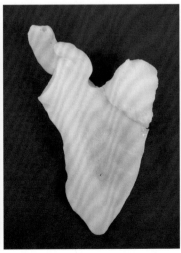
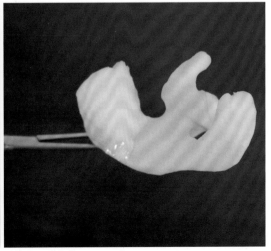

图 2-2-5 术前 3D 打印模型显示肿瘤位置及切除范围

手术操作

1. 患者健侧卧位，手术切口起自肩胛骨上角内侧，经过肩胛骨内 1/3 向下止于肩胛下角（图 2-2-6）。

2. 切开皮肤、皮下组织及深筋膜，于深筋膜深层向两侧掀起皮瓣，外侧显露至肩胛切迹水平，内侧显露至肩胛骨内侧缘。此时可看到肩胛骨及斜方肌（图 2-2-7）。

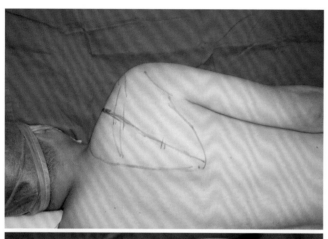

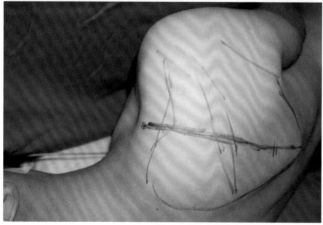

图 2-2-6 手术切口

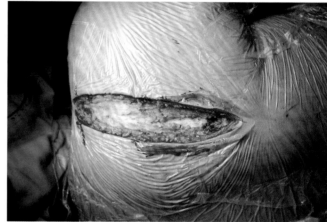

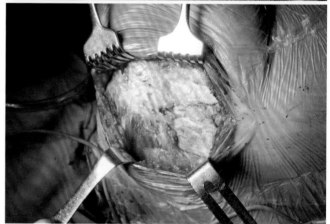

图 2-2-7 显露斜方肌及肩胛骨内侧缘

3. 切断斜方肌在肩胛冈上的附丽，将斜方肌向上方翻开。操作时注意保护副神经，避免造成损伤导致斜方肌无力。翻开斜方肌后可清晰显露肩胛骨、冈上肌、冈下肌（图 2-2-8）。

4. 切断冈上肌在肩胛上窝的附丽，向上牵开，显露肩胛骨（图 2-2-9）。外侧显露到肩胛切迹。

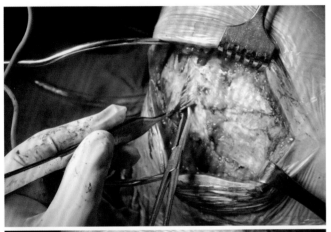

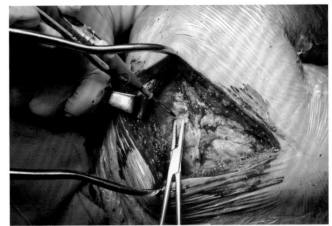

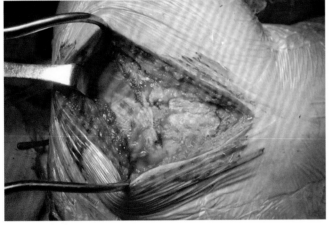

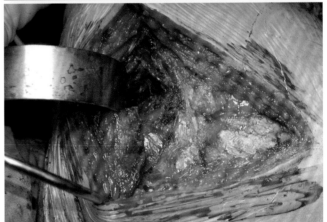

图 2-2-8 翻开斜方肌，显露冈上肌

图 2-2-9 切断冈上肌附丽，显露肩胛骨

5. 在肩胛冈下方沿着肩胛骨方向切断肩胛下肌附丽，显露肩胛骨，并连接至肩胛切迹，标记截骨线（图2-2-10）。肩胛切迹处有肩胛上动静脉穿过，注意避免损伤。

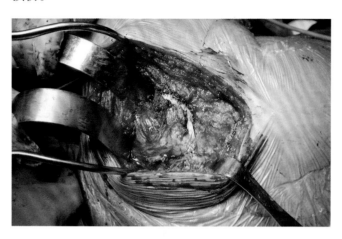

图 2-2-10 在肩胛骨背侧标记截骨范围

6. 在肩胛冈内侧、肩胛骨边缘切断菱形肌止点及上方肩胛提肌止点。深层切断前锯肌在此部位的止点。将肩胛骨内上角内侧游离（图2-2-11）。

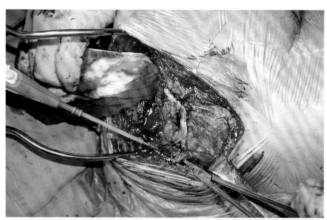

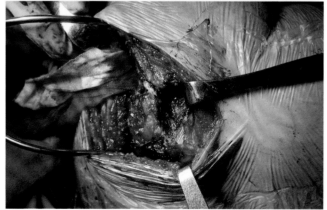

图 2-2-11 切断肩胛骨内上角附丽肌肉，游离肩胛骨内上角

7. 沿着标记的截骨线进行截骨，可使用骨刀、超声骨刀或椎板咬骨钳等工具截骨，注意避免伤及深层软组织（图2-2-12）。

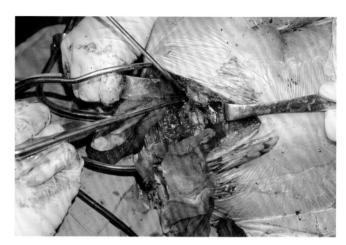

图 2-2-12 从背侧使用椎板咬骨钳进行肩胛骨截骨

8. 截骨完成后将骨块向上方翻开，小心切断深层附丽在骨块上的肩胛下肌起点（图2-2-13）。

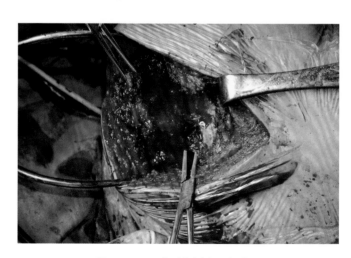

图 2-2-13 切断腹侧肌肉附丽

9. 完全切断肩胛下肌附丽后肿瘤即被完整切除（图 2-2-14）。

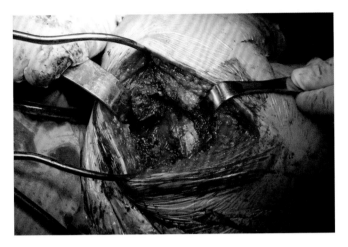

图 2-2-14　切除完成

10. 充分止血后冲洗，放置负压引流管 1 根。将切断的肩胛提肌、菱形肌与附丽在肩胛骨上的冈上肌、冈下肌、肩胛下肌缝合，重建肩胛骨内上方稳定性（图 2-2-15）。

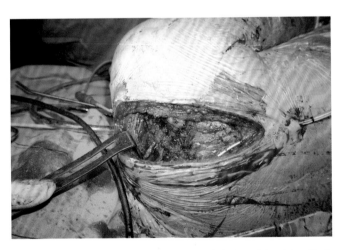

图 2-2-15　将深层肌肉断端缝合到残余肩胛骨周围，稳定肩胛骨

11. 将斜方肌重新缝合到肩胛冈（图 2-2-16）。

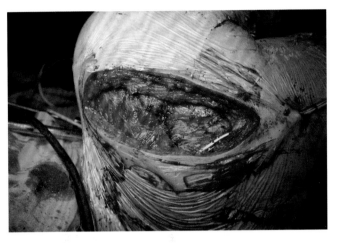

图 2-2-16　重建斜方肌止点

12. 缝合深筋膜、皮下组织及皮肤（图 2-2-17）。

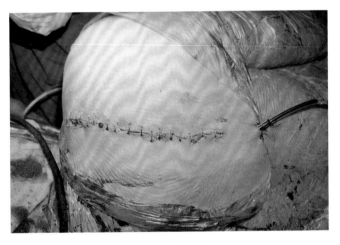

图 2-2-17　关闭切口

83

术后处理

1. 术后放置负压引流管 1 根，待全天（24 小时）引流量少于 20 ml 时拔除。

2. 术后患肢用颈腕吊带保护，术后 2 周去除吊带，锻炼肩肘关节功能。

术后评估

1. 影像学评估

术后影像学显示，手术实际切除范围与手术设计切除范围相同（图 2-2-18）。

2. 标本评估

术后切除标本，从外观和各向剖面照相，确认达到术前计划的外科边界（图 2-2-19）。

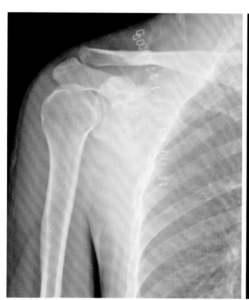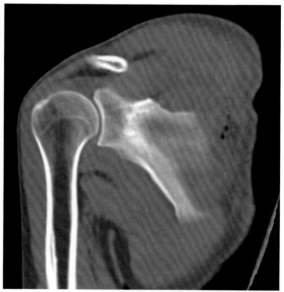

图 2-2-18　术后 X 线片及 CT 检查

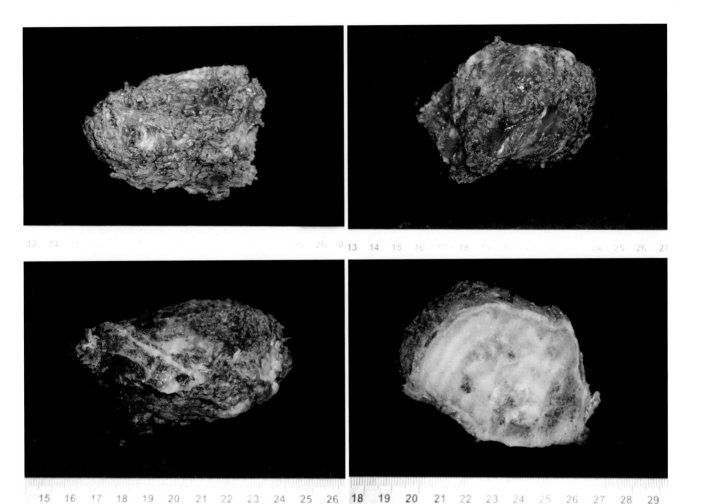

图 2-2-19　术后标本各面外观像及剖面显示切除范围满意

3.病理评估

术后病理报告：软骨肉瘤2级。

专家点评

肩胛骨发生的软骨性肿瘤主要为多发骨软骨瘤、Ollier氏病、软骨肉瘤等。这些疾病如发生在肩胛骨内侧，最好采用切除方式治疗。

肩胛骨为扁平骨，其前后有肩胛下肌和冈上肌、冈下肌，发生于肩胛骨内侧的肿瘤外多有这些肌肉的包裹，可作为广泛切除的安全外科边界。

肩胛骨内侧病变如果只累及肩胛骨上部或下部，切除后还能部分保留原有的维持肩胛骨位置的肌肉止点，术后功能良好。如肩胛骨内侧完全切除，残余肌肉难以稳定肩胛骨位置，会造成肩胛骨外移或旋转，影响肩关节功能。

肩胛骨上部病变范围如果超过肩胛切迹可能累及喙突和肩峰，切除时要同时切除，这将破坏肩胛骨与锁骨的连接，进一步破坏肩胛骨稳定性，影响肩关节功能。

为了维持术后肩胛骨位置，切除肿瘤后，应尽量将内侧切断肌肉与残留肩胛骨固定在一起，重建肩胛骨稳定性。

（李　远　刘巍峰）

第3节　肱骨近端恶性肿瘤广泛切除人工假体重建术

手术指征

1. 肱骨近端骨原发恶性肿瘤（Enneking 分期ⅠA、ⅠB、ⅡA 期及化疗反应好的ⅡB、ⅢB 期肿瘤）；部分转移性肿瘤；侵及或包绕肱骨近端的软组织肉瘤。

2. 肱骨近端骨原发良性侵袭性肿瘤中不适合刮除的手术病例（如：部分3期骨巨细胞瘤病例）。

3. 肿瘤水平臂丛血管神经束未受侵，位于肿瘤间室外或反应区外，手术中可疏松分离。

4. 关节外肿瘤或关节内肿瘤，但通过关节外切除可获得满意的外科边界。

5. 广泛切除肿瘤后，有良好的软组织覆盖；或通过软组织转移获得可接受的软组织覆盖。

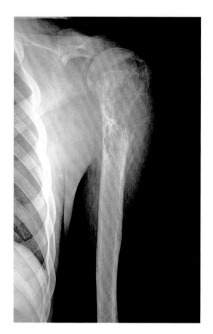

图 2-3-1　肱骨上段骨肉瘤，正位 X 线片

病例资料

患者男性，16 岁。入院 6 个月前无明显诱因出现左肩疼痛，为间断性，与运动无关，休息后无缓解，未诊治。入院前 3 个月开始疼痛逐渐加重，有夜间痛，口服中药等无明显缓解，在当地医院行切开活检后来我院，行影像学检查（X 线片、局部加强 CT 及 MRI、全身骨扫描、胸部 CT），并会诊活检病理，确诊为肱骨上段骨肉瘤，Enneking 外科分期ⅡB 期。

确诊后行化疗甲氨蝶呤（10 g /m^2）2 次、多柔比星（30 mg/m^2×3 天）1 次、异环磷酰胺（3 g/m^2×5 天）1 次。化疗反应良好，疼痛减轻、水肿消失、包块变小。X 线片及 CT 显示包块边界清晰，周缘硬化明显；MRI 显示肿瘤边缘反应区变小，边界清晰（图 2-3-1 ~ 图 2-3-4）。臂丛神经血管束未受侵。完成术前化疗后准备行肿瘤广泛切除、人工假体置换术，由于瘤骨截除较长，同时使用异体骨重建。

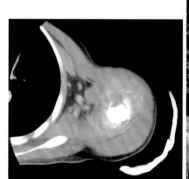
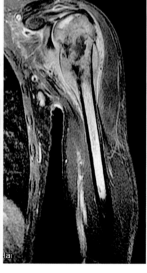

图 2-3-2　CT 和 MRI 显示肿瘤范围及与周围结构关系

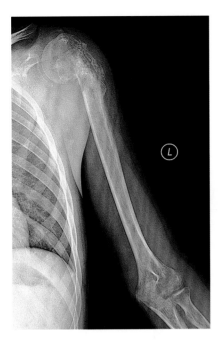

图 2-3-3 化疗后正位 X 线片，显示化疗反应良好

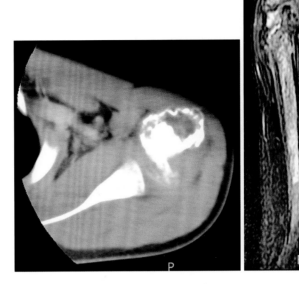

图 2-3-4 化疗后 CT 和 MRI 显示肿瘤范围及与周围结构关系

局部解剖

1. 肱骨近端干骺端是继股骨远端和胫骨近端之后恶性骨肿瘤的常见好发部位，该部位肿瘤广泛切除后功能重建结果，影响患者的上肢尤其是肩、肘关节功能；重建方式的持久性，影响患者远期功能。

2. 肩关节运动机制复杂，其中肩袖肌肉是维持肩关节稳定性和活动的最主要肌肉群，三角肌在肩关节外展、前屈、后伸时也起到重要作用，这些部位同时又是肱骨近端恶性肿瘤软组织包块常侵及的部位。根据外科边界要求，往往需要去除这些肌肉及相应支配肌肉的神经（包括腋神经），不应为保留更多功能而牺牲外科边界。

3. 肩关节腔有软骨面和滑膜包裹，一般肿瘤很少突破这些包裹进入关节腔。但当有通关节病理骨折、不当的手术或活检等因素时，肿瘤有可能进入关节腔，手术时应酌情行关节外切除。

4. 臂丛神经血管束全程主要位于上臂内侧，而桡神经伴肱深动脉入肱骨桡神经沟，至肱三头肌内外侧头之间，紧贴骨面由内上后方斜向外下前方。当肿瘤于内后侧有较大软组织肿块时，常与桡神经关系紧密（图 2-3-5）。术前应判断好桡神经处能否取得可接受的外科边界，术中仔细分离，必要时将桡神经连同肿块一并切除，依患者具体情况决定是否需一期或二期重建桡神经功能。

5. 假体安装时，应充分考虑安装位置和受力平衡，牢固固定。肩关节外展位固定 6~8 周。尽可能延长其使用寿命，避免肩关节脱位。

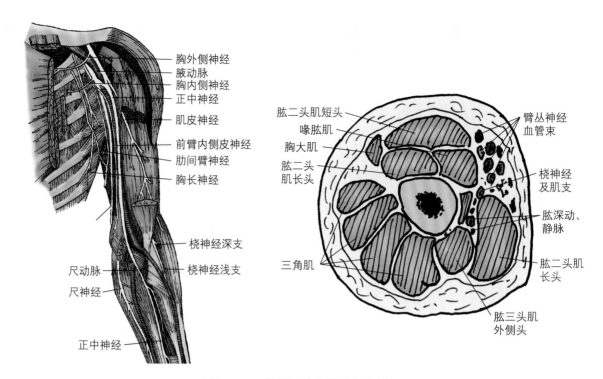

胸外侧神经
腋动脉
胸内侧神经
正中神经
肌皮神经
前臂内侧皮神经
肋间臂神经
胸长神经

桡神经深支
尺动脉
桡神经浅支
尺神经

正中神经

肱二头肌短头
喙肱肌
胸大肌
肱二头肌长头
三角肌

臂丛神经血管束
桡神经及肌支
肱深动、静脉
肱二头肌长头
肱三头肌外侧头

图 2-3-5　肱骨近端血管神经解剖图

术前规划

按照 Enneking 外科切除原则，对于术前化疗反应良好的ⅡB期肿瘤，应行广泛的边界切除。

此病例应将肱骨上段及软组织包块，及其外包绕的软组织袖（应于反应区外切除）一并切除，即包裹肱骨近端的关节囊、肩袖肌肉（冈上肌、冈下肌、肩胛下肌、小圆肌）、大部分三角肌，同时应切除切开活检道全层、起止于肱骨上段的肌肉，如胸大肌、背阔肌、大圆肌、肱三头肌外侧头、喙肱肌等，也应距附丽点 1～2 cm 切断。截骨部位应距最远骨或软组织病变边界 3 cm 以上（图 2-3-6 ）。

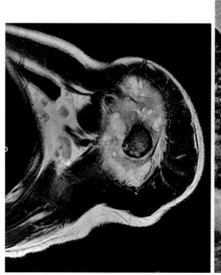

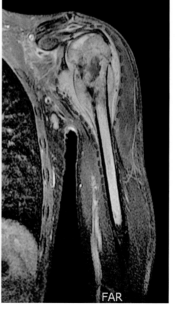

图 2-3-6　广泛切除范围模式图

手术操作

1. 患者麻醉后取平卧位，患侧肩部垫高。因肱骨近端手术切口多采用 Henry 切口，故活检入路需经上臂前外侧经三角肌前缘进行。Henry 切口长度超过预计截骨水平，上端超过肩关节水平。切口经过切开活检道并梭形切除活检道（图 2-3-7）。

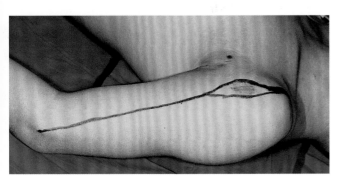

图 2-3-7　手术切口前方

2. 从三角肌、胸大肌间沟进入，结扎头静脉，向两侧游离，将穿刺道经过的三角肌全层连同肿瘤一并切除（图 2-3-8、图 2-3-9）。

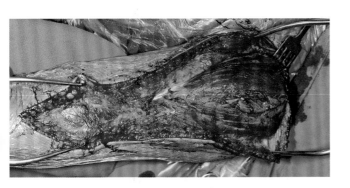

图 2-3-8　浅层显露

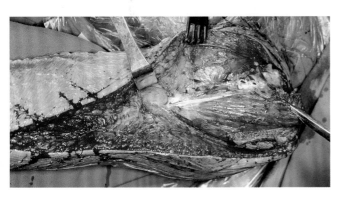

图 2-3-9　显露三角肌、胸大肌间沟，向两侧游离

3. 于肱骨中上段前侧游离，显露前侧之肱二头肌长、短头，并离断肱二头肌长头。于反应区外游离上方喙肱肌及下方肱肌，并距离肱骨附丽 1 cm 切断。向肱骨内后侧方逐渐游离（图 2-3-10～图 2-3-13）。

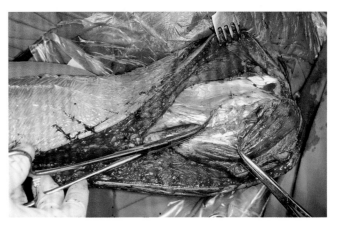

图 2-3-10　显露并离断肱二头肌长头腱

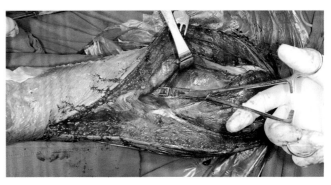

图 2-3-11　显露并离断喙肱肌附丽

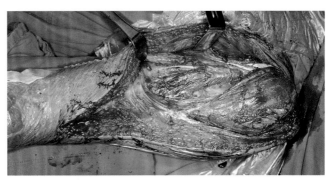

图 2-3-12　显露肱骨中上段前方肱肌及肌皮神经

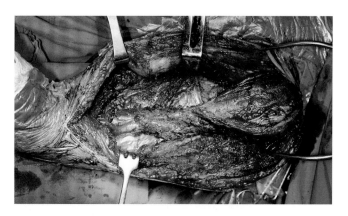

图 2-3-13　肱肌离断牵开后前侧显露

4. 显露肱骨近端至肩关节，依次显露肱骨近端附着之胸大肌、背阔肌及大圆肌附丽，距止点 1cm 切断（图 2-3-14、图 2-3-15 ）。

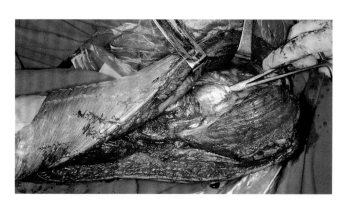

图 2-3-14　显露并离断胸大肌肌腱

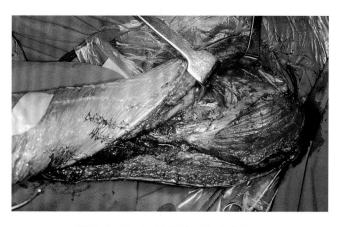

图 2-3-15　肱骨近端及肩关节显露

5. 依次显露并切断肩关节周围之肩袖肌肉（冈上肌、冈下肌、肩胛下肌、小圆肌），同时切断肱二头肌长头上端肌腱起点，于肩盂侧切断肩关节囊（图 2-3-16 ~ 图 2-3-19 ）。

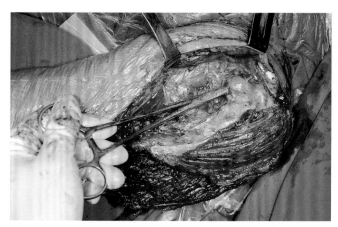

图 2-3-16　显露并离断肩胛下肌

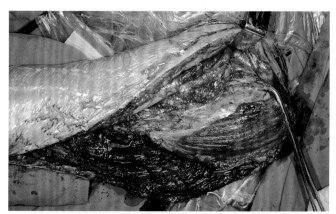

图 2-3-17　显露前侧及上方肩关节囊

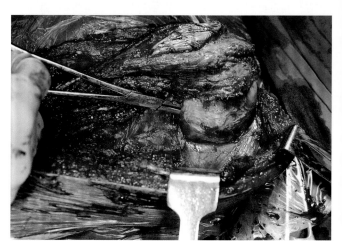

图 2-3-18　显露并离断小圆肌

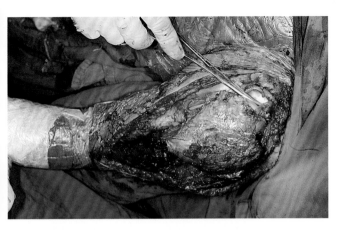

图 2-3-19 显露并离断肱二头肌长头起点

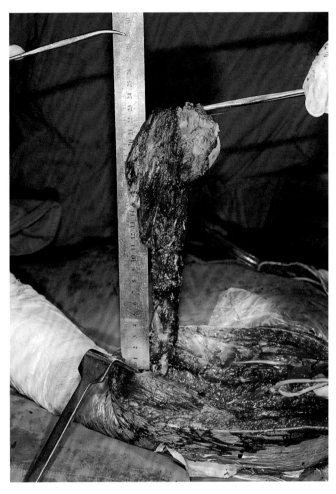

图 2-3-21 测量截骨平面

6. 离断肩关节囊后，游离后侧残余之肌肉附丽，注意游离保护桡神经血管束，完全游离肱骨上段，依术前设计（根据 X 线片、CT、MRI 测量肿瘤长度，并相互校正）测量截骨平面（距肿瘤最远端 3 cm），即距离肱骨头顶点下 23 cm 环形切断骨膜，线锯截断肱骨。取下肱骨上段后于截骨下端的肱骨髓腔取骨髓组织做病理确认截骨处髓腔正常，未受肿瘤侵及（图 2-3-20 ~ 图 2-3-23）。

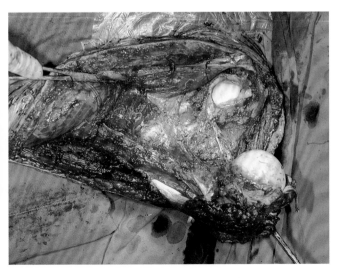

图 2-3-20 显露肱骨后侧

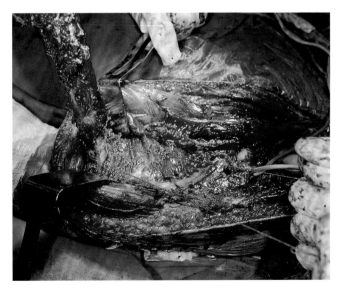

图 2-3-22 线锯截骨

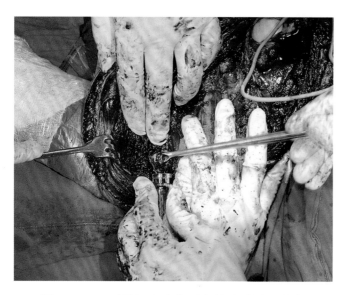

图 2-3-23　肱骨远端髓腔取骨髓组织做病理检查

7. 由于本例患者肱骨截骨较长，肱骨远端剩余骨质较少，采用人工关节异体骨复合物重建，以期加强重建后强度。将深低温冷冻异体骨全长置于 37～42℃林格液复温 1 小时后取出，制备成所需长度，并去除髓腔组织，反复冲洗。将异体骨套入肱骨近段人工关节，骨水泥固定（图 2-3-24）。

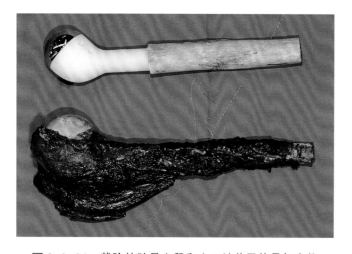

图 2-3-24　截除的肱骨上段和人工关节异体骨复合物

8. 使用 2 块钢板将异体骨和剩余下端肱骨固定。肩关节外展支架固定（图 2-3-25）。

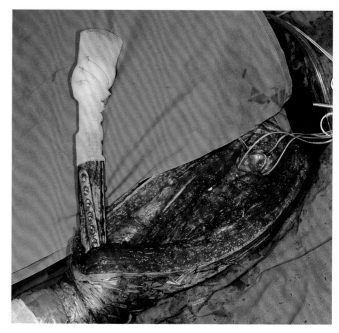

图 2-3-25　固定人工关节异体骨复合物，表面包裹人工补片

9. 人工关节表面包裹组织缺损重建单丝聚丙烯补片（MESH），肩盂侧使用锚钉固定，将 MESH 补片与剩余肩关节囊及肩袖组织及锚钉尾端用缝合线缝合固定，以重建肩关节囊及肩袖组织，改善肩关节功能，同时增加肩关节稳定性，防止肩关节脱位（图 2-3-26）。

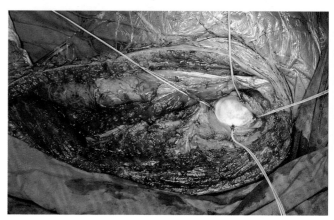

图 2-3-26　肩盂侧置入锚钉

10. 冲洗切口，放置负压引流管 2 根，于切口下端延长线上穿出皮肤，异体骨断端植骨，重建切断的肌肉断端至 MESH 补片，缝合皮下组织和皮肤（图 2-3-27）。加压包扎。

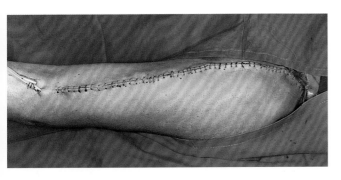

图 2-3-27 缝合切口

术后处理

1. 术后放置负压引流管 1～2 根，待全天（24 小时）引流量少于 20 ml 时拔除。术后应用抗生素 7～10 天。卧床期间即可开始肌肉等长收缩的训练。术后使用肩关节外展支架固定 6～8 周，拆除外展支架后在专业医生的指导下进行功能锻炼（图 2-3-28）。

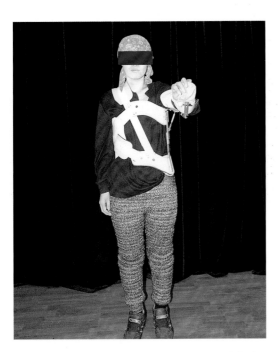

图 2-3-28 术后佩戴肩关节外展支架体位像

2. 需要术后化疗的患者，如化验检查无异常，可从术后 2 周（切口愈合拆线后）开始化疗，如切口延迟愈合，一般应等到切口愈合后再开始化疗，因为化疗对于切口愈合有一定影响。

3. 术后患者应长期随诊，除肿瘤本身的随诊要求外，人工假体置换术后的感染，长期使用后的关节脱位、半脱位、松动和下沉，假体的疲劳性损坏均需通过随诊及时发现和处理。

术后评估

1. 影像学评估

术后 X 线片见图 2-3-29。术后 2 年复查，患者患肢功能可，肩关节稳定，异体骨与自体骨截骨端已经愈合（图 2-3-30）。

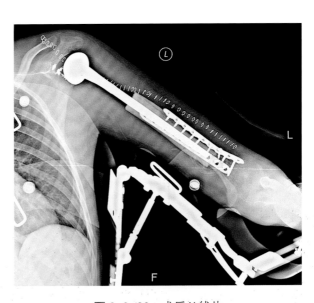

图 2-3-29 术后 X 线片

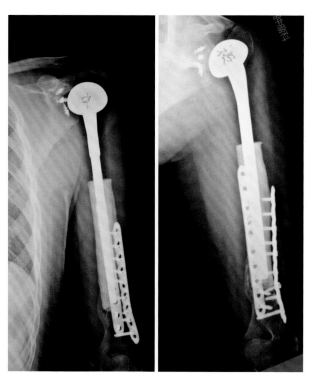

图 2-3-30 术后 2 年复查

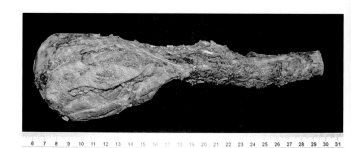

图 2-3-32 标本外侧观

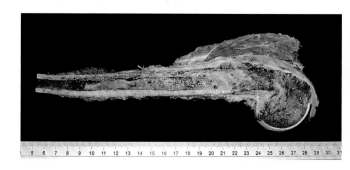

图 2-3-33 标本纵剖面

2. 标本评估

术后切除标本经福尔马林固定后，从外观和各向剖面，确认是否达到术前计划的外科边界（图 2-3-31 ~ 图 2-3-34 ）。

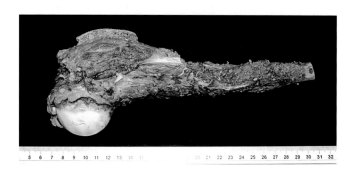

图 2-3-31 标本前侧观

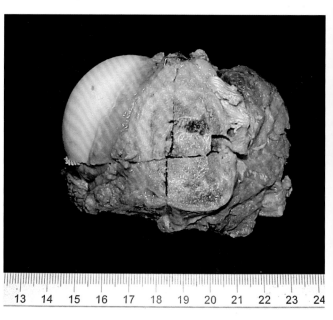

图 2-3-34 标本横断面

3. 病理评估

术后病理报告：经典型骨肉瘤。

专家点评

肱骨近端是继股骨远端、胫骨近端之后恶性骨原发肿瘤最常见的发病部位之一。肱骨近端肿瘤的广泛切除和重建，是恶性骨肿瘤保肢治疗中最常应用的手术之一。甚至一些侵及或包绕肱骨近端的软组织肉瘤，以及部分肱骨近端的转移性肿瘤，也可采用此手术。

肱骨近端恶性骨原发肿瘤在行手术切除时，首先应遵循的是 Enneking 外科肿瘤切除边界原则。如化疗反应好的骨肉瘤，应行广泛的边界切除。不应为勉强保肢或顾及术后功能而人为缩小切除边界，导致复发率增加，进而影响患者的生存率。

三角肌和肩袖肌群在维持肩关节活动和稳定性方面至关重要，但按照广泛切除的原则，绝大多数患者的肩袖肌群及三角肌已连同肿瘤一起被切除，肩关节稳定性和活动动力受到严重破坏。尽管骨肿瘤专业医生已经进行了各种尝试重建肩关节稳定性，但如何提高肱骨近端瘤段截除人工关节置换术后肩关节功能，仍是一个难题。

目前我们使用锚钉及人工补片尽量重建肩关节囊及剩余肩袖组织，以尽可能保留肩关节的稳定性和活动。另外术后使用肩关节外展支架固定 8~12 周，一方面使肩关节粘连在外展位上，以利于肩胛骨和胸壁之间的活动能够部分代偿肩关节活动；另一方面肱骨近端人工关节术后容易发生肩关节前上方脱位，其原因主要由于肌力失衡，肱二头肌向上牵拉，肱骨头不能固定于肩盂，使瘢痕粘连固定于肩关节外展位，可以减少脱位发生，并需严格禁止患者做耸肩动作。患者术后功能锻炼应在手术医生或有经验的康复医生指导下进行。

肱骨近端恶性肿瘤切除后的保肢功能重建，有人工关节、瘤骨灭活再植、同种异体骨、人工关节异体骨复合物等多种方法。瘤骨灭活再植和同种异体骨两种方法因较高的并发症（感染、不愈合、灭活骨或移植骨骨折）发生率制约了其发展。随着人工关节材料的进步和手术技术的完善，近十余年来，人工关节置换成为了重建的主要手段。上肢的非负重性决定了肱骨近端人工关节术后松动率较低。虽有相对较低的并发症发生率，但术后差强人意的肩关节功能仍没有很好的解决方法，尤其是对于年轻患者。

当肿瘤较大，切除肱骨后残余部分固定假体长度不足的病例，为加强人工关节稳定性，可以使用人工关节异体骨复合物重建肩关节。文献报道在深低温冷冻后，异体骨的免疫原性被大大降低，而对于异体骨强度没有太大影响。在术中，为了进一步降低深低温冷冻异体骨免疫原性，需要反复冲洗异体骨，去除髓腔中脂肪等组织，同时需要逐步复温，以尽可能保留异体骨活性。异体骨重建长度尽量不要长于截骨长度，以免引起神经血管束过度牵拉。

（赵海涛　张　清）

第4节 肱骨干恶性肿瘤广泛切除异体骨重建术

手术指征

1. 肱骨干骨原发恶性肿瘤（Enneking 分期 I A、I B、II A 期及化疗反应好的 II B、III B 期肿瘤）；部分转移性肿瘤；侵及、包绕肱骨干的软组织肉瘤。

2. 肿瘤水平肱血管束和神经未受侵，位于肿瘤间室外或反应区外，手术中可疏松分离。

3. 肱骨干肿瘤行广泛切除后剩余的肱骨近端和肱骨远端足够长，适合做异体骨（中段假体）的髓内、外固定。

4. 广泛切除肿瘤后，存留可接受的软组织覆盖；或通过软组织转移获得可接受的软组织覆盖。

病例资料

患者女性，21 岁。因"左上臂间歇性疼痛 3 年，加重 40 天，肱骨病变刮除术后 25 天"入院。患者于 3 年前无明显诱因出现左上臂间歇性疼痛，未引起重视，无特殊处理。入院 40 天前发现左上臂包块，感疼痛加重，到当地医院就诊，影像学发现左肱骨干病变，未行穿刺活检，直接行左肱骨干病变刮除植骨。术后病理提示为软骨肉瘤，为进一步治疗来我院就诊。入院后予完善影像学检查（局部 X 线片、加强 CT、加强 MRI、全身骨扫描、胸部 CT）（图 2-4-1 ~ 图 2-4-4），我院病理科会诊当地医院病理切片，证实诊断为软骨肉瘤。因肿瘤位于肱骨中段，臂丛血管神经束未受肿瘤侵及，肩、肘关节可保留，同时考虑为骨原发恶性肿瘤，拟行肿瘤广泛切除、异体骨重建术。

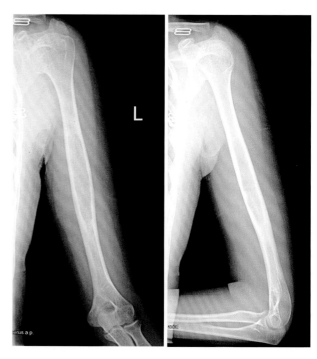

图 2-4-1 肱骨中段软骨肉瘤，正、侧位 X 线片

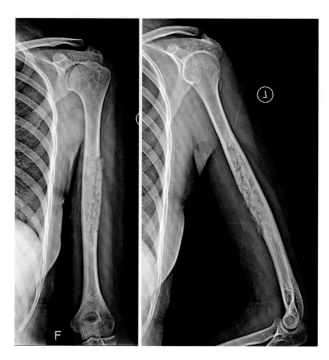

图 2-4-2 肱骨中段软骨肉瘤刮除术后，正、侧位 X 线片

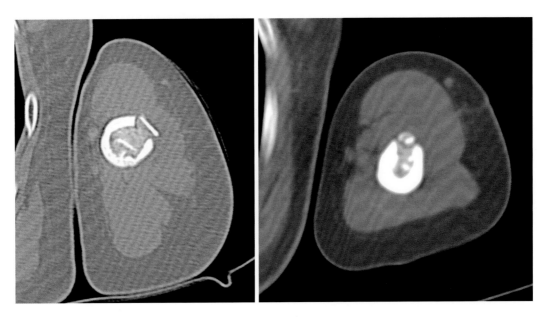

图 2-4-3　CT 显示肿瘤范围及与周围结构关系

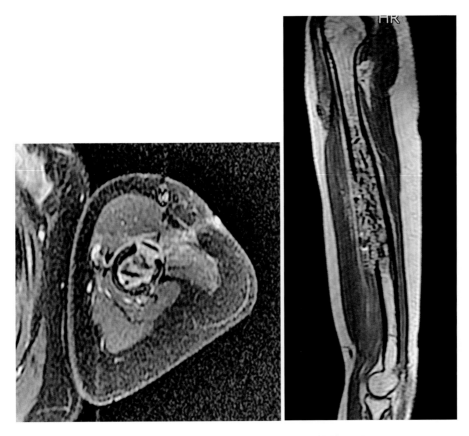

图 2-4-4　MRI 显示肿瘤范围及与周围结构关系

局部解剖

肱骨干并非恶性骨肿瘤最好发部位，比较常见的肿瘤包括尤因肉瘤、转移癌、淋巴造血系统肿瘤。肱骨中段有部分影响肩、肘关节活动的肌肉附着（如三角肌、喙肱肌、肱肌、肱三头肌内外侧头等），根据瘤段截除的长短会影响上肢活动。但由于保留了肩、肘关节的骨性及软组织结构，肱骨干瘤段截除异体骨（中段假体）重建后上肢功能优于肱骨近端、远端人工关节及全肱骨人工关节重建后的上肢功能。该部位重建方式的持久性，影响患者远期功能。

臂丛血管神经束全程主要位于上臂内侧，但桡神经伴肱深动脉入肱骨桡神经沟，至肱三头肌内外侧头之间，紧贴骨面由内上后方斜向外下前方。当肿瘤位于肱骨干内后侧有较大软组织肿块时，常与桡神经关系紧密（图2-4-5）。术前应判断好桡神经与肿瘤之间的关系，术中能否达到术前设计的外科边界。术中需仔细分离，若桡神经与肿瘤关系紧密，保留桡神经会缩小术前设计的外科切除边界，需将桡神经连同肿瘤一并切除，依患者具体情况决定是否一期或二期重建桡神经功能。

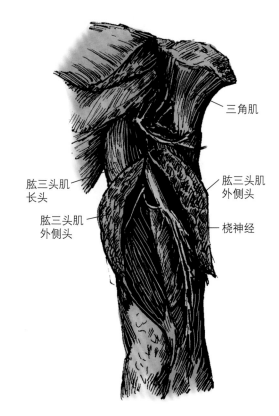

图2-4-5B　桡神经解剖

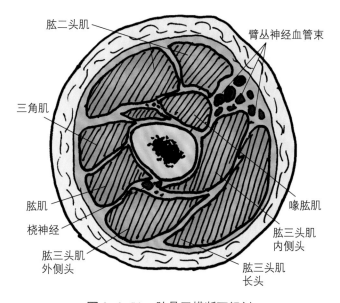

图2-4-5A　肱骨干横断面解剖

术前规划

按照Enneking外科切除原则，对于骨原发恶性肿瘤，应达到广泛的切除边界。此病例应将肱骨中段及肿瘤软组织包块，及其外包绕的软组织袖（反应区）一并切除，同时应切除原手术切口污染范围全层，附着于肱骨中段的肌肉起止点也应距附丽点1~2cm切断。肱骨上/下截骨部位均应距肿瘤边界3cm以上。术前按照X线片、CT、MRI确定截骨长度为19cm，肱骨近端截骨平面距肱骨头顶点平面为6cm，肱骨远端截骨平面距肱骨头顶点平面25cm（图2-4-6）。

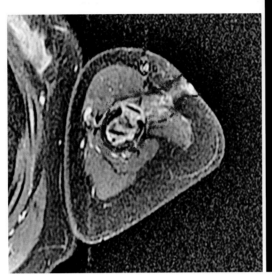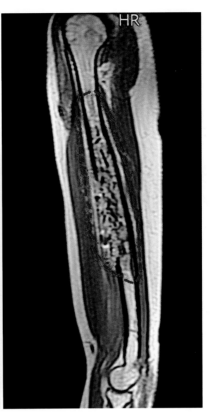

图 2-4-6　广泛切除范围

手术操作

1. 患者麻醉后取平卧位，患侧肩部垫高。因原手术切口位于前外侧，故取肱骨中段前外侧切口。切口经过原切口并梭形切除原手术切口瘢痕及深层污染范围（图 2-4-7）。

2. 因本例无明显软组织包块，主要是需广泛切除原手术开窗及因手术所污染的肱骨前外侧软组织区域。切口经过原切口并梭形切除原手术切口瘢痕，连同深层所污染的部分三角肌、肱肌及部分肱二头肌一并切除，并分别向肱骨内、外侧游离（图 2-4-8、图 2-4-9）。

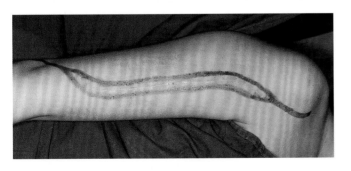

图 2-4-7　手术切口

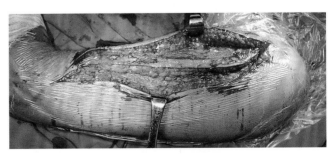

图 2-4-8　浅层显露

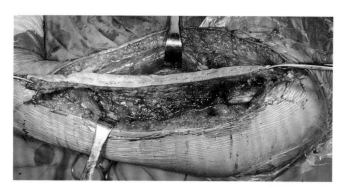

图 2-4-9　原切口瘢痕及深层污染组织一并切除

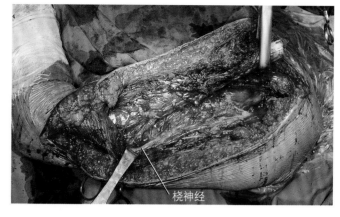

桡神经

图 2-4-12　轻柔提起肱骨干，显露肱骨后侧

3. 依术前测量设计，显露肱骨干近、远端截骨部位。环形切开骨膜，分别测量肱骨头顶点平面到肱骨近、远端截骨平面长度，确认截骨位置正确后，使用线锯离断肱骨近端。轻柔地向上提起肱骨干，显露肱骨后侧的肱三头肌肌肉附丽点，距离附丽点 1 cm 切断肌肉。操作中注意游离保护桡神经血管束。同法离断肱骨远端，肱骨中段标本送检（图 2-4-10 ～ 图 2-4-13 ）。

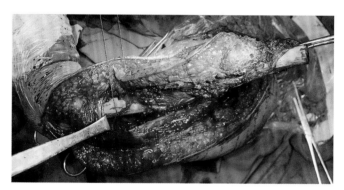

图 2-4-13　肱骨干远端截骨

4. 取下肱骨中段后于截骨近、远端髓腔取骨髓组织送病理检查确认截骨处髓腔正常，无肿瘤侵及（图 2-4-14 ～ 图 2-4-16 ）。

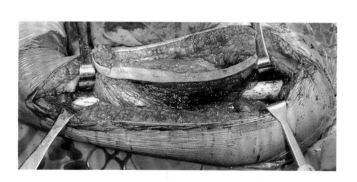

图 2-4-10　显露肱骨干近、远端截骨平面

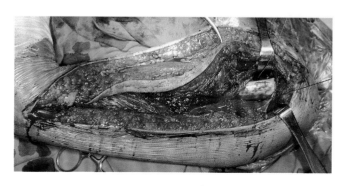

图 2-4-11　肱骨干近端截骨

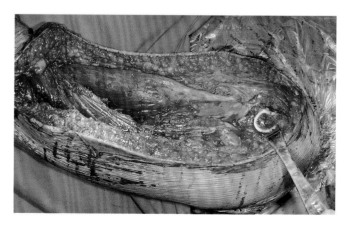

图 2-4-14　显示肱骨近端正常髓腔

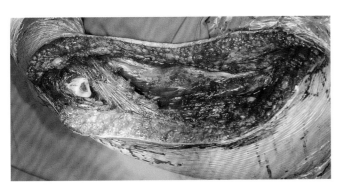

图 2-4-15 显示肱骨远端正常髓腔

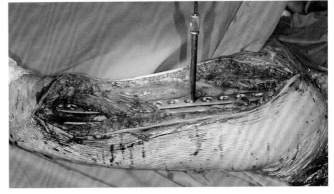

图 2-4-18 长锁定钢板固定

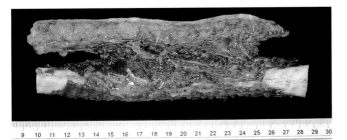

图 2-4-16 取下的肱骨干标本

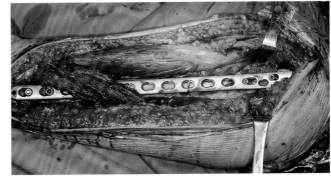

图 2-4-19 肱骨干上端截骨处植骨

5. 将深低温冷冻异体骨全长置于 37～42℃林格液复温 1 小时后取出，制备成所需长度，可等于或略短于肱骨干截骨长度。并去除髓腔组织，反复冲洗。将复温后异体骨置入骨缺损区，注意调节肩、肘关节方向协调一致，使用长锁定钢板固定异体骨全长，下端加用短钢板固定，截骨断端植入复温冲洗后异体骨颗粒。冲洗切口，放置切口负压引流管 2 根，逐层缝合，包扎切口（图 2-4-17～图 2-4-20）。

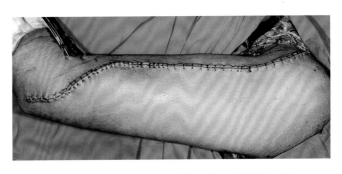

图 2-4-20 缝合切口，放置切口引流管 2 根

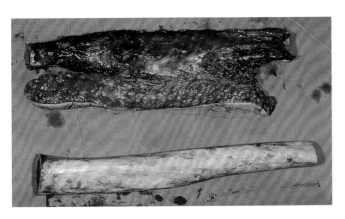

图 2-4-17 肱骨干标本和制备后异体骨

术后处理

1. 术后放置切口负压引流管 1～2 根，待全天（24 小时）引流量少于 20 ml 时拔除。术后应用抗生素预防感染。待切口愈合后开始肩、肘关节功能锻炼。

2. 需要术后化疗的患者，如化验检查无异常，可于术后 2 周（切口愈合拆线后）开始化疗，如切口延迟愈合，应等到切口愈合后再开始化疗。

3. 术后患者应长期随诊，除肿瘤本身的随诊要求外，异体骨术后反应、吸收、骨折、感染也需密切随访。

术后评估

1. 影像学评估

术后肱骨全长正、侧位 X 线片（图 2-4-21）。术后 2 年复查，患者上肢功能良好，肿瘤无复发，异体骨已经愈合（图 2-4-22）。

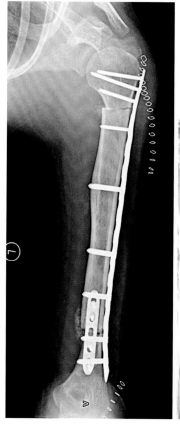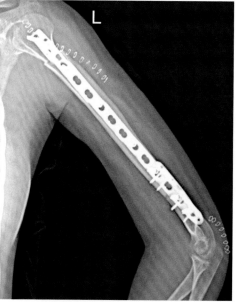

图 2-4-21　肱骨全长正、侧位 X 线片

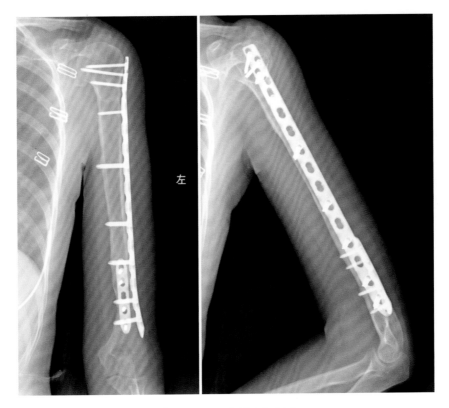

图 2-4-22 术后 2 年复查

2. 标本评估

术后切除标本经福尔马林固定后，从外观和各向剖面，确认是否达到术前计划的外科边界（图 2-4-23、图 2-4-24）。

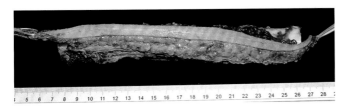

图 2-4-23 标本纵剖面

3. 病理评估

术后病理报告：软骨肉瘤。

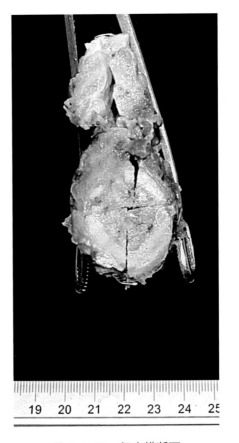

图 2-4-24 标本横断面

专家点评

肱骨干恶性骨原发肿瘤在行手术切除时，首先应遵循 Enneking 外科肿瘤切除边界原则。如化疗反应好的骨肉瘤，应行广泛的边界切除。不应为勉强保肢或顾及术后功能而人为缩小切除边界，导致复发率增加，进而影响患者的生存率。

肱骨干并非恶性骨肿瘤最好发部位，由于保留了肩、肘关节的骨性及软组织结构，肱骨干瘤段截除异体骨（中段假体）重建后功能优于肱骨近端、远端人工关节及全肱骨人工关节重建后功能，所以对于肱骨干原发恶性肿瘤应尽量保留肩、肘关节，行肱骨干瘤段截除重建，尤其是计算机辅助导航技术在骨肿瘤外科的应用可提高截骨的精确性，但前提是不应为勉强保肢或顾及术后功能而人为缩小切除边界。另外，截骨后肱骨近、远端剩余的骨长度可提供牢固固定所需的长度。

由于肱骨干是转移癌及淋巴造血系统肿瘤较常发生的部位，而为了满足患者术后即刻的骨骼支撑功能恢复和对原发肿瘤的进一步治疗，往往采用中段人工假体重建；而对于骨原发恶性肿瘤，为追求更为长期的功能恢复，往往采用异体骨重建。虽然深低温冷冻干燥异体骨免疫原性更低，但结构强度差，深低温冷冻异体骨和深低温冷冻干燥异体骨相比是更好的结构植骨选择。

随着人工假体、内固定材料和技术的进步、手术技术包括计算机辅助导航技术的完善，手术中可做到更精确的截骨，内固定所需的骨长度也可略缩短；而且肱骨相对下肢长骨为非负重骨，对固定强度要求可略降低，但这些都不代表内固定所需骨长度可以无节制地缩短。由于肱骨干近、远端各有肩、肘关节，手术操作中要注意按照正常解剖标志，恢复原始上臂解剖位置，保持肩、肘关节方向协调一致。

（赵海涛　张　清）

第 5 节 肱骨恶性肿瘤广泛切除全肱骨假体重建术

手术指征

1. 肱骨原发恶性肿瘤（Enneking 分期 I A、 I B、 II A 期及化疗反应好的 II B、 III B 期肿瘤）、转移性肿瘤或累及肱骨的软组织肉瘤。

2. 病变范围长，切除肱骨后残留部分不足以安装肱骨近端或远端假体，需切除全肱骨者。

3. 肿瘤未侵及肱血管，能达到广泛的边界切除者。

4. 广泛切除肿瘤后，存留可接受的软组织覆盖，或通过软组织转移获得可接受的软组织覆盖。

病例资料

患者男性，13 岁。因"右上臂疼痛 50 天"入院，入院后给予各项术前检查（X 线片见图 2-5-1）。穿刺活检病理报告为：骨肉瘤。确诊后行化疗：甲氨蝶呤（10 g/m^2）2 次、多柔比星（30 mg/m^2 × 3 天）1 次、异环磷酰胺（3 g/m^2 × 5 天）1 次。化疗反应良好，疼痛减轻，水肿消失，软组织肿块变小。X 线片及 CT 显示肿块边界清晰，周缘硬化明显（图 2-5-2）。完成术前化疗后，准备行全肱骨广泛切除、人工全肱骨假体置换术。

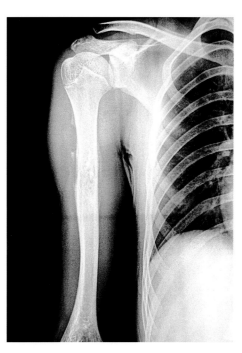

图 2-5-1 （化疗前）右肱骨可见成骨性骨破坏，Codman 三角

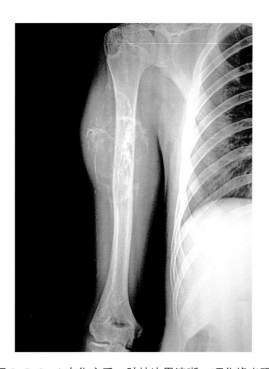

图 2-5-2 4 次化疗后，肿块边界清晰，硬化缘出现

局部解剖

1.肱骨近端有三角肌覆盖，三角肌由腋神经支配，为肩关节外展的动力肌，当肿瘤较大时，为达到广泛的外科边界，常常切除腋神经和部分三角肌。

2.肱血管位于肱二头肌与肱三头肌之间的沟内（图2-5-3）。桡神经位于肱三头肌长头与外侧头之间。

3.肱二头肌长头腱，起于肩胛骨的盂上结节，穿过肩关节腔。部分肱骨近端的恶性肿瘤会沿肱二头肌腱侵入关节腔，为达到广泛的外科边界，需切除部分肩胛盂。

4.肩胛盂较小而肱骨头较大，因此肩关节是最不稳定的关节，靠周围的关节囊和肌肉等来维持肩关节稳定，因此人工关节置换术后，应重建关节囊来维持关节稳定。

5.肘关节是一个稳定的关节，在行全肱骨置换时，切除鹰嘴，远端假体植入到尺骨的髓腔中。

6.在定制人工关节时，人工关节应与切除的肱骨等长或稍短，否则植入困难。

术前规划

按照Enneking外科切除原则，对于术前化疗反应良好的ⅡB期肿瘤，应行广泛的边界切除。

一般设计骨切除边缘距离肿瘤3~5 cm，此患者病变生长偏肱骨干部位，骨膜反应下缘距离尺骨鹰嘴窝顶7 cm，切除肿瘤后可安装假体髓腔仅余4 cm，无法固定假体，故选择全肱骨切除。

此病例应将穿刺道全层、部分三角肌、部分肱肌、部分肱桡肌、部分肱三头肌切除，胸大肌、背阔肌、大圆肌在肱骨的止点1~2 cm处切断。距肩袖1~2 cm处切断肩袖各肌。切断肩关节囊，在关节囊内切断肱二头肌长头腱。切断肘关节囊，连同全肱骨及周围的软组织袖完整切除（图2-5-4）。

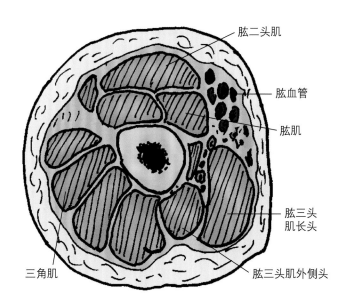

图2-5-3　臂部的解剖示意图

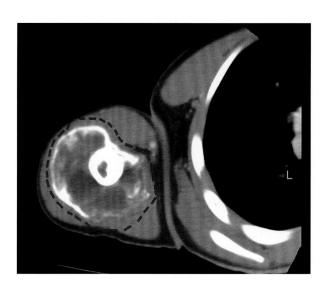

图2-5-4　手术范围示意图

手术操作

1. 患者仰卧位，患肩垫高，Henry 入路（从肩峰至喙突，沿三角肌前缘至三角肌粗隆再至肘关节）（图2-5-5）。

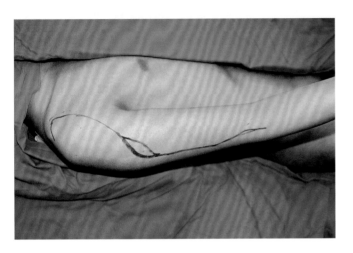

图 2-5-5　手术切口

2. 切开皮肤、皮下组织、深筋膜，梭形切除穿刺道，显露头静脉（图 2-5-6）。

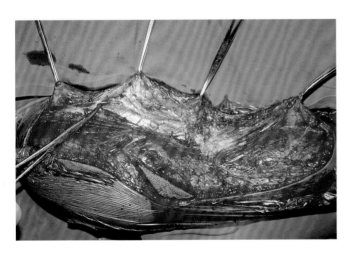

图 2-5-6　浅层显露，显露头静脉

3. 以头静脉为标志，显露胸大肌在肱骨的止点，距止点 2 cm 处切断胸大肌（图 2-5-7）。

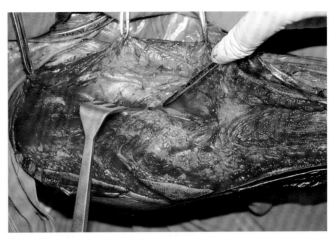

图 2-5-7　切断胸大肌

4. 在切口下端，肱肌与肱桡肌之间显露桡神经，加以保护（图 2-5-8）。

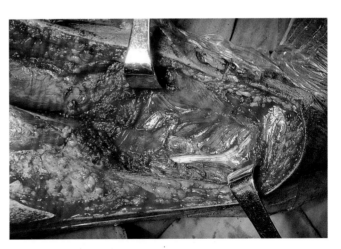

图 2-5-8　显露桡神经

5. 在切口上端，距三角肌止点一定距离切断三角肌（图 2-5-9 ）。

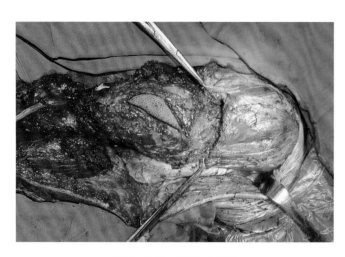

图 2-5-9　切断三角肌

6. 向上掀起三角肌，显露腋神经和肱骨大结节（图 2-5-10 ）。

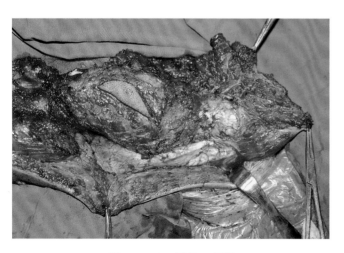

图 2-5-10　掀起三角肌

7. 切断背阔肌、大圆肌在肱骨的止点（图 2-5-11 ）。

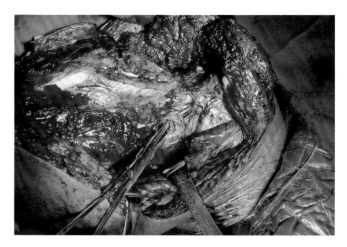

图 2-5-11　切断大圆肌及背阔肌

8. 显露肩袖及肩关节囊，依次切断肩胛下肌、冈上肌、冈下肌和小圆肌，切断肩关节囊及肱二头肌长头腱（图 2-5-12 ）。

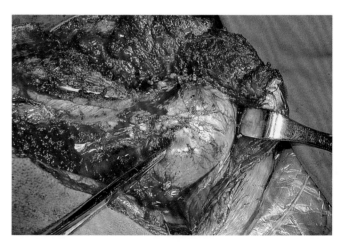

图 2-5-12　切断肩袖

9. 在肱三头肌长头和外侧头之间，分离出桡神经。在保护好桡神经的前提下，切开肘关节，完整地切除整个肿瘤（图 2-5-13）。

11. 尺骨侧扩髓，进行髓腔准备（图 2-5-15）。

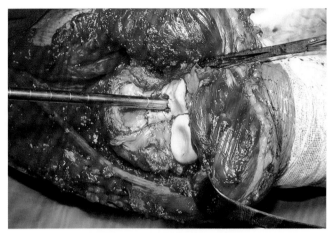

图 2-5-15　尺骨侧准备髓腔

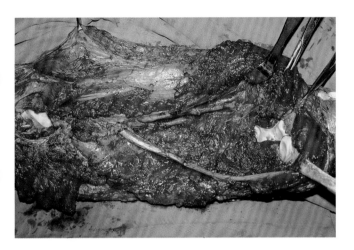

图 2-5-13　切开肘关节，切除整个肿瘤

12. 尺骨侧假体植入，骨水泥固定（图 2-5-16）。

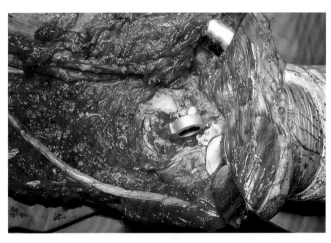

图 2-5-16　植入尺骨侧假体

10. 准备植入定制的人工关节（图 2-5-14）。

13. 为重建肩关节囊和肩袖，假体的上端用人工补片包绕（图 2-5-17）。

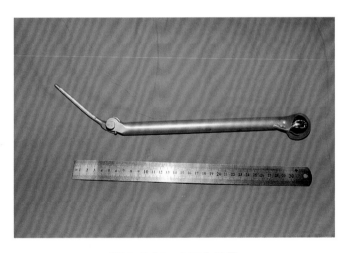

图 2-5-14　人工全肱骨

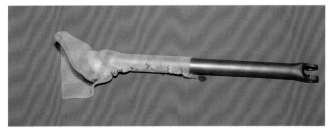

图 2-5-17　将人工补片缝合在假体上端

14. 为重建肩关节软组织的附丽，肩盂周围固定 4 个锚钉（图 2-5-18）。

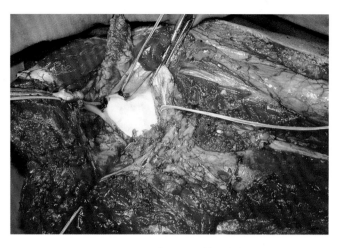

图 2-5-18 肩盂周围放置锚钉

15. 植入关节并行肩关节周围软组织重建（图 2-5-19）。

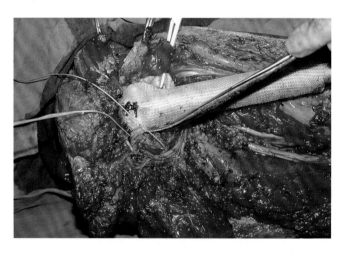

图 2-5-19 肩关节周围软组织重建

16. 把三角肌、胸大肌等肌肉进行重建（图 2-5-20、图 2-5-21）。

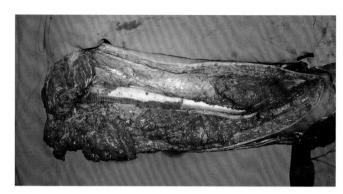

图 2-5-20 三角肌、胸大肌重建

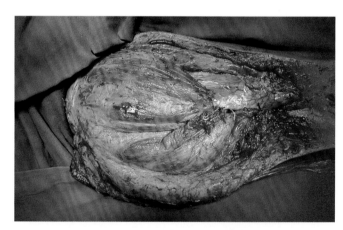

图 2-5-21 三角肌、胸大肌等肌肉重建后

17. 冲洗切口，放置引流管，准备关闭切口（图 2-5-22）。

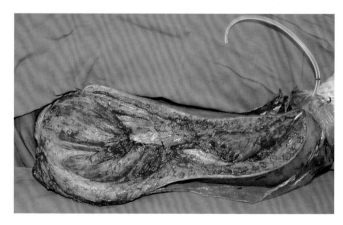

图 2-5-22 放置引流管，准备关闭切口

术后处理

1. 患肩使用外展支架固定8周，患侧肘关节和腕关节于术后1~2周开始活动，以免僵硬。术后8周拆除外展支架，开始功能锻炼。

2. 术后常规应用低分子量肝素以预防双下肢血栓形成及肺栓塞。术后放置负压引流管1~2根，待全天（24小时）引流量少于20 ml时拔除。术后应用抗生素7~10天。

3. 骨肉瘤患者术后2周切口愈合良好，开始术后化疗。切口愈合欠佳者，待切口愈合后再行化疗。

术后评估

1. 影像学评估

术后X线片示假体位置良好，骨水泥固定（图2-5-23、图2-5-24）。

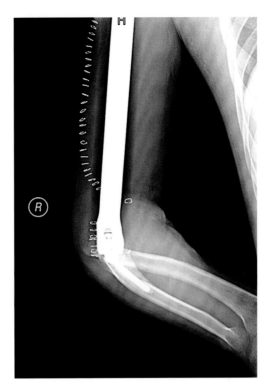

图2-5-24　术后肘关节侧位X线片

2. 标本评估

术后切除标本经福尔马林固定后，从外观和各向剖面确认是否达到术前计划的外科边界（图2-5-25~图2-5-28）。

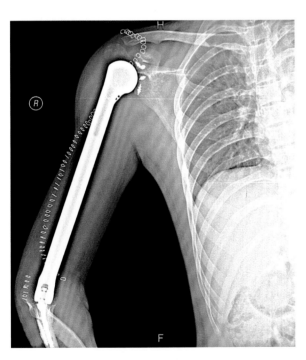

图2-5-23　术后肩关节正位X线片

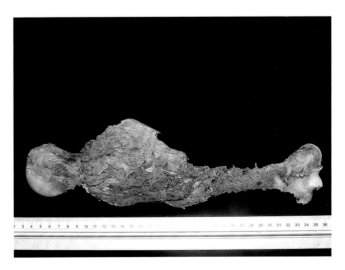

图2-5-25　标本反面

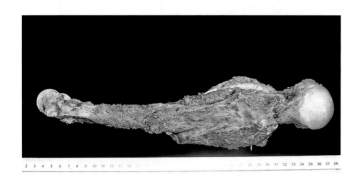

图 2-5-26 标本内侧面

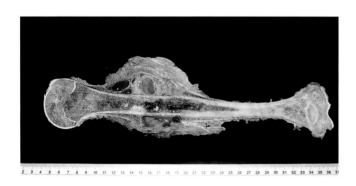

图 2-5-27 标本纵剖面

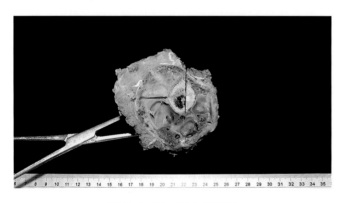

图 2-5-28 标本横断面

3. 病理评估

术后病理报告：经典型骨肉瘤。

专家点评

肱骨近端是恶性骨原发肿瘤第三常见的发病部位。肩关节解剖复杂，肩袖止于肱骨的大结节，三角肌是肩外展的最主要的肌肉，腋神经支配三角肌。在肱骨近端的恶性肿瘤，三角肌常被视为肿瘤的屏障，被切除或切除一部分，腋神经不能被保留，肩袖也不能被保留，故术后肩关节的功能很差。

肱骨近端肿瘤切除术后的骨缺损常用大段异体骨或人工关节来进行重建，但二者各有优缺点。异体骨重建可与肌肉、肌腱等愈合在一起，可提供较好的动力。但异体骨会发生排斥反应、异体骨吸收、骨不愈合、折断等并发症。人工关节可以提供良好的支撑，无排异反应等并发症，但人工材料不能与肌肉、肌腱等生物组织愈合，临床上常见的并发症是人工关节脱位。

肩关节盂较小，而肱骨头较大，导致肩关节不稳定，严重者导致肩胛骨脱位。目前我们用人工补片和锚钉来修补肩袖和肩关节周围的肌肉，从而使肩关节稳定。术后应使患肩在外固定支架上保持外展位 8 周，从而使肩关节周围的韧带及软组织有良好的愈合。应早期活动肘关节，以免肘关节功能障碍。术后盂肱关节的功能差，肩关节的活动主要靠肩胛骨胸壁关节的活动。

尺骨的髓腔较细且有弯曲，在术前设计关节时，应考虑到尺骨髓腔的特点，以免术中植入假体困难。术中尺骨扩髓时应紧贴尺骨后侧壁，保持开髓方向与尺骨髓腔一致，防止假体穿出尺骨。

（杨发军 丁 易）

第 6 节　股骨近端恶性肿瘤广泛切除人工假体重建术

手术指征

1. 股骨近端骨原发恶性肿瘤（Enneking 分期 Ⅰ A、Ⅰ B、Ⅱ A 期及化疗反应好的 Ⅱ B、Ⅲ B 期肿瘤）；部分转移性肿瘤；侵及、包绕股骨近端的软组织肉瘤。

2. 肿瘤水平股血管神经束未受侵，位于肿瘤间室外或反应区外，手术中可疏松分离，能达到广泛的外科边界。

3. 关节内无裸露肿瘤，关节腔未受侵。

病例资料

患者男性，13 岁。主诉左膝部疼痛 40 天，左髋部疼痛 15 天，门诊以骨肉瘤收入院。入院后给予各项术前检查。X 线片见图 2-6-1。穿刺活检，病理报告为：骨肉瘤。术前给予 4 次化疗：甲氨蝶呤化疗（10 g/m² ）2 次、阿霉素（30 mg/m²×3 天）1 次、异环磷酰胺（3 g/m²×5 天）1 次。化疗反应良好，疼痛减轻，水肿消失，肿块变小。X 线片及 CT 显示肿块边界清晰，周缘硬化明显（图 2-6-2）。完成术前化疗后准备行肿瘤广泛切除，人工半髋关节置换术。

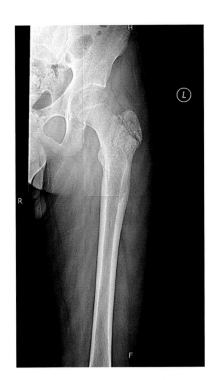

图 2-6-1　左股骨近端可见成骨性骨破坏（化疗前）

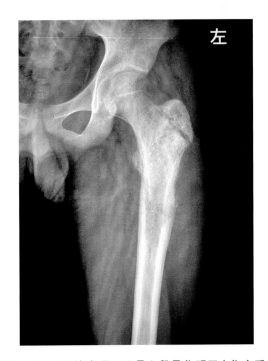

图 2-6-2　X 线表现：股骨上段骨化明显（化疗后）

局部解剖

1. 股骨近端是骨原发恶性肿瘤及转移癌好发部位。人体行走时股骨近端所受应力较大，易发生病理性骨折。

2. 臀中肌止于大粗隆，是髋关节外展最主要的动力肌，当臀中肌失效时，患者表现为臀肌步态。因此要注意重建臀中肌的止点，术后注意锻炼臀中肌力量。

3. 股骨颈位于关节囊内，当肿瘤侵及股骨颈时，会侵及髋关节，为达到广泛切除的外科边界，应行关节外切除（图 2-6-3）。

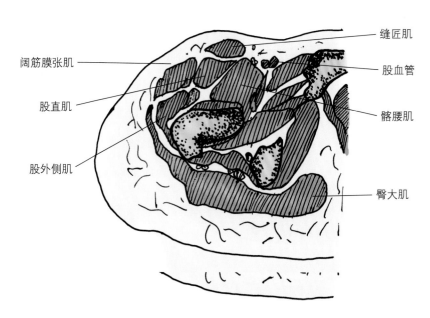

图 2-6-3　股骨上段解剖示意图

术前规划

按照 Enneking 外科切除原则，对于术前化疗反应良好的ⅡB 期肿瘤，应行广泛的边界切除。此病例应将包裹股骨前方的股中间肌、穿刺道全层、部分相邻股外侧肌，在内侧切除部分，内收肌群和髂腰肌肌腱应距止点 2 cm 处切断，在大粗隆处，距臀中肌和臀小肌的止点 2 cm 处切断。从而达到一个广泛的外科边界（图 2-6-4）。

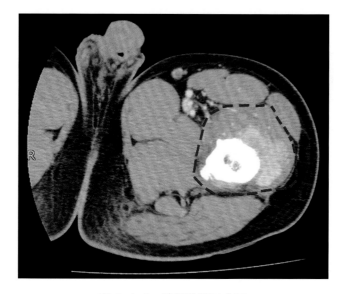

图 2-6-4　外科边界示意图

手术操作

1. 患者麻醉后取健侧卧位，髋关节后外侧切口（图 2-6-5）。

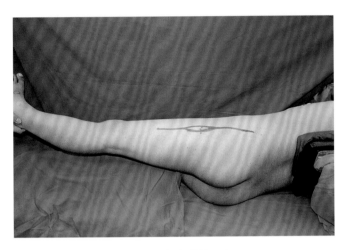

图 2-6-5　患者体位及切口

2. 切开皮肤、皮下组织，梭形切除穿刺道（图 2-6-6）。

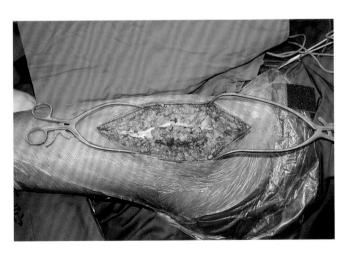

图 2-6-6　切开皮肤、皮下组织、梭形切除穿刺道

3. 切断臀大肌的止点，切除部分股外侧肌，掀起股外侧肌肌瓣（图 2-6-7）。

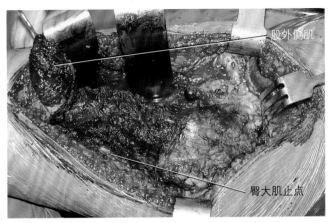

图 2-6-7　切断臀大肌止点，掀起股外侧肌肌瓣

4. 显露出大粗隆，切断臀中肌、臀小肌的止点（图 2-6-8）。

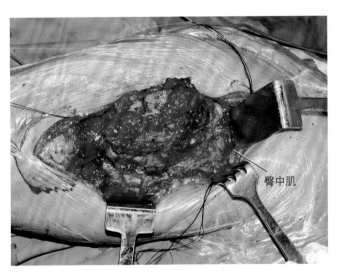

图 2-6-8　切断臀中肌、臀小肌的止点

5.按术前设计，从大粗隆的顶点测量截骨的长度，并用线锯切断股骨（图2-6-9）。

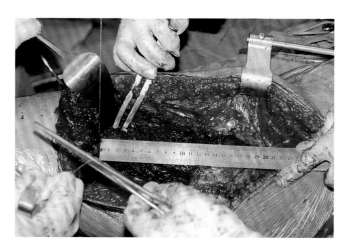

图2-6-9 测量截骨长度

6.留取远端髓腔标本，用以判断边界（图2-6-10）。

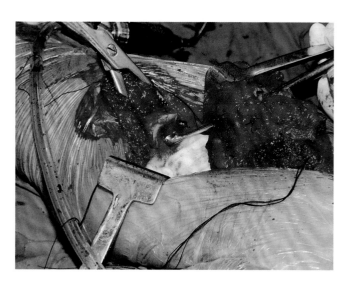

图2-6-10 留取远端髓腔内容物送病理检查，以评定术后边界

7.切断股骨的外旋肌群、部分内收肌，显露出关节囊（图2-6-11）。

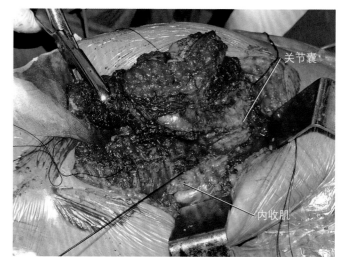

图2-6-11 切断内收肌，显露出关节囊

8.切断关节囊，切断髂腰肌，完整切除肿瘤，并把切断的各个肌肉加以标记（图2-6-12）。

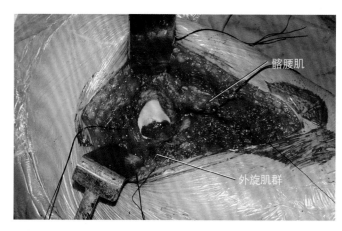

图2-6-12 肿瘤被完全切除

9.将假体安放后测试软组织张力，然后取出假体，为重建股骨近端的肌肉起止点和关节囊，假体近端包裹人工补片（图 2-6-13）。

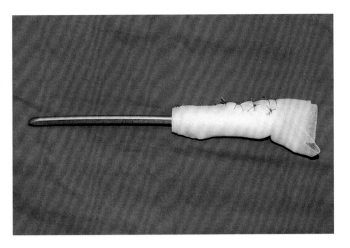

图 2-6-13 假体近端包裹人工补片

10.假体植入，骨水泥固定，重建关节囊和周围的肌肉起止点（图 2-6-14）。

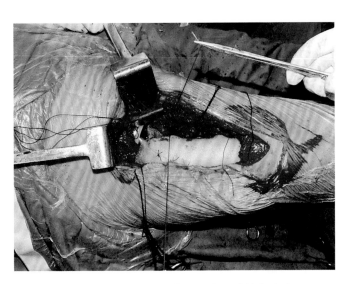

图 2-6-14 重建关节囊及各个肌群的起止点

11.臀中肌、髂腰肌、内收肌群进行重建（图 2-6-15）。

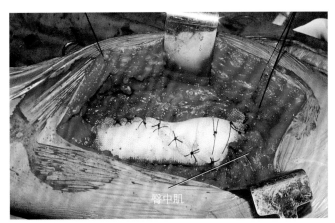

图 2-6-15 重建臀中肌

12.股外侧肌起点和臀大肌止点进行重建（图 2-6-16）。

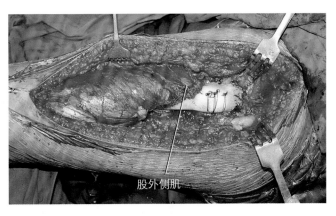

图 2-6-16 股外侧肌起点重建

13.止血，冲洗切口，清点器械辅料无误后，于切口延长线上放置引流管，逐层关闭切口（图 2-6-17）。

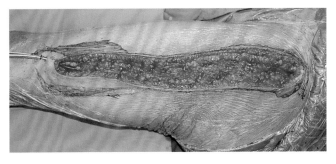

图 2-6-17 关闭深筋膜

117

14.切口缝合完成，引流管固定良好（图 2-6-18 ）。

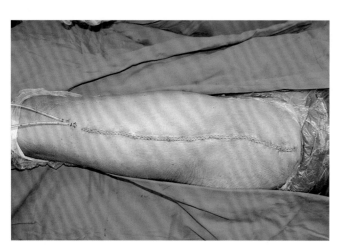

图 2-6-18　切口缝合完毕

术后处理

1.术后穿丁字鞋保持患肢于外展中立位，以防脱位。术后常规穿弹力袜和应用低分子量肝素预防下肢静脉血栓和肺栓塞。术后放置负压引流管 1～2 根，当日引流量少于 20 ml 时拔除。术后应用抗生素 7～10 天。

2.术后嘱患者行股四头肌的等长收缩，术后 3～4 周可下地活动，注意患髋关节屈曲不能超过 90°，在睡觉侧卧时，两腿之间要放置一间隔物，以防患肢过度内收，防止髋关节脱位。术后应用口服抗生素 4～6 个月，以预防人工关节感染。

术后评估

1.影像学评估

术后行患髋关节 X 线检查（图 2-6-19 ）。术后 2 年复查，假体位置良好，无松动（图 2-6-20 ）

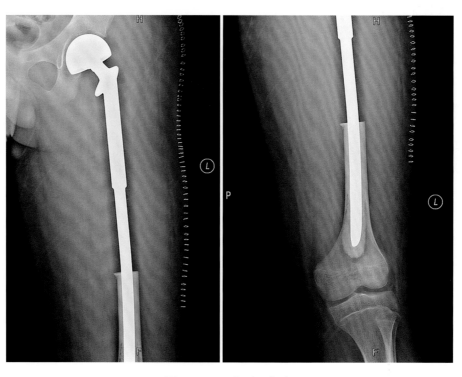

图 2-6-19　术后正位片

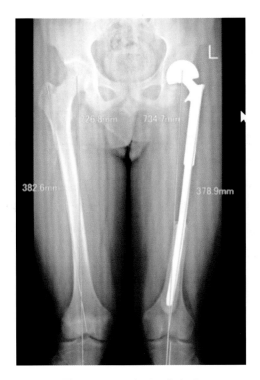

图 2-6-20　术后 2 年复查

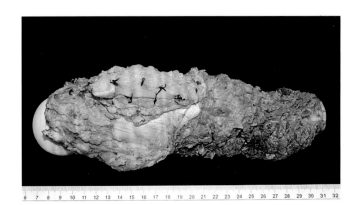

图 2-6-22　标本外侧

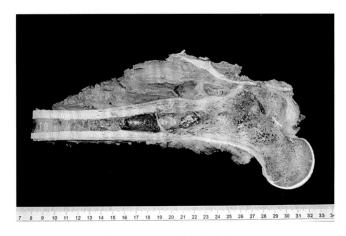

图 2-6-23　标本的纵剖面

2. 标本评估

术后切除标本经福尔马林固定后，从外观和各向剖面确认是否达到术前计划的外科边界（图 2-6-21～图 2-6-24）。

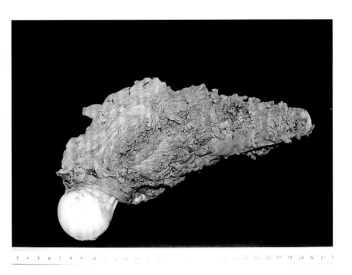

图 2-6-21　标本前侧

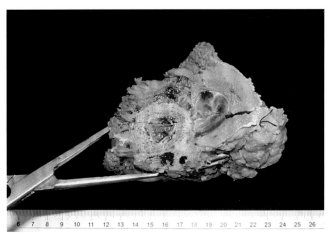

图 2-6-24　标本的横剖面

3.病理评估

术后病理报告：骨肉瘤伴化疗后改变，切缘未见肿瘤。

专家点评

股骨近端是恶性骨原发肿瘤好发部位之一。股骨近端肿瘤的广泛切除和重建是恶性骨肿瘤保肢治疗中最常应用的术式之一。甚至一些侵及或包绕股骨近端的软组织肉瘤和转移性肿瘤也可行此手术。

臀中肌止于股骨的大粗隆，是髋关节最重要的外展肌。在股骨近端广泛切除肿瘤时，破坏了髋关节的外展结构，在术后会造成臀肌步态。为改善步态，我们采用人工补片包裹假体来重建臀中肌。术后脱位是股骨上段人工关节术后最常见的并发症。为防止髋关节脱位，术中行髋关节周围肌肉和关节囊的重建。近期我科用人工补片来重建关节囊及髋关节周围的肌肉，使脱位的发生率明显降低。患者在日常生活中要注意不能坐低位的座位，髋关节屈曲不超过90°，注意锻炼股四头肌和臀中、小肌。

术中股骨截骨平面的确定是以大粗隆为标志，在术前设计假体时，也应以大粗隆为标准，这样才能使双下肢等长。股骨近段在切除肿瘤时，股骨上段内侧部，内收肌附着处，由于位置较深，往往会出现软组织袖不够的情况，在术中一定要特别注意。

股骨近段假体的使用寿命文献报道很少。人工关节的无菌松动是最常见的并发症之一，为减少无菌松动，可使用与宿主骨交界部位喷涂羟基磷灰石的假体，并在假体与宿主骨间植骨，以便二者之间形成骨桥防止假体松动。

（杨发军　丁　易）

第7节 股骨远端恶性肿瘤广泛切除人工假体重建术

手术指征

1. 股骨远端骨原发恶性肿瘤（Enneking分期ⅠA、ⅠB、ⅡA期及化疗反应好的ⅡB、ⅢB期肿瘤）；部分转移性肿瘤；侵及、包绕股骨远端的软组织肉瘤。

2. 肿瘤水平股血管束和神经未受侵，位于肿瘤间室外或反应区外，手术中可疏松分离。

3. 关节内无裸露肿瘤，关节液未受侵；或虽有侵犯但可通过关节外切除获得可接受的外科边界。

4. 广泛切除肿瘤后，存留可接受的软组织覆盖；或通过软组织转移获得可接受的软组织覆盖。

病例资料

患者女性，17岁。因右膝关节疼痛3个月并逐渐加重伴肿胀就诊。X线片及CT检查发现右股骨远端溶骨性破坏，伴有软组织肿块，破坏区内肿瘤性成骨，以成骨肉瘤入院治疗。入院后行穿刺活检，活检病理结果支持骨肉瘤诊断。确诊后行甲氨蝶呤化疗（10 g/m^2）2次、阿霉素（30 mg/m^2×3天）1次、异环磷酰胺（3 g/m^2×5天）1次。化疗反应良好，疼痛减轻，水肿消失，包块变小。X线片及CT显示包块边界清晰，周缘硬化明显（图2-7-1～图2-7-3）。完成术前化疗后准备行肿瘤广泛切除、人工假体置换术。

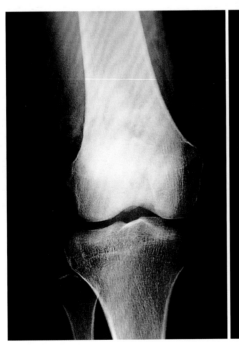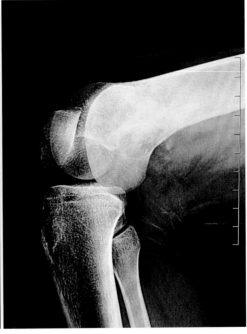

图2-7-1 股骨下段骨肉瘤，正、侧位平片

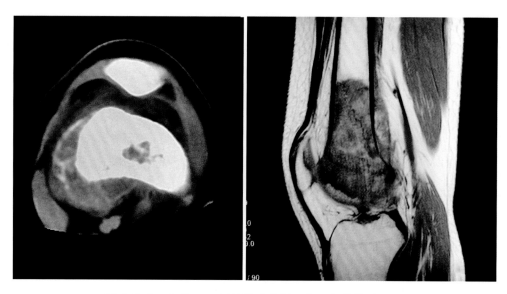

图 2-7-2　CT 和 MRI 显示肿瘤范围及与周围结构的关系

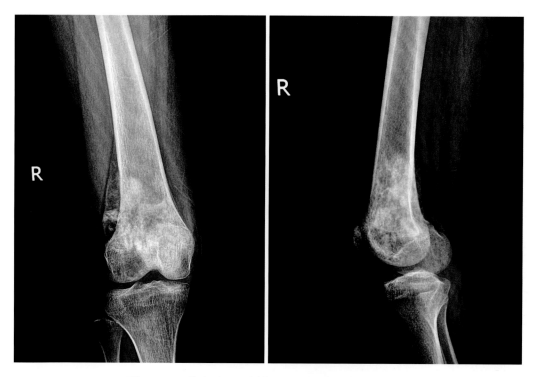

图 2-7-3　化疗后正、侧位平片，显示化疗反应良好

局部解剖

1. 股骨远端干骺端是恶性骨肿瘤最好发部位，该部位肿瘤广泛切除后功能重建的好坏，影响患者的行走；重建方式的持久性，影响患者的远期功能。

2. 股四头肌是维持下肢力量和站立行走稳定性的最主要肌肉之一，同时又是股骨远端恶性肿瘤软组织包块常侵及的部位。应合理评估取舍术中股四头肌的去留量，不应为更多功能的保留而牺牲外科边界。

3. 股血管束在经过大收肌裂孔绕至股骨远端后方时，紧邻股骨内后侧。当肿瘤于内后侧有较大软组织肿块时，常与股血管束关系紧密。术前应判断好血管处能否取得可接受的外科边界，术中仔细分离，必要时将血管外膜连同肿块一并切除（图 2-7-4）。

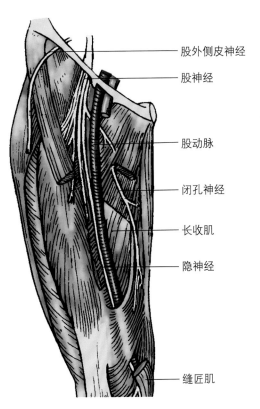

图 2-7-4 股骨远端血管神经解剖图

4. 膝关节腔有软骨面和滑膜包裹，一般而言肿瘤很少突破这些包裹进入关节腔。但当有通关节病理骨折、不当的手术或活检等因素时，肿瘤有可能进入关节腔，手术时应酌情行关节外切除。

5. 假体安装时，应充分考虑安装位置和受力平衡，牢固固定，尽可能延长其使用寿命，避免过早松动。

术前规划

按照 Enneking 外科切除原则，对于术前化疗反应良好的ⅡB 期肿瘤，应行广泛的边界切除。此病例应将包裹股骨前方的股中间肌、穿刺道全层、部分相邻股外侧肌和股二头肌、包绕膝关节的关节囊和滑膜组织、后方与血管神经束间隔的脂肪组织、交叉韧带

及半月板一并切除。起止于股骨远端的腓肠肌内外侧头、内外侧副韧带，也应距附丽点 1 ~ 2 cm 切断。如图 2-7-5 所示。

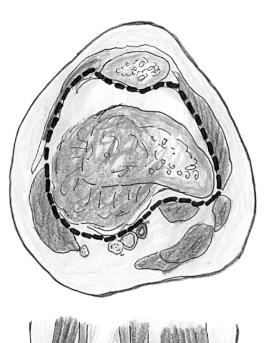

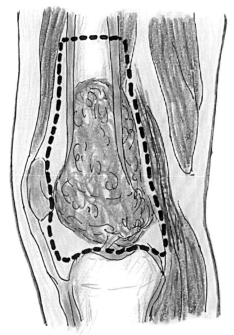

图 2-7-5 广泛切除范围模式图

手术操作

1. 患者麻醉后取平卧位，如长度允许手术应尽可能在止血带下进行，以减少出血。

2. 因肿块偏于外侧，故取股骨远端前外侧切口。切口经过穿刺点并梭形切除穿刺道（图 2-7-6）。

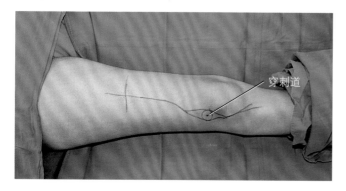

图 2-7-6 手术切口

3. 从股直肌和股外侧肌间劈开进入，将穿刺道经过的股外侧肌全层连同肿瘤一并切除，为防止脱落，将穿刺道皮肤与穿刺道全层边缘缝合。股中间肌及邻近肿块的部分股外侧肌连同肿块一并切除（图 2-7-7）。

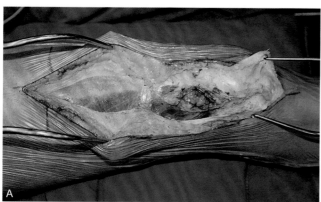

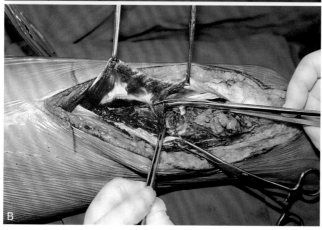

图 2-7-7 A. 浅层显露；B. 从股直肌和股外侧肌间劈开进入

4. 翻开外侧软组织，关节囊外剥离关节外侧，股外侧肌剥离至后缘并切断，脂肪组织中游离后方坐骨神经，分离腓肠肌外侧头，距起点 1 cm 切断（图 2-7-8）。

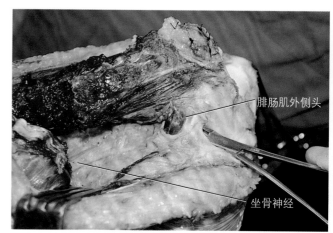

图 2-7-8 外侧分离

5. 断开腓肠肌外侧头后，从外后方进一步分离开胫神经和腓总神经，进而游离后方的腘动静脉，结扎切断穿支（图 2-7-9）。

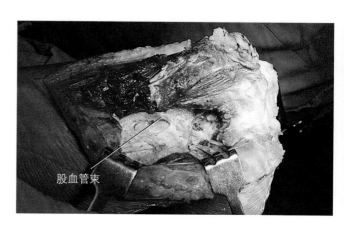

图 2-7-9 后外侧游离血管神经束

6. 将髌骨、髌韧带连同内侧肌肉向内侧翻开，显露被关节囊包裹的膝关节（图2-7-10）。

8. 翻开内侧肌肉至股内侧肌后缘并切断，关节囊外剥离关节内侧，显露收肌裂孔。仔细游离后切开收肌止点，扩大裂孔，充分显露股动静脉（图2-7-12）。

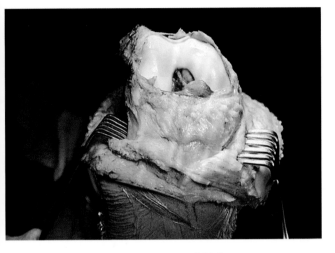

图2-7-10　显露膝关节

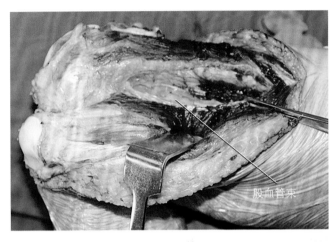

图2-7-12　内侧分离

7. 在胫骨平台软骨面下缘下切开关节囊一周，将双侧半月板、前后交叉韧带起点连同关节囊及股骨远端一同掀起（图2-7-11）。

9. 分离腓肠肌内侧头，距起点1 cm切断。结扎分支，游离股动静脉至后关节囊后并达胫骨平台后缘水平以下。切开后关节囊，完全游离股骨远端，测量截骨平面，剥离骨膜，线锯截断股骨（图2-7-13A、B）。

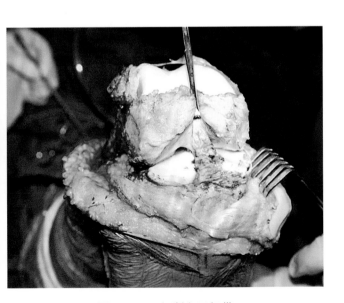

图2-7-11　切断交叉韧带

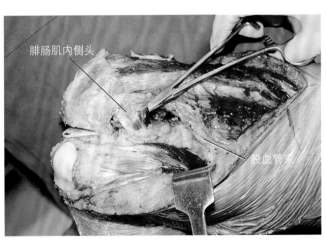

图2-7-13A　显露血管束和切断腓肠肌内侧头

125

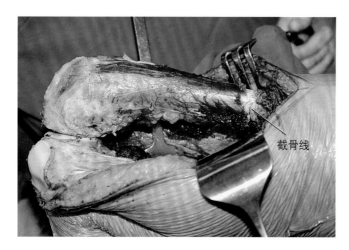

图 2-7-13B　准备截断股骨

10. 取下股骨远端后可于截骨近端髓腔取骨髓组织做快速冰冻病理以确认截骨处髓腔正常。此时根据需要可松止血带止血（图 2-7-14）。

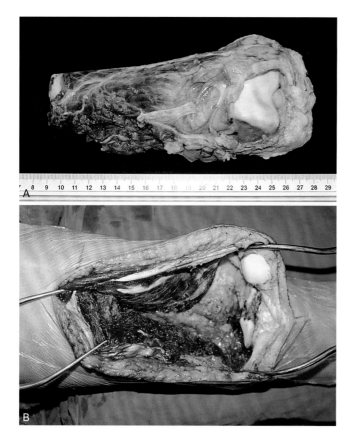

图 2-7-14　A. 取下的股骨远端；B. 切除股骨远端后

11. 胫骨侧钻孔、开髓、插入导向器，安装调整截骨导向平台，胫骨平台截骨（图 2-7-15）。

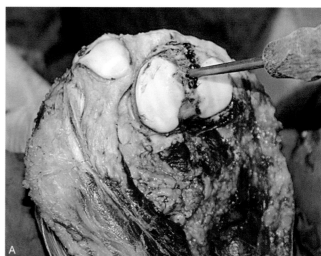

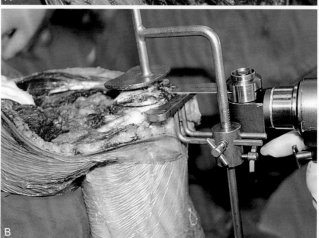

图 2-7-15　A. 胫骨钻孔；B. 胫骨平台截骨

12. 专用髓腔锉扩髓，冲洗，应用骨水泥枪填充骨水泥，打入胫骨侧假体并加压至水泥凝固（2-7-16）。

13. 股骨侧扩髓，冲洗，填充骨水泥后插入假体，调整旋转角度，加压至水泥凝固（图 2-7-17）。

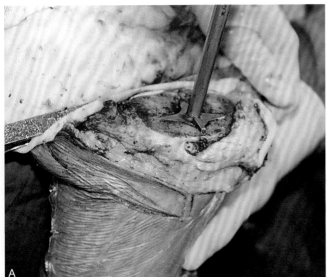

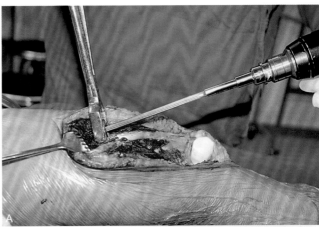

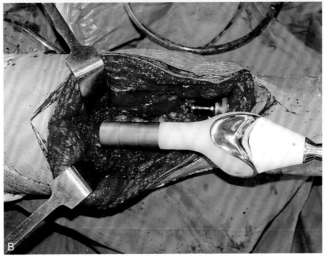

图 2-7-17 A. 股骨扩髓；B. 安装股骨假体

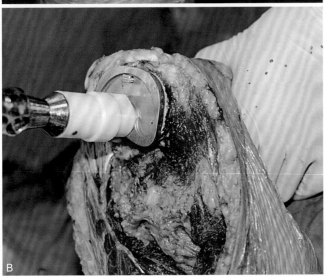

图 2-7-16 A. 胫骨扩髓；B. 安装胫骨假体

14. 组合假体，冲洗切口，放置负压引流管 2 根，逐层缝合髌周扩张部、劈开的股四头肌，缝合皮下组织和皮肤。加压包扎（图 2-7-18）。

需要术后化疗的患者，如化验检查无异常，可于术后 2 周（切口愈合拆线后）开始化疗，如切口延迟愈合，一般应等到切口愈合后再开始化疗，因为化疗对于切口愈合有一定影响。

术后患者应长期随诊，除肿瘤本身的随诊要求外，人工假体置换术后的感染、长期使用后的松动和下沉、假体的疲劳性损坏均需通过随诊及时发现和处理。

术后评估

1. 影像学评估

术后 X 线片可显示假体位置（图 2-7-19、图 2-7-20）。术后 9 年复查，患者功能良好，MSTS 评分 29 分，假体位置良好（图 2-7-21）。

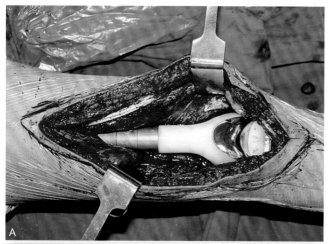

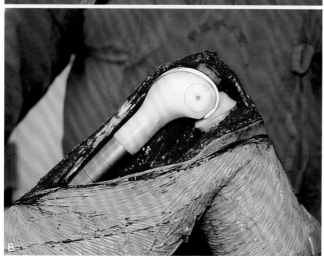

图 2-7-18　A. 安装假体后前面观；B. 安装假体后侧面观

术后处理

术后放置负压引流管 1 ~ 2 根，待全天（24 小时）引流量少于 20 ml 时拔除。术后应用抗生素 7 ~ 10 天。术后卧床 4 ~ 6 周，待软组织愈合后开始关节屈伸功能锻炼和训练下地行走。卧床期间即可开始肌肉等长收缩的训练。

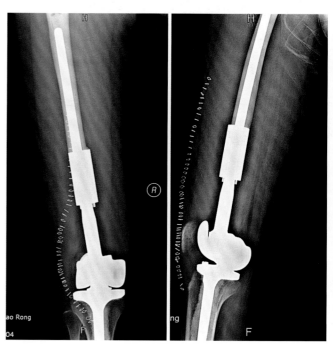

图 2-7-19　术后正、侧位 X 线片

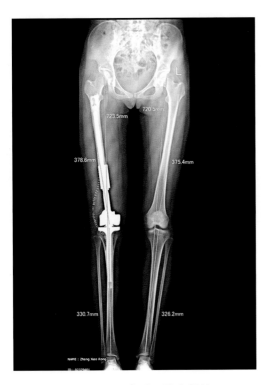

图 2-7-20 术后下肢全长片

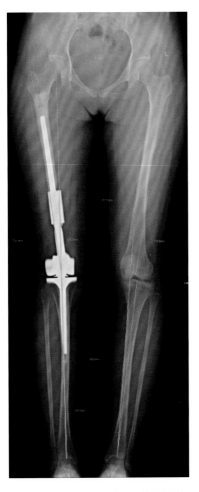

图 2-7-21 术后 9 年下肢全长片

2. 标本评估

术后切除标本经福尔马林固定后，从外观和各向剖面，确认是否达到术前计划的外科边界（图 2-7-22）。

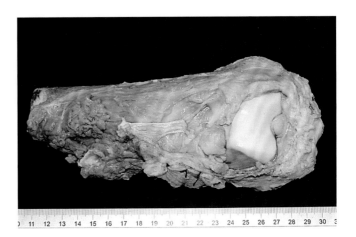

图 2-7-22A 标本前面

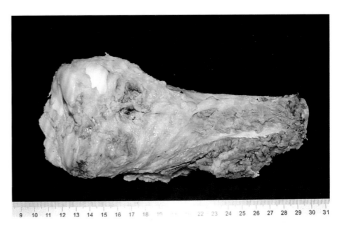

图 2-7-22B 标本后面

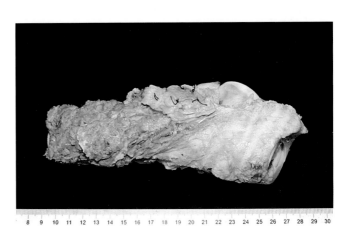

图 2-7-22C 标本侧面

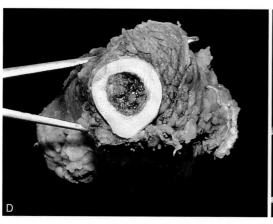
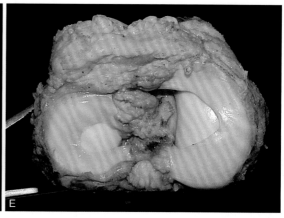

图 2-7-22D、E　标本髓腔和关节面

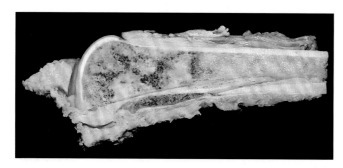

图 2-7-22F　标本纵剖面

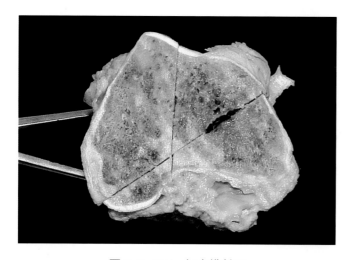

图 2-7-22G　标本横断面

3. 病理评估

术后病理报告：骨肉瘤伴化疗后反应，切除边缘未见肿瘤。

专家点评

股骨远端是恶性骨原发肿瘤最常见的发病部位。股骨远端肿瘤的广泛切除和重建，是恶性骨肿瘤保肢治疗中最常应用的手术之一。甚至一些侵及或包绕股骨远端的软组织肉瘤，和部分股骨远端的转移性肿瘤，也要用到此手术。

股骨远端恶性骨原发肿瘤在行手术切除时，首先应遵循的是 Enneking 外科肿瘤切除边界原则。如化疗反应好的骨肉瘤，应行广泛的边界切除，才能使术后复发率降低到可接受的范围内（10% 以下）。不应为勉强保肢或照顾术后功能而人为缩小切除边界，导致复发率增加，进而影响患者的生存率。

股骨远端恶性肿瘤切除后的保肢功能重建，曾经是多种方法并存。20 世纪 50 年代开始最先在北京积水潭医院开展的瘤骨灭活再植手术因材料及方法简单推广到了全国。90 年代同种异体骨移植在全国很多有条件的骨肿瘤中心相继开展。随后的随访中，上述两种方法较高的并发症（感染、不愈合、灭活骨或移植骨骨折）率和较差的关节功能制约了其发展。随着人工假体材料的进步和手术技术的完善，近十余年来，人工假体置换成为了重建的主要手段。人工假体虽有较好的功能和相对较低的并发症率，但长期使用后的松动和面临的再置换问题现仍没有很好的解决方法，特别是对于年轻患者。

（郝　林）

第8节 股骨干恶性肿瘤瘤段截除灭活再植重建术

手术指征

1. 病变部位于股骨干，手术需达到广泛切除的安全外科边界，多适用于恶性肿瘤的手术治疗。

2. 病变虽造成骨干皮质骨破坏，但预计灭活后残存骨皮质联合髓腔内填充骨水泥尚能够起到一定结构性支撑作用的病例适合本手术方式。如骨皮质破坏严重，预计肿瘤经灭活后刮除软的肿瘤组织，残存骨皮质联合髓腔内填充骨水泥的强度无法提供结构性支撑，则不适合本手术方式。

3. 发生于股骨干偏近端或远端的恶性肿瘤，截除骨干区域瘤段后剩余股骨粗隆区域或股骨髁区域距离过短，不利于钢板固定的病例，多采取病变连同股骨近端或远端瘤段截除人工假体置换的重建方式更为适合，不适用于本手术方式。

病例资料

患者男性，15岁。左大腿疼痛不适1个月，就诊当地医院拍片发现左股骨干溶骨性破坏。行穿刺活检病理报告：骨肉瘤。既往体健。查体：左大腿皮肤颜色、皮温正常，大腿中段肿胀，前内侧可触及肿块，质硬，轻压无疼痛。

入院后X线片显示：左股骨干中段溶骨性破坏，病变区域稍膨胀，内基质不均匀，边界不清楚，骨干皮质受侵变薄，无明显骨膜反应，可见软组织包块影（图2-8-1）。

CT显示左股骨下段可见混合型骨质破坏，伴软组织肿块形成，病变内及骨膜反应部分硬化，增强扫描病变内软组织成分明显强化（图2-8-2）。

MRI显示左股骨中下段髓腔内可见片状长T_1、短

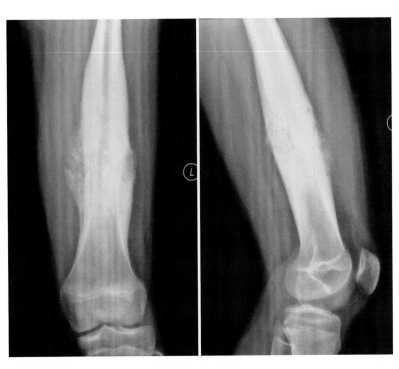

图2-8-1 X线正侧位显示肿瘤范围

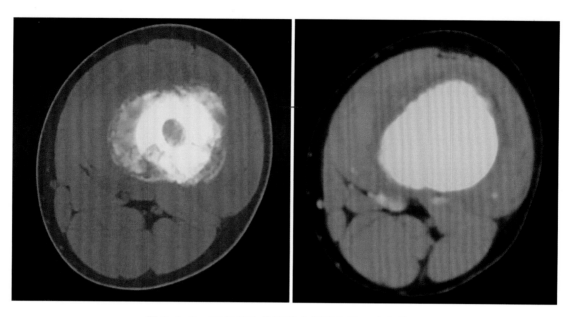

图 2-8-2　CT 骨窗和软组织窗增强窗显示肿瘤范围

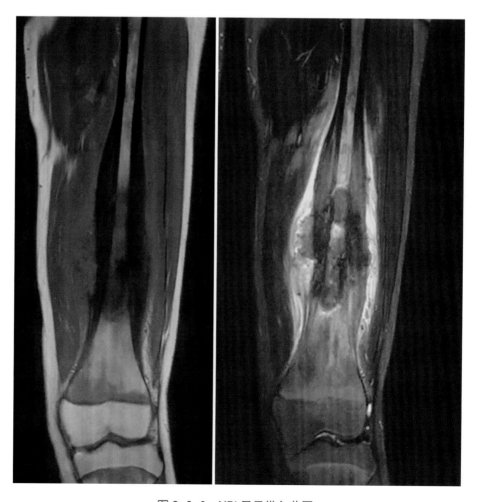

图 2-8-3　MRI 显示纵向范围

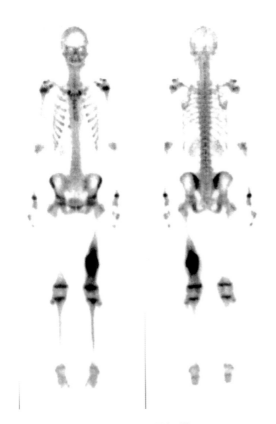

图 2-8-4 骨扫描

T_2 信号影，抑脂像呈混杂稍高 / 低信号影，骨皮质明显增厚，周围软组织可见条片状长 T_1 混杂长 / 短 T_2，抑脂像呈不均匀高信号（图 2-8-3）。

骨扫描：左股骨中下段可见放射性不均匀异常浓集，其中伴放射性稀疏区（图 2-8-4）。

PET-CT：左股骨中下段局部骨形态失常，骨质密度增高伴软组织影形成，放射性分布浓聚，SUVmax 约 11.8，病变上方局部骨髓密度增高放射性分布较浓聚，SUVmax 约 7.7。余所见颅骨、躯干骨及四肢骨放射性分布未见明显异常（图 2-8-5）。

我院病理科会诊报告：（左股骨中下段）普通型骨肉瘤。

经术前化疗，化疗后临床及影像学评估，化疗有效，行股骨干瘤段截除灭活再植钛板内固定术。

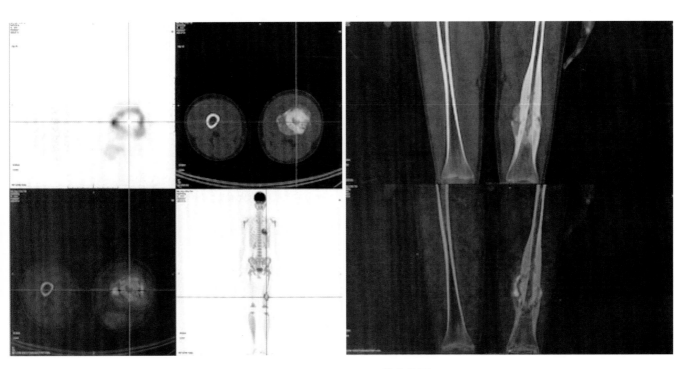

图 2-8-5 PET-CT 显示肿瘤范围

局部解剖

1. 股骨干位于股骨下粗隆下至股骨髁上之间区域，股骨前方为股四头肌，内侧为内收肌群诸肌及股动静脉，后方为腘绳肌、坐骨神经及股深动静脉（图2-8-6）。

2. 截除股骨干瘤段，肿瘤软组织包块外周围一部分正常软组织需一并切除，方能达到广泛切除的安全外科边界。需切除的正常软组织常包括股中间肌、股内侧肌、股外侧肌、内收肌和 / 或后侧的腘绳肌。

3. 在确保安全的外科边界的前提下，需保留股动静脉，其位于骨干内侧、股内侧肌后侧、股内侧肌与内收肌之间，手术需注意全程分离血管。

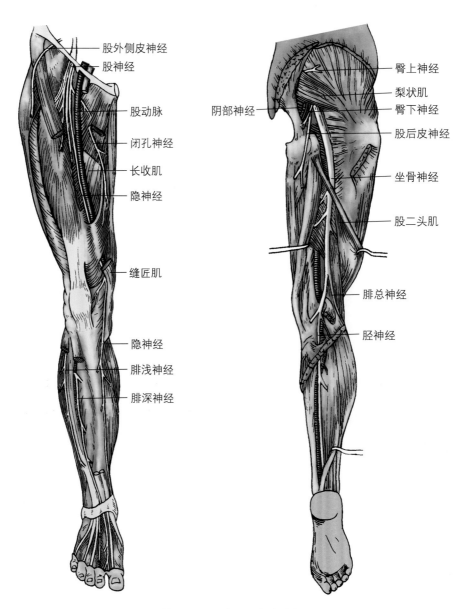

图 2-8-6　大腿局部解剖

术前规划

1. 按照骨骼肌肉系统肿瘤 Enneking 外科分期原则，结合影像学及病理，该病变属于ⅡB期肿瘤。手术切除需达到广泛切除的外科边界。

2. 病变位于股骨干中段，瘤段截除后剩余股骨近端及远端骨长度可行钢板固定，可保留患者的髋膝关节，术后功能优于人工假体置换。

3. 根据术前 MRI 确定肿瘤边缘，制订手术切除的安全外科边界，近端截骨线距离肿瘤上界 3 cm，远端因肿瘤靠近骨骺，设计截骨线距离肿瘤 2 cm（图 2-8-7）。图中黄色线表示肿瘤范围，绿色线表示截骨线位置。

4. 瘤段截除后用液氮灭活，之后经复温后刮除髓腔内质软肿瘤组织，保留骨干皮质骨，髓腔内填充骨水泥以增加强度。

5. 灭活瘤段回植，双侧钢板固定。

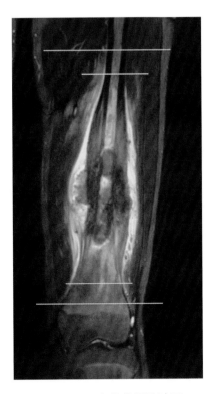

图 2-8-7 术前截骨设计图

手术操作

1. 患者麻醉满意后取仰卧位，常规消毒铺单。

2. 切口：左大腿内侧及外侧两处切口，其中内侧切口活检道区域梭形切开（图 2-8-8）。

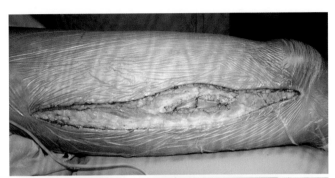

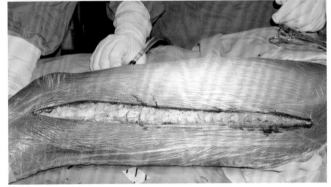

图 2-8-8 切口

3. 内侧切开皮肤、皮下组织及深筋膜，股动静脉位于缝匠肌深方，游离缝匠肌边缘向后侧牵开，显露股动静脉（图 2-8-9）。

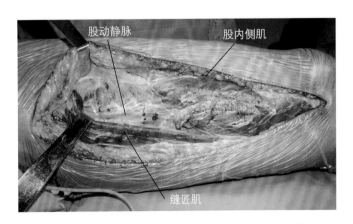

图 2-8-9 切开深筋膜，牵开缝匠肌，显露股动静脉

4. 将股动静脉分离并保护向后内侧牵开，于股骨肿瘤包块外正常肌肉组织内切断股内侧肌，将全部股中间肌及活检道区域及肿瘤软组织包块外部分股内侧肌保留于股骨瘤段周围，达到广泛切除的安全外科边界（图 2-8-10）。

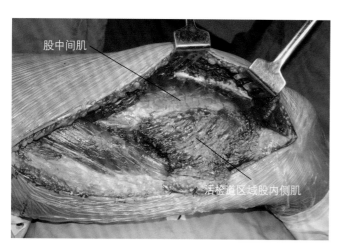

图 2-8-10 游离肿瘤周边

5. 由股内侧肌后方其在内侧肌间隔上附丽处切断，显露内侧肌间隔（图 2-8-11）。

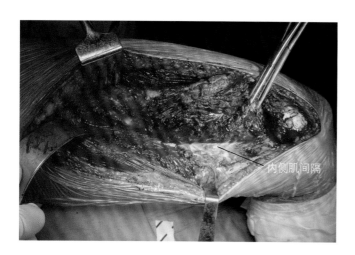

图 2-8-11 显露内侧肌间隔

6. 保护股动静脉，距离骨皮质 1 cm 切断内侧肌间隔于股骨附丽，达股骨干后方（图 2-8-12）。

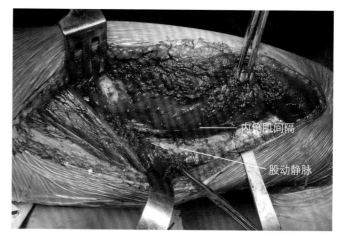

图 2-8-12 切断内侧肌间隔附丽

7. 保护股动静脉，向近端分离，切断内收肌于股骨干附丽，探查到股深动静脉，双重结扎后切断（图 2-8-13）。

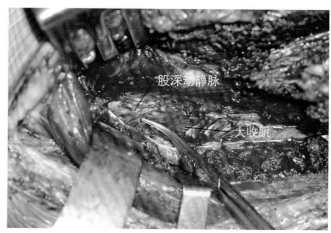

图 2-8-13 探查到股深动静脉，双重结扎后切断

8. 外侧切口切开阔筋膜，由外侧肌后缘与外侧肌间隔之间分离，距止点 1 cm 处切断股外侧肌的附丽，游离股骨后方，注意保护坐骨神经，与内侧切口所达股骨后方汇合。前方于股外侧肌、股直肌与股中间肌之间分离，与内侧切口股骨前方汇合，彻底游离需截除之瘤段周边（图 2-8-14）。

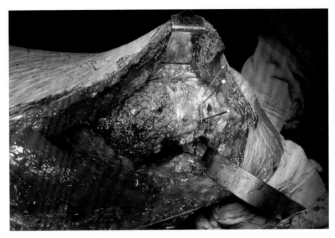

图 2-8-16 标记远端截骨平面

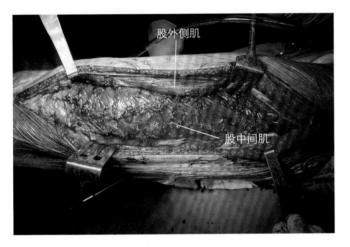

图 2-8-14 外侧切口，切断股外侧肌及外侧肌间隔附丽

10. 按术前计划截除瘤段之长度，由远端截骨平面向近端测量，用血管钳末端标记，C 臂 X 线透视验证，符合术前设计的安全截骨平面（图 2-8-17）。

9. C 臂 X 线透视截骨平面。按术前设计，远端截骨线以膝关节间隙为基准测量截骨线距离，保护血管神经及软组织，用细克氏针钉入骨内标记截骨平面（图 2-8-15、图 2-8-16）。

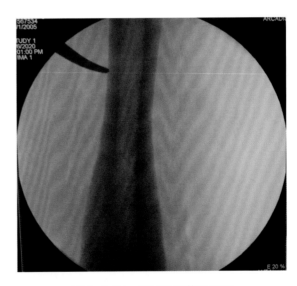

图 2-8-17 标记近端截骨平面

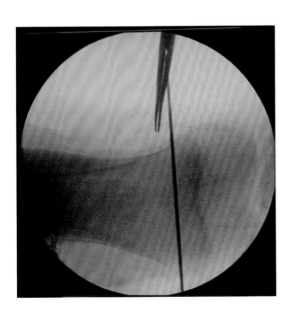

图 2-8-15 标记远端截骨平面

11. 保护血管神经及软组织，近端截骨平面处用线锯锯断股骨干（图 2-8-18）。

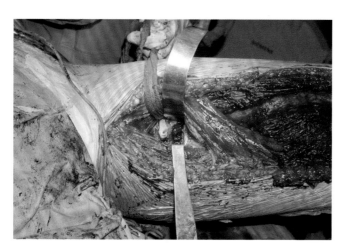

图 2-8-18 瘤段近端锯断股骨干

12. 保护血管神经及软组织，用线锯于远端截骨平面锯断股骨（图 2-8-19）。

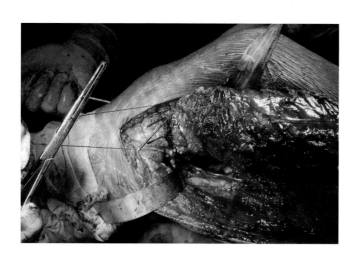

图 2-8-19 瘤段远端截骨

13. 远端截骨时 3 枚标记用克氏针作为线锯走行的依据（图 2-8-20），也可用摆锯截骨。

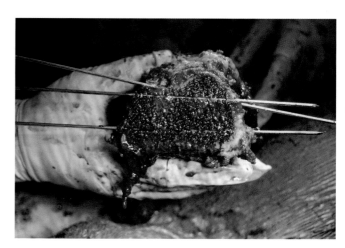

图 2-8-20 瘤段远端截骨断面

14. 另铺无菌操作台，处理截除之瘤段。去除软组织，显露骨干（图 2-8-21、图 2-8-22）。

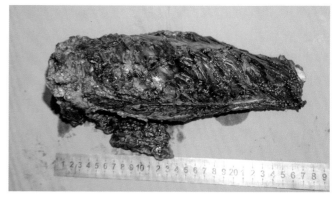

图 2-8-21 去除软组织，显露骨干

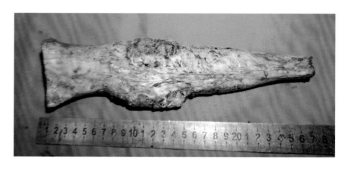

图 2-8-22 去除软组织，显露骨干

15. 瘤段骨多处钻孔后放入液氮桶内灭活 20 分钟后取出复温，室温复温 10～15 分钟，之后放入生理盐水中复温 10～15 分钟（图 2-8-23、图 2-8-24）。

16. 复温后瘤段用刮匙刮除髓腔内组织，用骨水泥填充（图 2-8-25）。

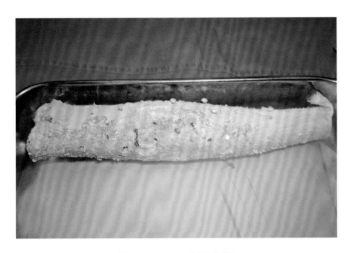

图 2-8-23 室温复温

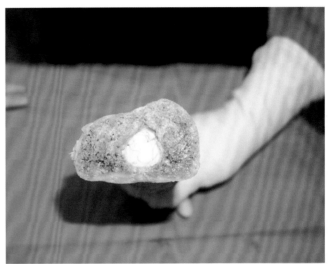

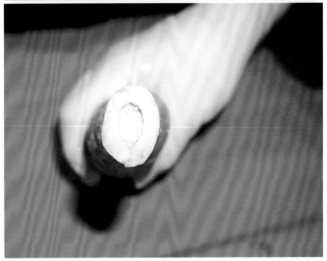

图 2-8-25 灭活后瘤段髓腔内填充骨水泥

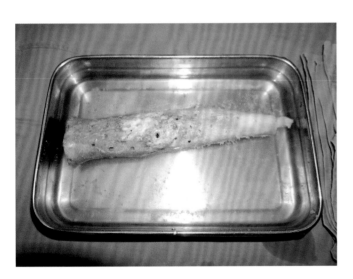

图 2-8-24 生理盐水中复温

17. 灭活后瘤段回植，用内、外侧钢板固定（图2-8-26）。

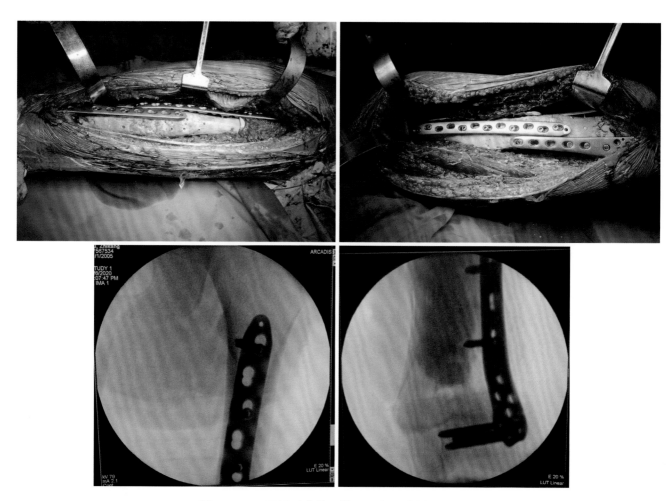

图 2-8-26 灭活后瘤段回植，用内、外侧钢板固定

18. 切口止血，冲洗后内、外侧切口均放置引流管，逐层缝合切口（图2-8-27）。

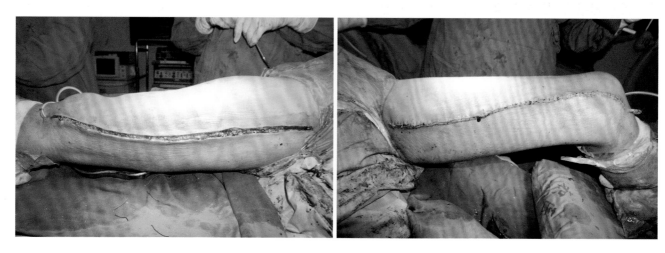

图 2-8-27 缝合切口

术后处理

1. 术后全天（24 小时）引流量少于 20～30 ml 可拔除引流管。切口定期换药观察，术后 2～3 周拆线。

2. 术后 7～14 天可逐步进行股四头肌等长收缩功能锻炼。建议早期坐位练习膝关节屈伸活动，防止伸膝装置粘连。

3. 下肢肌力恢复后可下地，扶双拐患肢免负重，直至灭活骨逐步愈合。术后每 3 个月复查，待灭活骨愈合后逐步增加患肢负重受力，直至完全负重。建议 18～24 个月内均需扶拐或手杖保护。

术后评估

1. 影像学评估

术后 X 线片见图 2-8-28。

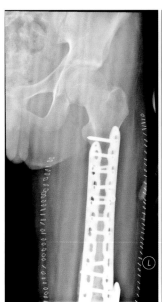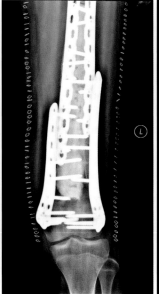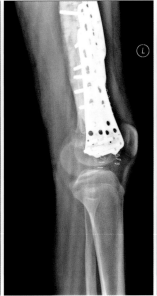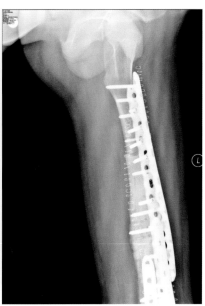

图 2-8-28 术后 X 线片

2. 病理评估

术后病理报告：经典型骨肉瘤。化疗后改变。截骨断端未见肿瘤。

专家点评

骨干部位恶性肿瘤发生率较长骨干骺端少见。骨干肿瘤切除后，重建方式包括灭活再植、大段异体骨移植、骨干人工假体置换等。

经临床随访观察，股骨干人工假体的松动发生率明显高于股骨两端人工假体的松动发生率，这与其两端髓内针受长期应力有关。大段异体骨移植的缺点包括骨不愈合、排斥反应、切口感染及异体骨与宿主骨周径不完全匹配等。相较于前述两种重建方式，灭活再植手术的优点包括：①生物相容性好，未见明显异物反应，切口并发症发生概率低。②对比大段异体骨移植，灭活再植的骨愈合率明显高于前者，且截骨平面对合良好。③生物性重建耐久性明显优于人工假体重建，避免了人工假体失效二期翻修手术。

根据临床随访观察，定期检查 X 线片观察骨愈合情况，液氮灭活骨愈合时间约 13 个月，最长大于 30 个月。灭活再植骨需要待植骨完全愈合后患肢才能完全负重，在此之前需一直扶双拐保护患肢。

（单华超 李 远）

141

第9节 股骨恶性肿瘤广泛切除全股骨假体重建术

手术指征

1. 股骨骨原发恶性肿瘤（Enneking 分期ⅠA、ⅠB、ⅡA 期及化疗反应好的ⅡB、ⅢB 期肿瘤）；部分转移性肿瘤；侵及、包绕股骨干的软组织肉瘤。

2. 股骨干肿瘤行广泛切除后剩余的股骨近端或股骨远端不足以固定常规股骨远端假体或股骨近端假体的髓内针，只能行全股骨置换。

3. 广泛切除肿瘤后，存留可接受的软组织覆盖。肿瘤水平股血管束和神经未受侵，位于肿瘤间室外或反应区外，手术中可疏松分离。

病例资料

患者女性，17 岁。因右大腿疼痛 3 个月并逐渐加重伴肿胀，拍摄 X 线片、CT、MRI 检查发现右股骨干骨破坏，有大量成骨，边界不清，有骨膜反应和软组织肿块。初步诊断为股骨干骨肉瘤。入院后行穿刺活检，病理结果支持骨肉瘤诊断。做全身骨扫描和胸部 CT，无远隔转移，Enneking 分期为ⅡB。确诊后行甲氨蝶呤化疗（10 g/m^2）2 次、阿霉素（30 mg/m^2×3 天）1 次、异环磷酰胺（3g/m^2×5 天）1 次。化疗反应良好，疼痛减轻，水肿消失，包块变小。X 线片及 CT 显示包块边界清晰，周缘硬化明显（图 2-9-1～图 2-9-3）。股动静脉、坐骨神经等未受侵，完成术前化疗后准备行肿瘤广泛切除、人工全股骨假体置换术。

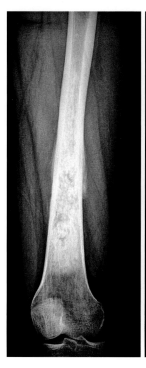 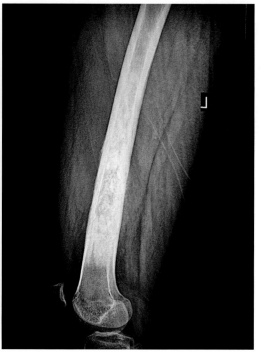

图 2-9-1 股骨骨肉瘤正、侧位平片，股骨干骨破坏，有大量成骨，边界不清，有骨膜反应和软组织包块

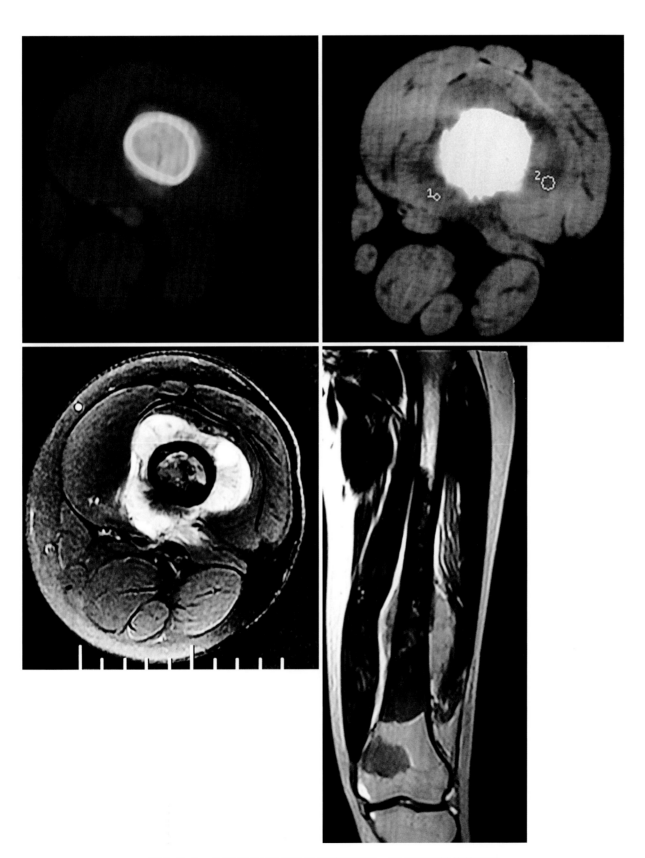

图 2-9-2　化疗前 CT 和 MRI 显示肿瘤范围，及与周围结构的关系

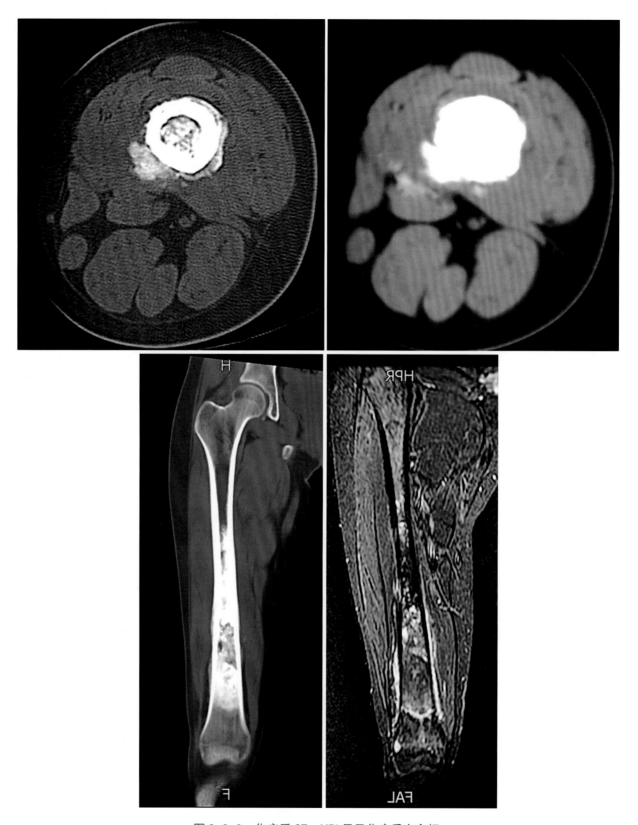

图 2-9-3 化疗后 CT、MRI 显示化疗反应良好

局部解剖

1. 股骨干并非恶性骨肿瘤最好发部位，股骨全切后，需要重建膝关节和髋关节。该部位肿瘤广泛切除后功能重建的好坏，影响患者的行走；重建方式的持久性，影响患者的远期功能。

2. 股四头肌是维持下肢力量和站立行走稳定性的最主要肌肉之一，同时又是股骨恶性肿瘤软组织包块常侵及的部位。应合理评估取舍术中股四头肌的去留量，不应为更多功能的保留而牺牲外科边界，但也应该尽量保留，以覆盖假体。臀中肌的重建能恢复髋外展功能，术中要重建，同时术中保留髋关节囊，安装假体后，缝合关节囊，能稳定髋关节，防止术后脱位（图 2-9-4）。

3. 股血管束在经过大收肌裂孔绕至股骨远端后方时，紧邻股骨内后侧。当肿瘤于内后侧有较大软组织肿块时，常与股血管束关系紧密。术前应判断好血管处能否取得可接受的外科边界，术中仔细分离，必要时将血管外膜连同肿块一并切除。

4. 坐骨神经功能损失后，对于全股骨置换的患者，功能极差，所以术前必须评判肿瘤范围，确定肿瘤未侵犯坐骨神经，术中可以保留。

5. 假体安装时，应充分考虑安装位置和受力平衡，牢固固定，尽可能延长其使用寿命，避免过早松动。

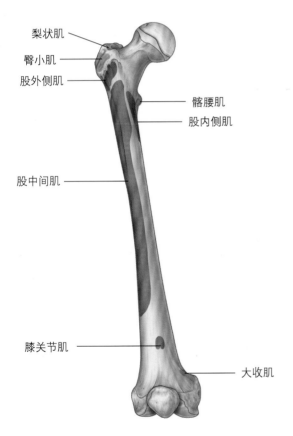

图 2-9-4A　股骨前面

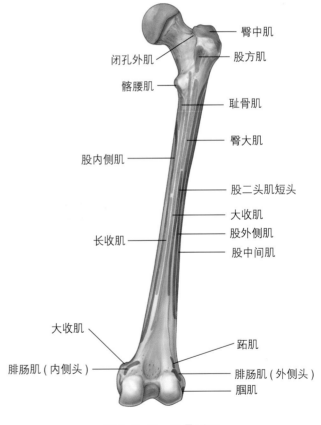

图 2-9-4B　股骨后面

术前规划

按照 Enneking 外科切除原则，对于术前化疗反应良好的ⅡB期肿瘤，应行广泛的边界切除。由于肿瘤及反应区近端已达小粗隆水平，远端达股骨骺板，所以只能行全股骨切除。此病例切除的软组织袖包括：全部股中间肌、部分股外侧肌、部分股内侧肌、后侧部分股二头肌和内收肌。

假体设计：测量股骨全长（从股骨头顶点到膝关节面水平），定制假体。现在虽为组配式假体，术前也要核实。

手术操作

1. 患者麻醉后取侧卧位，但腰部以下不要固定，患者可以斜至45°。大腿外侧切口，起于大粗隆顶点上5 cm，远端止于胫骨结节，梭形切除活检道（图2-9-5）。

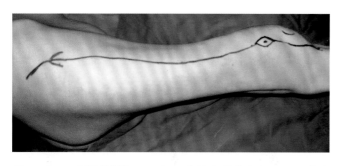

图2-9-5　大腿外侧切口，起于大粗隆顶点上5 cm，远端止于胫骨结节，梭形切除活检道

2. 先切开远端皮肤、皮下组织、阔筋膜。从股外侧肌后缘切断股外侧肌，向前经股直肌和股中间肌之间分离，后侧切断股二头肌。将坐骨神经压向后方保护。显露股骨远端外侧、前侧和后侧，肿瘤有一层正常肌肉包裹（软组织袖）（图2-9-6～图2-9-9）。

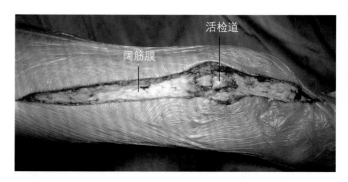

图2-9-6　切开远端皮肤、皮下组织、阔筋膜，梭形切除活检道

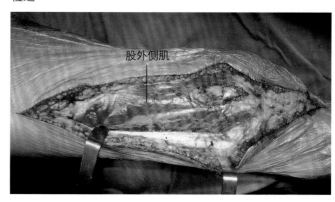

图2-9-7　显露股外侧肌，从股外侧肌后缘切断，向前分离

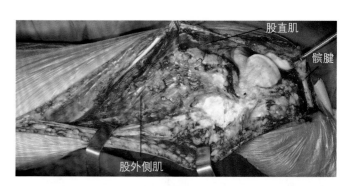

图2-9-8　从股直肌和股中间肌间显露股骨前方，距髌骨外缘5 mm切开髌腱扩张部，切开关节囊。远端从髌韧带下方和髌下脂肪垫间分离

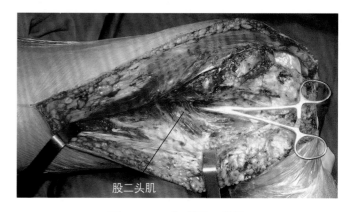

图2-9-9　切断股二头肌

3. 远端切除髌下脂肪垫、半月板，从胫骨侧切断交叉韧带、关节囊、侧副韧带。距止点 1 cm 切断腓肠肌外侧头（图 2-9-10、图 2-9-11）。

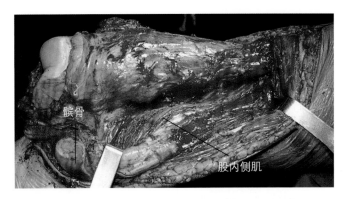

图 2-9-12 切除部分股内侧肌，连同髌骨一并翻向内侧

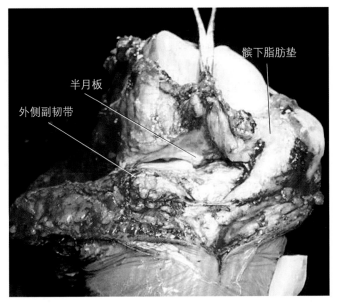

图 2-9-10 从胫骨侧切除半月板、交叉韧带、关节囊及侧副韧带

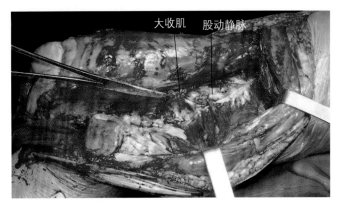

图 2-9-13 切开股血管鞘，切断大收肌，显露股动静脉

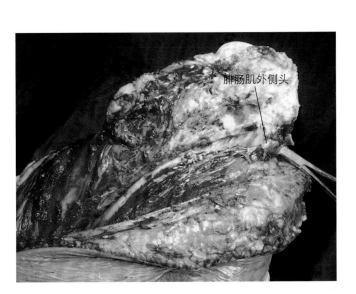

图 2-9-11 切断腓肠肌外侧头

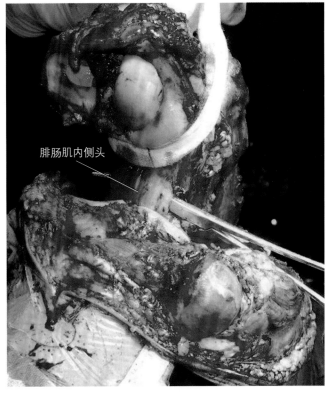

4. 内侧切除部分股内侧肌，将髌骨翻向内侧，打开股血管鞘，切断大收肌，显露股动静脉，结扎分支后分离、保护。切断腓肠肌内侧头，至此，股骨远端完全游离，用湿纱垫保护（图 2-9-12 ~ 图 2-9-14）。

图 2-9-14 切断腓肠肌内侧头

5. 切开近端切口，显露股外侧肌，从股骨切断股外侧肌，翻向前，依次从股骨切断股中间肌和股内侧肌，切断短收肌、长收肌。切断臀大肌、外旋肌群、髂腰肌。从大粗隆截骨，保留臀中肌附丽，切开关节囊，脱位，完整切除全股骨（图 2-9-15 ～ 图 2-9-23）。

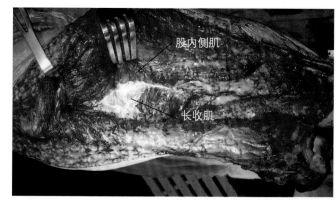

图 2-9-18　切断长收肌

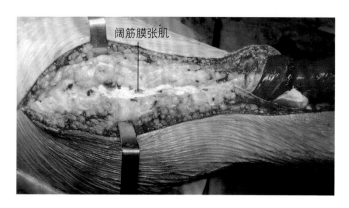

图 2-9-15　切开近端皮肤、皮下组织、阔筋膜张肌

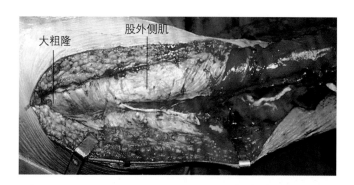

图 2-9-16　从股骨切断股外侧肌

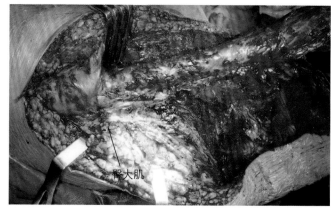

图 2-9-19　切断臀大肌

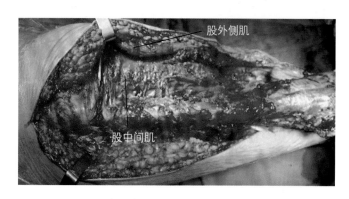

图 2-9-17　依次切断股中间肌和股内侧肌，并翻向内侧

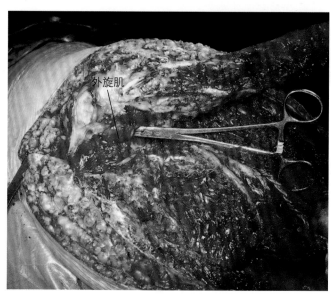

图 2-9-20　切断外旋肌群。切开后侧关节囊

6.彻底止血后，安装人工假体。假体干和近端用人工补片（MESH）包裹，软组织和补片粘连。股骨近端的重建尤其重要，关节囊和股骨补片缝合，以增加髋关节的稳定性，防止术后脱位。大粗隆和假体、补片固定（图2-9-24～图2-9-26）。

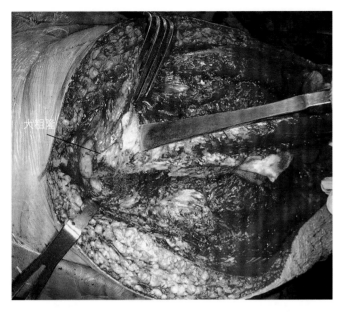

图 2-9-21 大粗隆截骨，保留臀中肌附丽

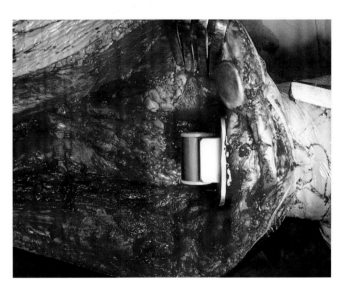

图 2-9-24 安装胫骨假体

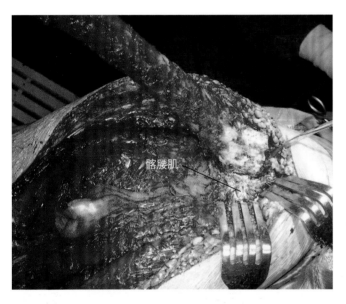

图 2-9-22 断髂腰肌

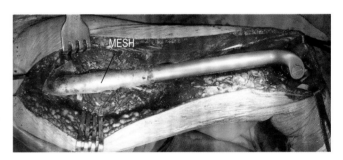

图 2-9-25 安装人工全股骨。假体近端用 MESH 包裹。关节囊和 MESH 缝合

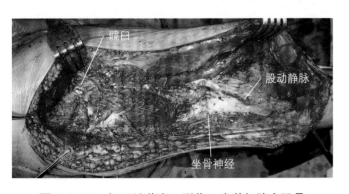

图 2-9-23 切开关节囊，脱位，完整切除全股骨

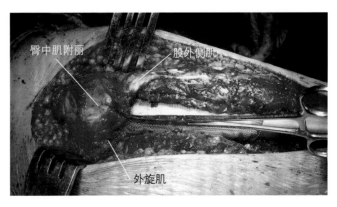

图 2-9-26 将大粗隆缝合在 MESH 上，重建臀中肌附丽

7. 冲洗切口，放置负压引流管 2 根，逐层缝合。加压包扎（图 2-9-27）。

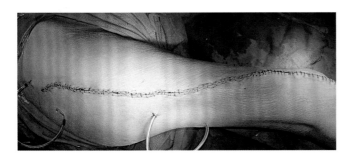

图 2-9-27　放引流管，关闭切口

术后处理

1. 术后常规抗生素预防感染，预防深静脉血栓。
2. 引流液计量，24 小时小于 20 ml 后拔除引流管。
3. 患肢穿矫形鞋，保持外展中立位 6 周。
4. 术后 2 周拆线。
5. 早期鼓励患者行股四头肌等长收缩练习。6 周后逐步练习髋关节和膝关节活动。

术后评估

1. 影像学评估

术后拍摄髋关节和膝关节 X 线片，双下肢全长正位片，测下肢全长（图 2-9-28）。

2. 标本评估

术后切除标本经福尔马林固定后，从外观和各向剖面，确认是否达到术前计划的外科边界（图 2-9-29 ～图 2-9-34）。

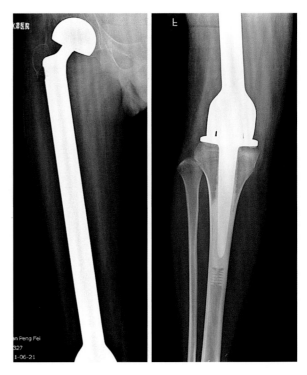

图 2-9-28　术后 X 线平片，假体位置好，双下肢等长

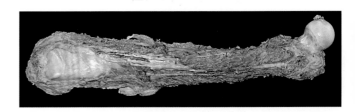

图 2-9-29　标本前面

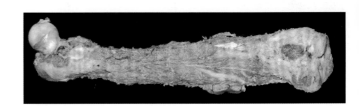

图 2-9-30　标本后面

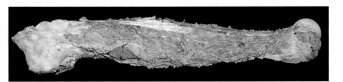

图 2-9-31　标本外侧面

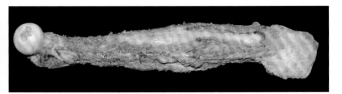

图 2-9-32　标本内侧面

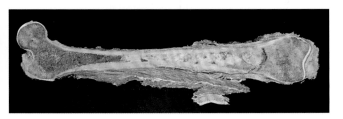

图 2-9-33　标本纵剖面

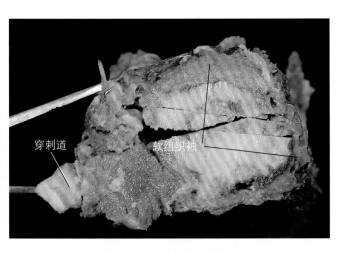

穿刺道　软组织袖

图 2-9-34　标本横截面

专家点评

　　股骨干恶性肿瘤行广泛切除后剩余的股骨近端或股骨远端不足以固定常规股骨远端假体或股骨近端假体髓内针，只能行全股骨置换。由于全股骨涉及两个关节，和单关节置换相比，关节功能要差，手术并发症多，所以全股骨置换要严格掌握其适应证。

　　全股骨假体设计很重要。术前要拍摄下肢全长片，测量全股骨长度。即是使用组配式假体，术前的精确测量也非常重要，因为全股骨切除后，大腿肌肉张力下降，靠测试软组织张力来决定假体长度是有误差的。

　　股四头肌是维持下肢力量和站立行走稳定性的最主要肌肉之一，同时又是股骨恶性肿瘤软组织包块常侵及的部位。应合理评估取舍术中股四头肌的去留量，不应为更多功能的保留而牺牲外科边界，但也应该考虑术中假体的覆盖和术后膝关节的功能。如果手术不能保留足够的股四头肌，做全股骨置换就不适宜，应该首选截肢。

　　髋关节的功能包括两方面：一方面是稳定性，我们采取的措施有：假体设计采用双极股骨头；在肿瘤外科切除边界允许的情况下从股骨侧切断髋关节囊，将关节囊最后荷包缝合，同时与股骨补片缝合，增加了稳定性；术后患肢外展中立位 6 周，使软组织有充分愈合，也能增加髋关节的稳定性。另一方面是活动度，臀中肌止点的重建能恢复部分髋外展功能。

　　全股骨置换后创面大，术后渗血多，所以术后引流要充分，患肢加压包扎，既能压迫止血，又能减少死腔，有利软组织和补片粘连，降低感染率。

　　全股骨置换后功能锻炼非常重要，正确指导下刻苦练习，可以达到满意的功能。

（鱼　锋）

3. 病理评估

术后病理报告：经典型骨肉瘤。

第 10 节 胫骨近端恶性肿瘤广泛切除人工假体重建术

手术指征

1. 胫骨近端骨原发恶性肿瘤（Enneking 分期 IA、IB、IIA 期及化疗反应好的 IIB、IIIB 期肿瘤）；部分转移性肿瘤；侵及、包绕胫骨近端的软组织肉瘤。

2. 肿瘤未侵及神经血管，手术中可分离神经血管并能达到安全切除的外科边界。

3. 关节内无裸露肿瘤，关节液未受侵。如关节内有肿瘤侵，需行关节外切除，以达到安全切除的外科边界。

病例资料

患者男性，23 岁。主诉发现右膝部肿物 10 个月，伴有疼痛，曾到当地医院就诊，并行活检病理报告为：低度恶性纤维肉瘤。

术前完善 X 线片、CT、MRI 以及全身骨扫描等影像学检查（图 2-10-1），并会诊原病理片。根据临床、影像、病理三结合的原则，诊断为：右胫骨近端肉瘤。经术前准备后，行瘤段截除人工假体置换术。

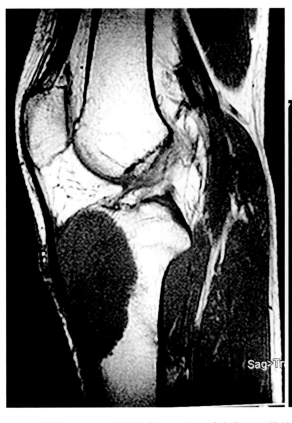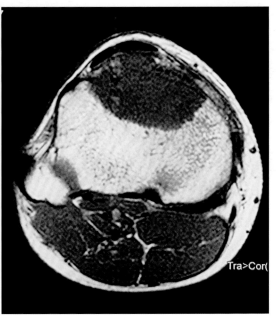

图 2-10-1 胫骨上段 MRI 示：肿瘤位于胫骨的前侧，与髌韧带关系密切，未侵及关节腔

局部解剖

1. 髌韧带止于胫骨近端的胫骨结节处，为伸膝装置的重要组成部分。为广泛地切除肿瘤，髌韧带的止点常被切除，影响术后的伸膝功能，手术时需重建髌韧带附丽，以恢复功能。

2. 胫骨的前内侧软组织较少，仅有皮肤、筋膜覆盖，无肌肉覆盖。人工关节植入后，应行局部肌瓣或肌皮瓣转移，否则容易引起切口并发症。

3. 胫骨后侧的腘肌是肿瘤的自然屏障，为广泛切除奠定了解剖学基础（图 2-10-2）。

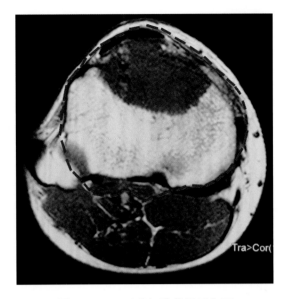

图 2-10-3 手术切除范围示意图

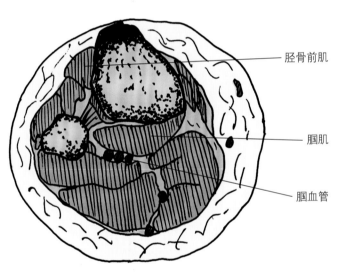

图 2-10-2 胫骨近端横断面解剖

胫骨前肌
腘肌
腘血管

术前规划

按照 Enneking 外科切除原则，对于ⅡB 期肿瘤，应行广泛的边界切除。为达到广泛的外科边界，应切除部分胫骨前肌，距髌韧带止点 1 cm 切断；切除足够的深筋膜及足够的皮肤，距止点 2 cm 切断鹅足腱各肌腱；距肿瘤下界 3~5 cm 切断胫骨，膝关节囊应于近股骨侧切断（图 2-10-3）。

手术操作

1. 患者仰卧位，常规消毒铺单，胫骨近端切口，原活检手术瘢痕处梭形切开，切开皮肤、皮下组织（图 2-10-4）。

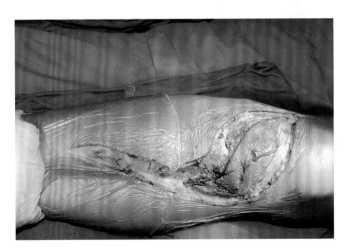

图 2-10-4 切开皮肤、皮下组织，显露出深筋膜，原活检手术瘢痕处梭形切开

2. 切开深筋膜，掀起皮瓣，距髌韧带止点 1 cm 处切断，切除部分胫骨前肌（图 2-10-5）。

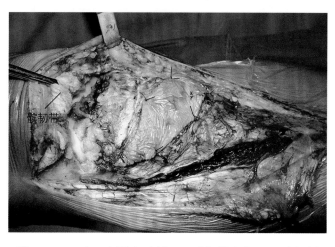

图 2-10-5　向两侧掀起皮瓣，距髌韧带止点 1 cm 处切断

3. 切开髌旁支持带，显露出膝关节腔（图 2-10-6）。

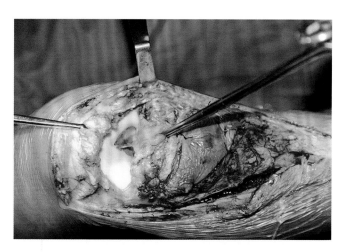

图 2-10-6　切开髌旁支持带，显露出膝关节腔

4. 切除半月板及交叉韧带，切断腓骨头处股二头肌及外侧副韧带的止点，显露出腓骨近端（图 2-10-7）。

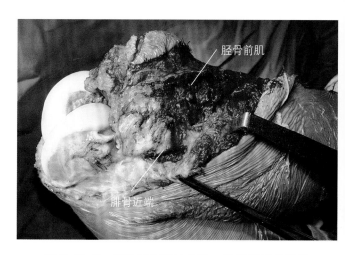

图 2-10-7　切除部分胫骨前肌，显露出腓骨近端

5. 切开后关节囊，在腘肌后侧显露出腘血管及胫神经和腓总神经，加以保护（图 2-10-8）。

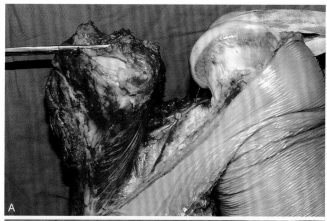
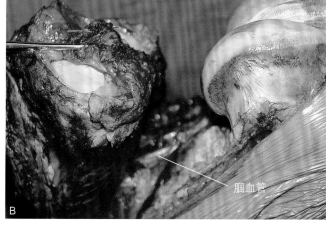

图 2-10-8　A. 切断后关节囊，显露出腘血管；B. 显露出腘血管

6. 按术前设计的长度，切断胫骨，切断腓骨，完整地切除整个肿瘤，然后掀起腓肠肌内侧头肌瓣（图2-10-9）。

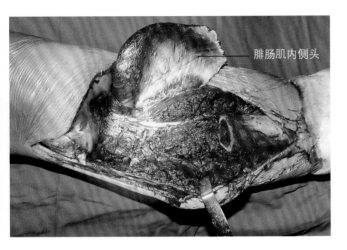

图 2-10-9　肿瘤已被切除，腓肠肌内侧头已掀起

7. 根据术前影像学检查，术前定制的人工关节为旋转铰链关节（图2-10-10）。

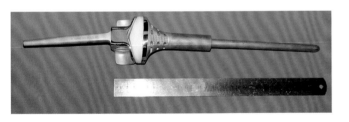

图 2-10-10　定制的人工膝关节

8. 重建髌韧带止点和关节囊所用的人工补片（图2-10-11）。

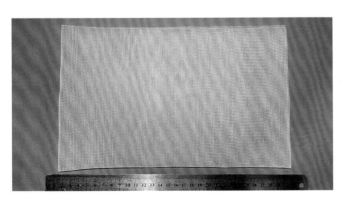

图 2-10-11　人工补片

9. 人工补片缝合在假体上（图2-10-12）。

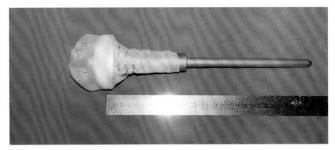

图 2-10-12　人工补片缝合于假体

10. 按假体植入的要求，行股骨侧截骨（图2-10-13）。

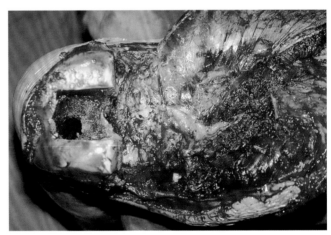

图 2-10-13　股骨侧截骨

11. 植入股骨侧假体，以骨水泥固定（图2-10-14）。

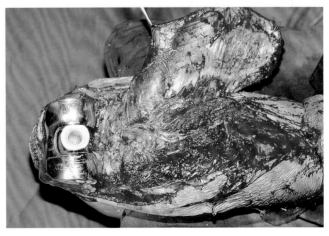

图 2-10-14　植入股骨侧假体

12. 先测量假体的长度是否合适，然后植入胫骨侧假体，以骨水泥固定，复位假体（图2-10-15）。

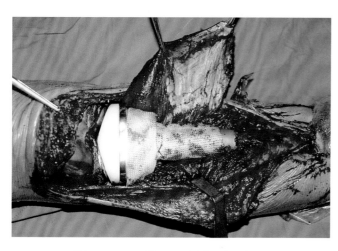

图2-10-15　植入胫骨侧假体，复位

14. 用腓肠肌内侧头肌瓣覆盖假体（图2-10-17）。

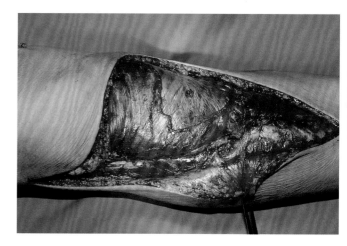

图2-10-17　腓肠肌内侧头肌瓣覆盖假体

13. 在适当的张力下，把髌韧带缝合于补片上，行髌韧带止点的重建（图2-10-16）。

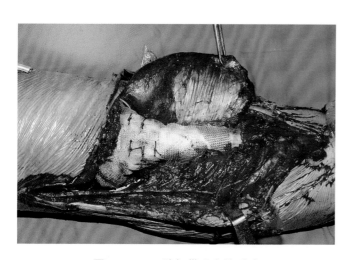

图2-10-16　髌韧带止点的重建

15. 放置引流管后，逐层关闭切口，皮肤缺损处行植皮（图2-10-18）。

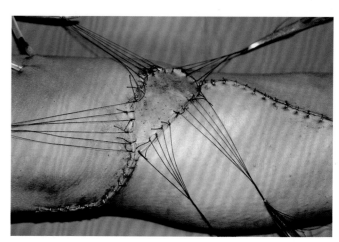

图2-10-18　逐层关闭切口

术后处理

1. 术后给予石膏或支具固定膝关节于伸直位 6~8 周，之后拆除石膏或支具后，再开始功能锻炼。术后常规用低分子量肝素预防下肢静脉血栓形成。术后放置负压引流管 2~3 根，引流量全天（24 小时）少于 20 ml 时拔除。术后静脉应用抗生素 7~10 天。

2. 术后应用口服抗生素 4~6 个月，以预防人工关节的延迟感染。当患者在术后出现呼吸道感染或皮肤感染等情况时，必须口服抗生素预防感染发生。

3. 嘱患者定期复查，以便早期发现复发和转移，并指导患者功能锻炼。

术后评估

1. 影像学评估

术后 X 线片显示假体位置良好（图 2-10-19A、B）。术后全长 X 线片显示下肢力线良好（图 2-10-19C）。术后 9 年复查，患者行走功能良好，肿瘤无复发，假体无失效（图 2-10-20）。

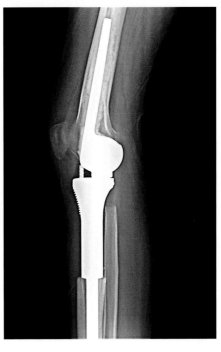

图 2-10-19B　术后侧位 X 线片

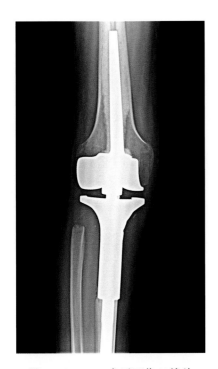

图 2-10-19A　术后正位 X 线片

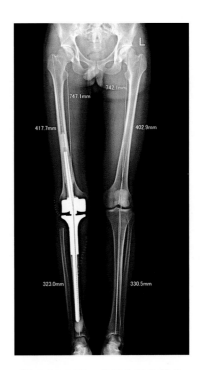

图 2-10-19C　术后全长 X 线片

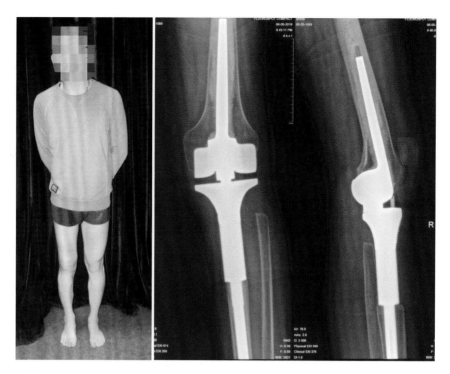

图 2-10-20　术后 9 年复查

2.标本评估

术后切除标本经福尔马林固定后，从外观各面及剖面判定，确认是否达到术前计划的外科边界（图2-10-21）。

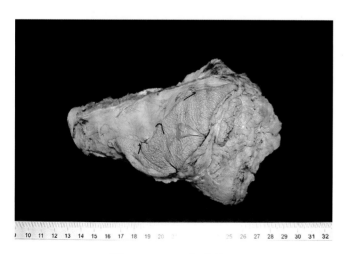

图 2-10-21A　标本前面

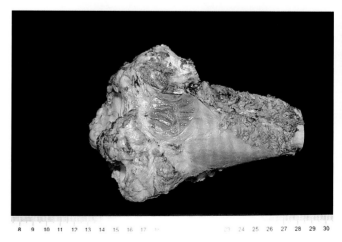

图 2-10-21B　标本后面

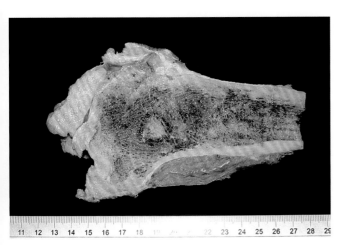

图 2-10-21C 标本纵剖面

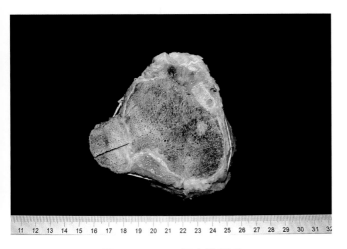

图 2-10-21D 标本横断面

3. 病理评估

术后病理报告：低度恶性纤维肉瘤。

专家点评

胫骨近端是恶性骨原发肿瘤第二好发部位，因此胫骨近端肿瘤广泛切除、人工关节置换是常见手术之一。胫骨近端人工关节术后功能恢复的关键是伸膝装置的重建，因为在手术中髌韧带的止点胫骨结节被切除。在以往的手术中，通常把髌韧带与胫骨前侧的筋膜缝合在一起，但术后患者的伸膝功能差，不能完全伸直膝关节，差 30° 左右。现在我们用人工补片重建髌韧带和关节囊，并用支具把膝关节固定于伸直位 6～8 周，待髌韧带愈合后，再行功能锻炼。目前大部分患者的伸膝功能明显改善，约 80% 的患者能完全伸直膝关节。

胫骨近端前内侧仅有皮肤、皮下组织和深筋膜覆盖。当行人工关节置换后，如果仅有皮肤覆盖假体，常会引起切口的并发症如感染、切口坏死等。为解决这一问题，常行腓肠肌内侧头肌瓣转移或肌皮瓣转移，大大减少了假体感染并发症。

胫骨近端后侧有腘肌覆盖，腘肌成为胫骨近端骨肿瘤向外扩散的自然屏障，可保护腘血管不受肿瘤的侵及，从而使广泛切除成为可能。

腘血管在上胫腓关节下分出胫前血管及胫后血管，胫后血管是小腿的主要供血血管，因此在切除肿瘤时一定要保留胫后血管，否则可能引起小腿肌肉缺血坏死。

（杨发军　丁　易）

第 11 节 胫骨近端恶性肿瘤广泛切除胫骨近端半关节重建术

手术指征

1. 胫骨近端恶性骨肿瘤或累及胫骨近端的软组织肉瘤儿童患者。

2. 最适于手术年龄：男性 9~13 岁，女性 9~12 岁。

3. 相应部位血管神经束未受累及，手术中可以分离。

病例资料

患者男性，10 岁。主因右小腿近端持续性疼痛 4 个月，症状逐渐加重，伴右小腿近端肿胀 2 个月。患者行 X 线及 CT 等检查发现右胫骨近端骨破坏，可见明显软组织肿块（图 2-11-1、图 2-11-2）。行穿刺活检，病理报告为：经典型骨肉瘤。明确诊断后行 4 周期术前化疗。化疗后临床影像评估化疗有效。完善术前检查后，决定行胫骨近端瘤段切除半关节置换术。

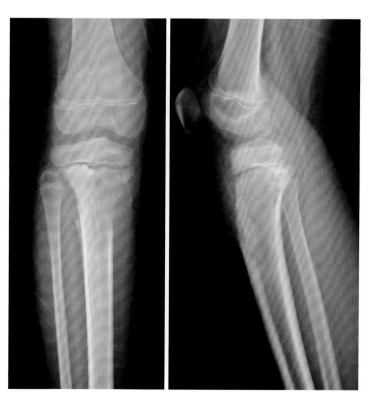

图 2-11-1 胫骨近段的 X 线正、侧位片

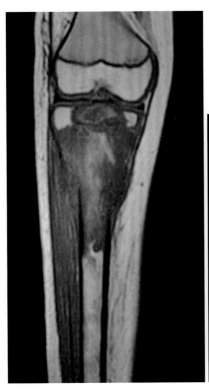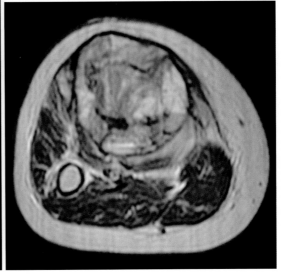

图 2-11-2 胫骨近段 MRI

局部解剖

1. 肿瘤切除部分解剖参见第二章第 10 节。

2. 儿童患者膝关节周围是下肢生长最多的部位，在青春期间儿童下肢生长每年达 3.2～5 cm，其中股骨远端占股骨生长的 70%，胫骨近端占胫骨生长的 57%。

3. 胫骨近端肿瘤手术切除，同时切除胫骨近端骨骺，会造成患儿肢体不等长。如果再安装股骨侧假体，将破坏股骨侧骨骺，进一步加重肢体不等长。可采用只安装胫骨侧假体方式减少下肢不等长。

4. 正常膝关节稳定性主要靠交叉韧带、内外侧副韧带、关节囊维持。普通肿瘤型人工膝关节稳定性，靠金属旋转轴维持。胫骨近端半关节假体与股骨侧无金属部件连接，无法维持膝关节稳定性。因此需要重建交叉韧带、侧副韧带、关节囊，恢复膝关节稳定性。

5. 可以采用加深的关节面垫片、不可吸收材料（缝线、补片）重建交叉韧带、双侧副韧带和关节囊。

术前规划

此患者术前根据影像学评估，发现转移病灶。按照 Enneking 外科切除原则，局部肿瘤应行广泛切除。根据影像学胫骨肿瘤长度 13 cm，设计截骨面距离胫骨平台 17 cm（图 2-11-3）。具体设计原则参见第二章第 10 节。

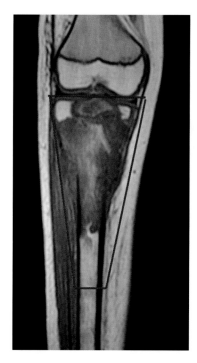

图 2-11-3　手术切除范围示意图

此患者年龄 10 岁，骨骺未闭合，术前计划重建方式选择胫骨近端半关节重建。同时使用不可吸收缝线重建交叉韧带，使用补片重建内、外侧副韧带和关节囊（图 2-11-4）。

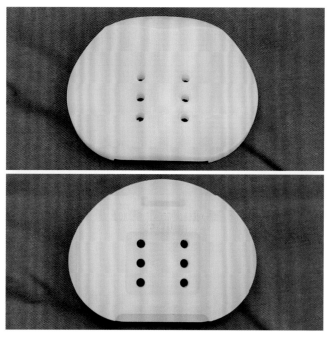

图 2-11-4　特制胫骨假体关节垫片正反面，预留重建交叉韧带用孔洞

手术操作

1. 患者仰卧位手术，先切除胫骨近端肿瘤，并处理胫骨侧髓腔备用。具体肿瘤切除及处理胫骨髓腔部分步骤参见第二章第 10 节。

2. 安装假体前先用人工补片重建关节囊。使用不可吸收线将双层补片和残留后关节囊缝合（图 2-11-5）。

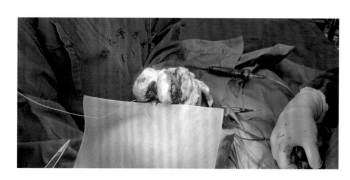

图 2-11-5　使用人工补片重建关节囊，先缝合关节囊后方

3. 用不可吸收线穿过假体平台垫片孔洞，缝合在残留交叉韧带，重建交叉韧带。根据预留孔洞，分别在前、中、后三处缝合（图 2-11-6）。

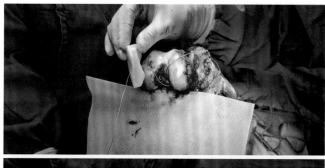

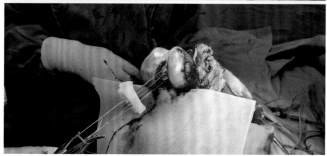

图 2-11-6　将特制垫片缝合到残留交叉韧带，重建交叉韧带

4. 在垫片底部打结，固定垫片。松紧程度控制在垫片可以在股骨髁表面滑动，从伸直位至屈曲90°（图2-11-7）。

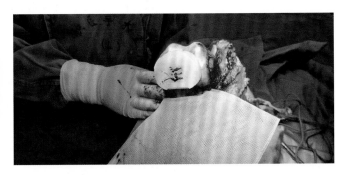

图 2-11-7　在垫片底部打结，固定垫片

5. 安装胫骨侧假体，使用骨水泥固定。骨水泥凝固后，将垫片与假体固定在一起（图2-11-8）。

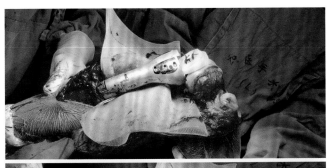

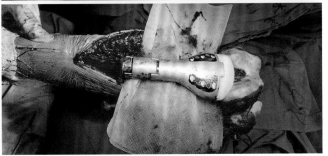

图 2-11-8　骨水泥固定胫骨侧假体后，将垫片固定在假体近端

6. 膝关节伸直位，将补片前侧与假体预留固定髌腱孔洞缝合固定。补片在膝关节两侧分别与内、外侧副韧带残端缝合，重建侧副韧带（图2-11-9）。

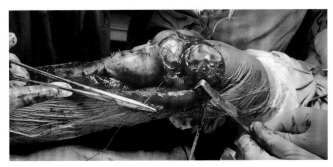

图 2-11-9　伸直位重建膝关节内、外侧副韧带

7. 重建后侧及内、外侧关节囊后，将髌骨复位，将髌腱缝合在补片上，重建伸膝装置（图2-11-10）。

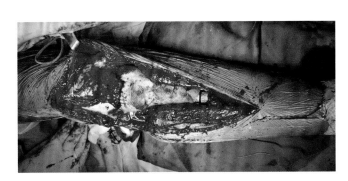

图 2-11-10　重建伸膝装置

8.游离腓肠肌内侧头，向前旋转，覆盖假体前侧（图2-11-11）。

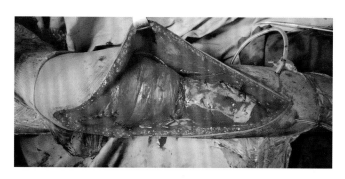

图2-11-11　腓肠肌内侧头移位，覆盖假体前侧

9.放置负压引流管2根，逐层关闭切口。

术后处理

1.术后放置负压引流管1～2根，待全日（24小时）引流量少于20 ml时拔除。术后应用抗生素7～10天。

2.术后给予石膏或支具固定膝关节于伸直位6～8周，固定期间锻炼肢体肌肉等长收缩，6～8周后拆除石膏或支具后，再开始功能锻炼。术后常规用低分子量肝素预防下肢静脉血栓形成。

3.需要化疗患者，术后2周切口拆线后，可以开始化疗。

4.患者定期复查，以便早期发现复发和转移，并指导患者功能锻炼。

术后评估

1.影像学评估

术后全长X线片显示假体下肢力线良好，双下肢等长（图2-11-12A）。术后8年X线片显示，双下肢力线较好。健侧股骨464 mm，胫骨409 mm。患侧股骨453 mm，胫骨362 mm。双下肢全长差38 mm（图2-11-12B）。

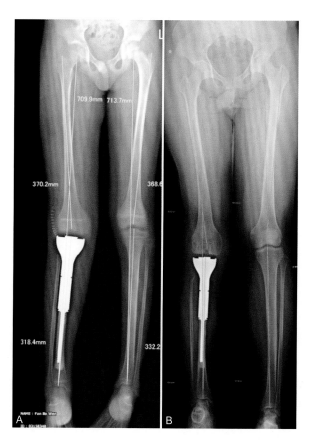

图2-11-12　A.术后全长X线片；B.术后8年全长X线片

2.标本评估

术后切除标本经福尔马林固定后，从外观各面

及剖面判定，确认是否达到术前计划的外科边界（图2-11-13）。

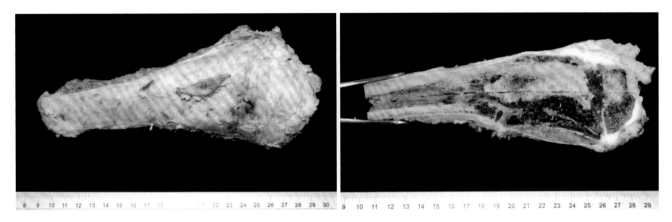

图 2-11-13　切除标本整体及剖面

3.病理评估

术后病理报告：经典型骨肉瘤。

专家点评

胫骨近端是恶性骨肿瘤好发部位，因此胫骨上段肿瘤广泛切除人工关节置换是常见保肢手术方式。手术需要切除有肿瘤的胫骨近端，在安装假体时还要切除部分股骨远端，对于成年人，只要测量安装准确，不会造成双下肢不等长。但是对于在生长发育期的儿童患者，此手术不但切除了可以生长的胫骨近端骨骺，也破坏了股骨远端骨骺。

青春期是骨骼发育成熟前最后一个生长高峰，在青春期男孩下肢长度增长可达 10 cm，女孩 9 cm。其中股骨远端占股骨生长的 70%，胫骨近端占胫骨生长的 57%。儿童生长高峰开始于骨龄 13 岁男孩和 11 岁女孩，峰值大约出现在男孩骨龄 14 岁和女孩骨龄 12 岁。下肢峰值生长可达每年 5 cm。这个生长高峰可以持续 3 年，也就是说男孩 16 岁或女孩 14 后下肢的长度增长就很少。

为减少胫骨近端恶性骨肿瘤儿童患者肢体不等长，可以在切除胫骨近端肿瘤后，只安装胫骨近端假体，修复骨缺损，而不安装股骨侧假体，这样可以保留股骨远端每年 1.3 cm 的生长能力。

只安装胫骨部分假体，可以减少患者肢体不等长，但假体在股骨侧没有金属机械连接，造成膝关节稳定性差，严重影响功能。最常见的问题是膝关节前后脱位、内外翻畸形及行走疼痛。膝关节主要靠交叉韧带维持前后稳定性、双侧副韧带和关节囊维持侧方稳定性。以往用不可吸收线缝合、更深的关节面垫片、不可吸收材料（如不可吸收线或 LARS 韧带）缠绕。我们使用不可吸收 ETHIBOND 5 号线，重建交叉韧带；使用了补片重建双侧副韧带和关节囊，使患者获得良好稳定性从而获得良好的术后功能。

（李　远）

第 12 节　胫骨中段恶性肿瘤地图样切除异体骨重建术

手术指征

1. 发病部位位于骨干或干骺端，未累及关节，手术切除肿瘤后尚能够保留关节，术后功能及远期应用优于人工假体置换。

2. 皮质起病，未累及髓内，切除肿瘤后尚存留一部分骨干皮质骨连续性，考虑到对骨强度影响以及植骨愈合后骨强度优于整段骨干截除重建。

3. 部分软组织恶性肿瘤侵及相邻骨干皮质，手术需将软组织肿瘤连同受侵骨皮质彻底切除的病例，同样适用本术式。

病例资料

患者男性，14 岁。2 周前无意中自触及右小腿近端内后侧肿胀，无疼痛，就诊于当地医院拍摄 X 线片发现右胫骨近端骨病变。既往体健。查体：右小腿近端内后侧可触及肿物，质硬，固定，无活动，局部皮肤颜色、温度正常。

入院后查 X 线片显示：右胫骨近端内后侧皮质病变，病灶内基质不均匀，可见斑片状瘤骨（图 2-12-1）。

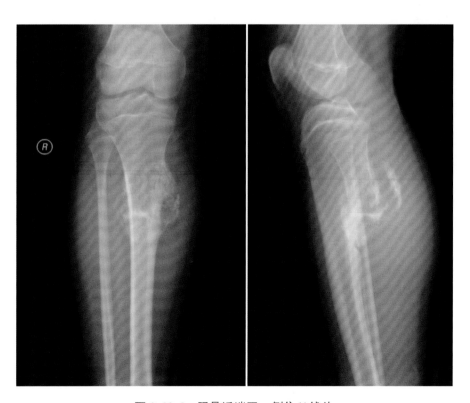

图 2-12-1　胫骨近端正、侧位 X 线片

CT 显示：右胫骨干中上段内后侧皮质病变，病变基底位于骨皮质，呈向外生长宽基底，呈混合性骨质破坏，边界欠清，其内可见斑片状瘤骨，骨质破坏区增强扫描见不均匀强化（图 2-12-2）。

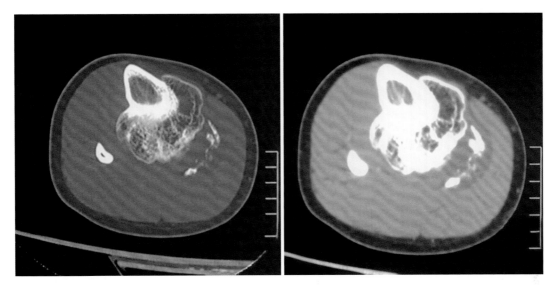

图 2-12-2　CT 骨窗和软组织窗

MRI 显示：右侧胫骨近端可见异常信号突起肿物，以宽基底与胫骨相连，局部骨皮质中断，病灶内信号欠均匀，以骨性信号为主，其内可见线样低信号，增强扫描呈轻度不均匀强化。病灶表面凹凸不平，呈菜花样。病灶周围比目鱼肌肿胀，信号增高，比目鱼肌深面及病灶周围可见液体信号聚集（图 2-12-3）。

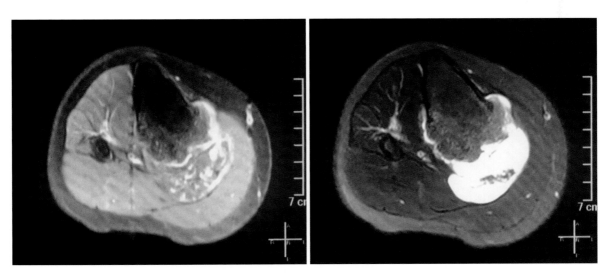

图 2-12-3　MRI

骨扫描显示：右胫骨近端团块状放射性不均匀增高，骨骼其余部分放射性分布大致均匀（图 2-12-4）。

结合临床及影像学表现，诊断考虑为骨膜骨肉瘤。行胫骨干病变地图样切除大块异体骨移植钢板内固定术。

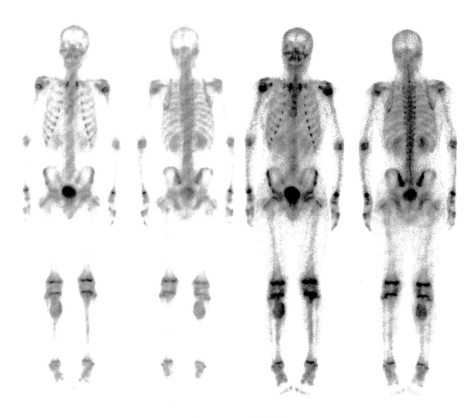

图 2-12-4　骨扫描

局部解剖

1. 小腿分为小腿前区和小腿后区，深筋膜在腓侧发出前后两个肌间隔，附着于腓骨前后缘。小腿的前后肌间隔、胫腓骨及其间的骨间膜与小腿前区的深筋膜，共同围成外侧骨筋膜鞘和前骨筋膜鞘（图 2-12-5）。

2. 小腿外侧骨筋膜鞘内容纳外侧肌群和腓浅神经；前骨筋膜鞘内容纳前群肌、胫前动静脉及腓深神经。

3. 小腿后区的深筋膜与小腿后肌间隔、骨间膜及胫腓骨，共同围成后骨筋膜鞘，鞘内容纳小腿后群肌、胫后动静脉及胫神经（图 2-12-6）。

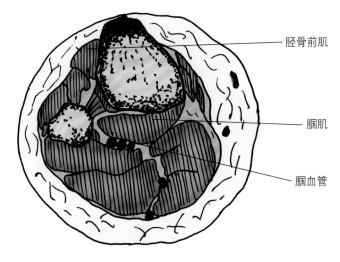

胫骨前肌

腘肌

腘血管

图 2-12-5　胫骨近端横断面解剖

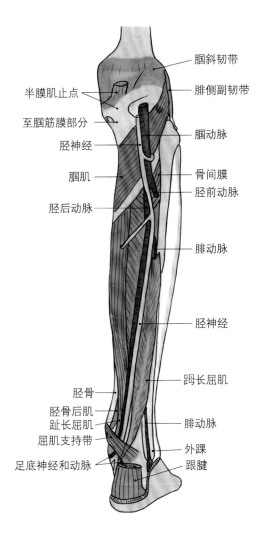

图 2-12-6　小腿后侧血管和神经

（半膜肌止点、腘斜韧带、腓侧副韧带、至腘筋膜部分、胫神经、腘肌、胫后动脉、胫骨、胫骨后肌、趾长屈肌、屈肌支持带、足底神经和动脉、腘动脉、骨间膜、胫前动脉、腓动脉、胫神经、踇长屈肌、腓动脉、外踝、跟腱）

术前规划

1. 按照骨骼肌肉系统肿瘤 Enneking 外科分期原则，结合临床及影像学表现，该病变属于 IB 期肿瘤。病变位于胫骨干中上段，皮质发病，病变区域髓腔内无异常，病变仅累及胫骨周径后内 1/2，切除肿瘤后尚可余留正常胫骨皮质达周径的 1/4～1/3，故拟行计算机导航辅助右胫骨干病变地图样切除大块异体骨移植钢板内固定术。

2. 术前制备 3D 打印模型供术前设计及术中参考（图 2-12-7A）。

3. 术前将 CT、MRI 数据导入计算机辅助设计软件，距离肿瘤外 1 cm 设定为肿瘤切除的安全外科边界（图 2-12-7B）。

4. 术中使用计算机导航辅助工具，按术前设计实施截骨，达到广泛切除的安全外科边界。

5. 切除后骨缺损用大段异体骨后移植，异体骨仍需地图样截骨，截取并修整形状合适后植于胫骨骨缺损处，胫骨内外双侧钢板固定。

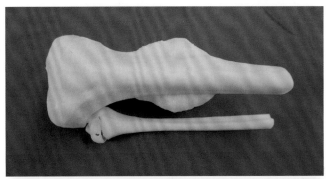

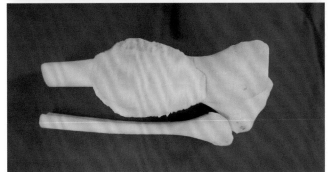

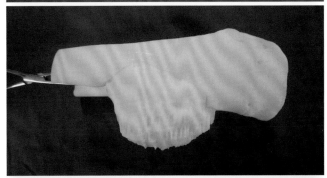

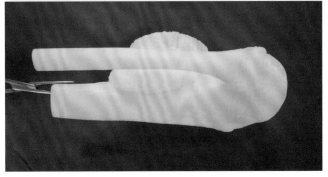

图 2-12-7A　术前制备 3D 打印模型

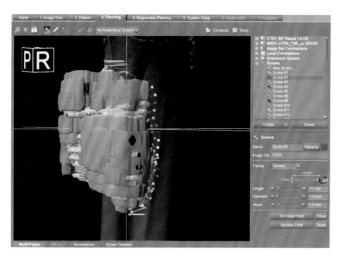

图 2-12-7B　术前计算机导航设计

3. 切开皮肤及皮下组织，可见胫骨干中上段内后侧包块，于包块外分离，切断小腿后群肌肉附丽，显露胫后血管及神经，将其与肌肉一并向后牵拉并保护，充分显露肿块周边（图 2-12-9）。

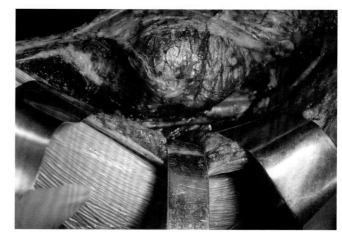

图 2-12-9　显露肿瘤内后侧

手术操作

1. 患者麻醉满意后取仰卧位，常规消毒铺单，气囊止血带下手术。

2. 切口：右小腿中上段前侧纵向切口，近端切口绕髌骨内侧缘（图 2-12-8）。

4. 根据术前设计的截骨平面，应用术中计算机导航设备，距离肿块外缘 1 cm 以远标记截骨各点并连接成线，确定安全的外科切除边界（图 2-12-10）。

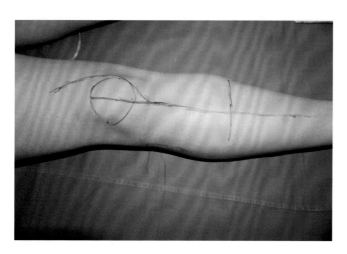

图 2-12-8　切口

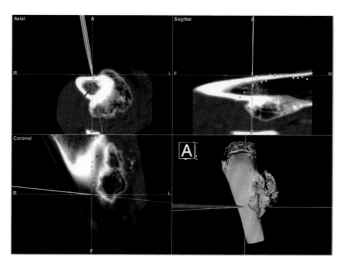

图 2-12-10　术中使用导航设备确定切除范围

5. 用微型摆锯、骨凿等做地图样截骨，完整切除胫骨干内后侧病灶，截骨断面髓腔内骨质正常（图 2-12-11）。

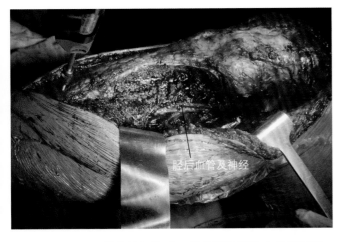

图 2-12-11　胫骨病灶切除后，截骨断面髓腔内骨质正常

6. 深低温冷冻保存的大段异体骨，经复温后，根据宿主骨缺损形状，截取合适的同部位骨质（图 2-12-12）。

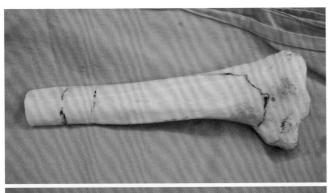

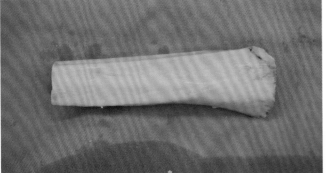

图 2-12-12　大段异体骨，地图样截骨，截取合适形状异体骨段

7. 将截取的大块异体骨植于宿主骨缺损处，用 2 枚拉力螺钉固定，胫骨近端内外侧双钢板及钛缆固定（图 2-12-13 ～ 图 2-12-15）。

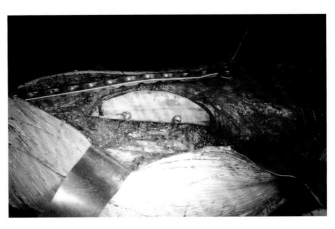

图 2-12-13　大块异体骨植骨内固定

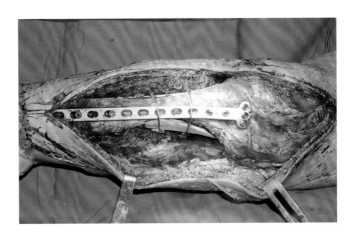

图 2-12-14　大块异体骨植骨内固定

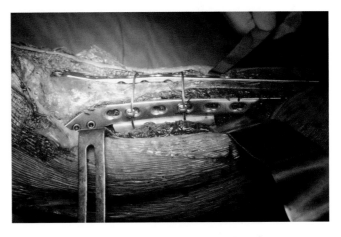

图 2-12-15　大块异体骨植骨内固定

8. 放置引流管，缝合切口（图 2-12-16）。

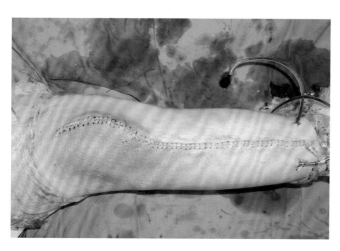

图 2-12-16　放置引流管，缝合切口

术后处理

1. 待术后全天（24 小时）引流量少于 20～30 ml 拔除引流管，切口定期换药观察，术后 2～3 周拆线。

2. 术后卧床 7～14 天，练习股四头肌肌力、踝关节背伸跖屈运动锻炼小腿肌肉力量，预防静脉血栓。

3. 术后 14 天下肢肌力恢复后可下地，扶双拐患肢部分负重。

4. 术后每 3 个月复查，待异体骨愈合后逐步增加患肢负重受力，直至完全负重。建议 18～24 个月内均需扶拐或使用手杖保护。

术后评估

1. 影像学评估

术后 X 线片见图 2-12-17。

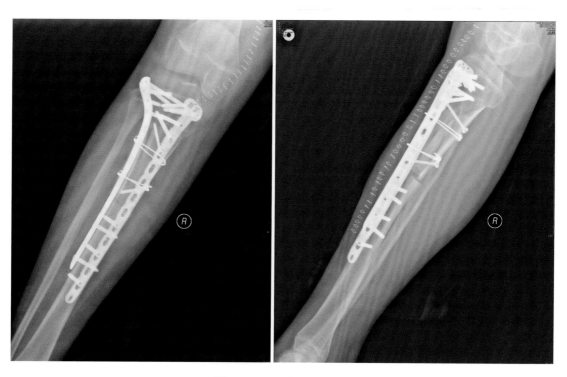

图 2-12-17　术后 X 线片

2. 标本评估

术后切除标本经福尔马林固定后，从外观和各向剖面，确认是否达到术前计划的外科边界（图 2-12-18）。

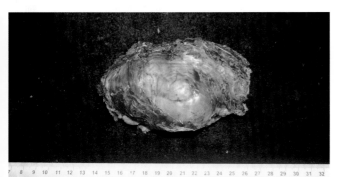
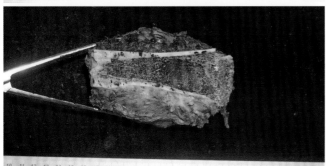
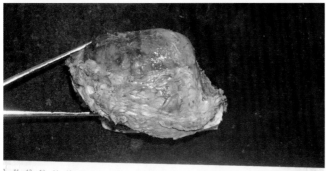
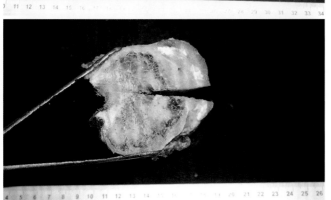

图 2-12-18　术后标本外观及剖面

3. 病理评估

术后病理报告：骨膜软骨肉瘤，切缘未见肿瘤。

专家点评

骨膜软骨肉瘤是一种少见类型的软骨肉瘤，为低度恶性肿瘤，常发生在长骨的骨干两端，以股骨干远端、胫骨干近端多见。

骨膜软骨肉瘤起自皮质骨表面，向外生长为肿块，而不累及髓腔内。术前需完善影像学检查，确定病变区域髓腔是否受累。同时，需确定病灶累及骨皮质的范围（包括上下径长度及周径累及范围），设计安全的切除边界。如病变周径累及过大，截骨后残存皮质骨过少，勉强保留易发生骨折，则不适于采用本手术方式。

地图样截骨的关键是确定术中截骨线，使用计算机导航设备能够极大地增加确定截骨线的准确性。术前将肿瘤的影像学数据导入计算机导航工作站，标记肿瘤范围，距离肿瘤以远 1 cm 标记为安全的截骨边界。手术时将设计的 DICOM 数据导入术中导航工作站并与术中扫描的影像数据融合，利用计算机导航的实时标记功能，按术前设计在术野内确定截骨线，以达到广泛切除的安全外科边界。

地图样截骨的截骨线多有不规则的曲线，术中需将磨钻、骨凿及微型摆锯等多种工具联合应用，确保精确截骨，在彻底切除肿瘤的前提下，尽可能多地保留自体正常骨质，避免术中及术后骨折的发生。

异体骨植骨愈合时间较正常骨折愈合时间长，在确定愈合之前，患肢应避免完全负重，并需要定期复查。

（单华超　李　远）

第 13 节　胫骨干恶性肿瘤广泛切除异体骨重建术

手术指征

1. 胫骨中段骨原发恶性肿瘤（Enneking 分期ⅠA、ⅠB、ⅡA 期及化疗反应好的ⅡB、ⅢB 期肿瘤）；部分转移性肿瘤；侵及、包绕胫骨近端的软组织肉瘤。

2. 肿瘤水平胫后血管束和神经未受侵，位于肿瘤间室外或反应区外，手术中可疏松分离。

3. 肿瘤段广泛切除后，残存干骺端长度能够满足钢板螺钉或交锁髓内钉固定需要。

4. 广泛切除肿瘤后，存留可接受的软组织覆盖；或通过软组织转移获得可接受的软组织覆盖。

病例资料

患者女性，23 岁。左小腿轻度阵发性疼痛 6 个月，并逐渐加重，伴小腿中段隆起 3 个月。当地医院拍摄 X 线片及 CT 检查发现左胫骨中段前方皮质增厚，皮质内溶骨性破坏，诊断为胫骨肿瘤，在当地医院行切开活检，病理报告为："低度恶性血管源性肿瘤"。为进一步诊治来我院就诊（图 2-13-1）。入院后行 CT 增强扫描、MRI 检查，显示病变位于胫骨前侧皮质内，溶骨性破坏，破坏区内未见成骨改变和钙化，皮质有破损，骨外无明显软组织肿块，病变区髓腔内信号异常。病变上、下端皮质反应性增厚。同位素骨扫描显示单发病变（图 2-13-2 ~ 图 2-13-5）。常规化验结果未见明显异常。外院病理片经我院会诊为：血管内皮瘤。

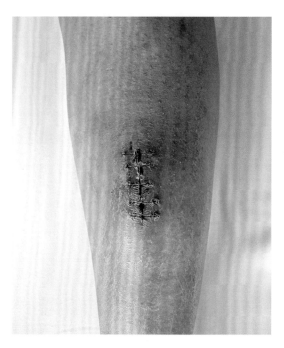

图 2-13-1　病变部位外观

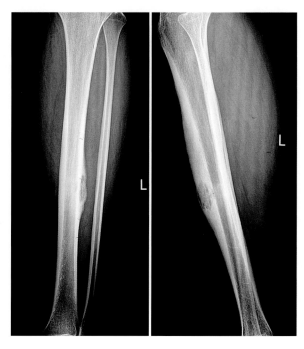

图 2-13-2　胫骨中段皮质肿瘤（血管内皮瘤）正、侧位 X 线片

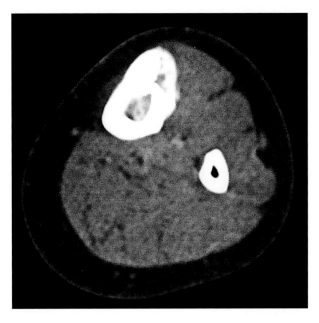

图 2-13-3 CT 显示肿瘤范围及与周围结构的关系

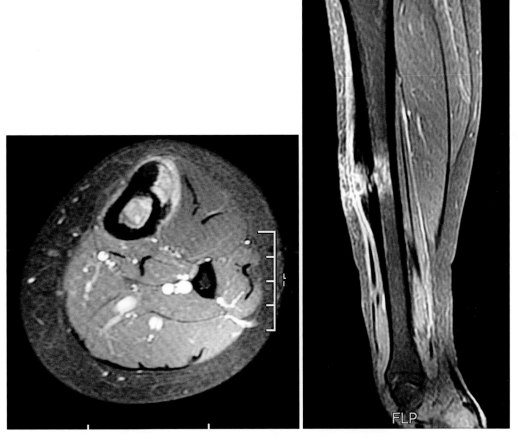

图 2-13-4 MRI 显示肿瘤范围及与周围结构的关系

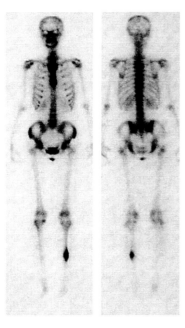

图 2-13-5　同位素骨扫描显示为单发病变

局部解剖

1. 胫骨中段是恶性骨肿瘤的好发部位，尤因（Ewing）肉瘤、少部分骨肉瘤、骨表面骨肉瘤、血管肉瘤（血管内皮瘤）、造釉细胞瘤等恶性骨原发肿瘤，均常发生于此。另外，该部位的深层软组织肉瘤也常侵蚀或包绕胫骨干，切除时需将受侵骨干一并切除。该部位肿瘤广泛切除后功能重建的好坏，影响患者的行走；重建方式的持久性，影响患者远期功能。

2. 包绕胫骨干的小腿肌肉主要负责踝关节和足趾的屈伸，维持足踝的力量和稳定性（图 2-13-6A）。胫骨干恶性肿瘤要求的广泛切除依肿块的大小，或多或少均要切除部分周围肌肉，从而影响足踝的力量，甚至影响屈伸活动。应合理评估取舍术中周围肌肉的去

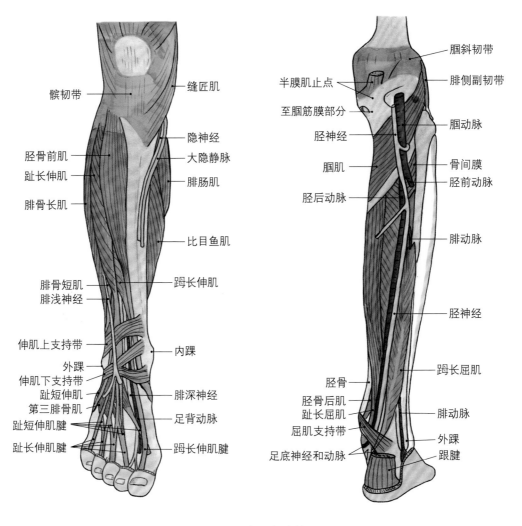

图 2-13-6A　小腿部分前后面观

留量，不应为更多功能的保留而牺牲外科边界。

3. 经过该部位的主要血管神经束包括前外侧的胫前血管束和腓深神经、后方的胫后血管束和胫神经（图 2-13-6B）。当肿瘤有较大软组织肿块时，常与股血管束关系紧密。术前应判断血管处能否取得可接受的外科边界，术中仔细分离，必要时将血管外膜连同肿块一并切除。当胫后血管正常时，牺牲胫前血管一般不会引起明显的血供不足。

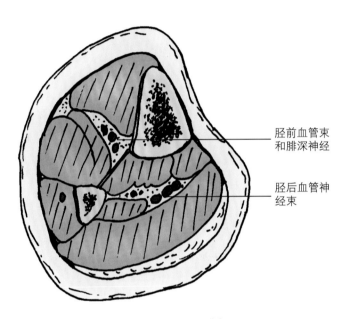

胫前血管束
和腓深神经

胫后血管神经束

图 2-13-6B　小腿横断面

术前规划

1. 血管内皮瘤为低度恶性肿瘤，对化疗不敏感，治疗主要为外科手术切除。此病例因未见骨外软组织肿块但皮质有破损，按照 Enneking 外科切除原则，属 ⅠB 期肿瘤，应达边缘至广泛的切除边界。此病例因髓腔内受侵，所以切除范围应包括含病灶上下端各 3 cm 的整段胫骨干及包裹的骨膜和骨膜外相邻的部分肌肉，当然一同切除的还应包括整个切开活检的手术通道（图 2-13-7）。

2. 腓骨距离胫骨较远，一般可保留。保留腓骨对于肢体长度掌握、旋转度控制、术后稳定和支撑均有意义。但当肿块向外后侧较大侵及腓骨时，不应为上述便利而勉强保留腓骨。

3. 交锁髓内钉和单 / 双侧的跨越移植骨的长钢板均是较好的固定方式。但髓内钉有时不能很好地控制移植骨的旋转和微动，必要时可在接触端加用小钢板固定。

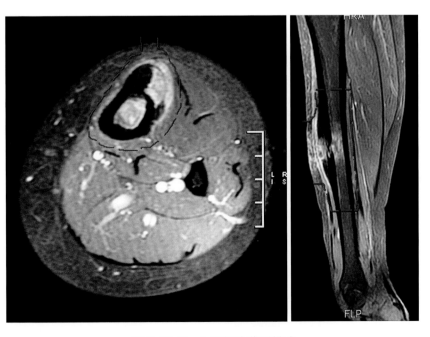

图 2-13-7　广泛切除范围模式

手术操作

1. 患者麻醉后取平卧位，消毒范围应包括左下肢和左足。手术应尽可能在止血带下进行，以减少出血。

2. 小腿中段前侧切口，原活检手术瘢痕处梭形切开（图2-13-8）。

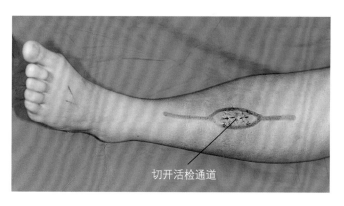

切开活检通道

图2-13-8　手术切口及活检通道梭形切开

3. 切开皮肤及皮下组织，将原切开活检通道全层连同病变区域一并切除。内侧经皮下分离至胫骨后方，外侧将紧贴胫骨病变区的部分胫前肌一并切除（图2-13-9）。外侧游离出胫前血管束和腓深神经，分离至骨间膜。

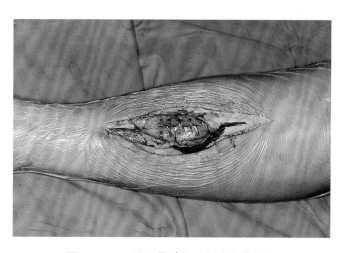

图2-13-9　沿胫骨肿物两侧分离软组织

4. 测量后确定胫骨上下截骨端的位置，紧贴胫骨剥离远近截骨端处软组织，切开骨膜一周，套入钢丝锯，截断远近截骨端（图2-13-10）。

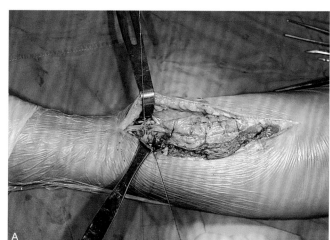

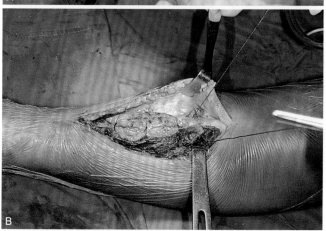

图2-13-10　A.截断胫骨远端；B.截断胫骨近端

5. 提起截断的胫骨，游离深方的胫后血管束和胫神经，切断骨间膜，将胫骨段深面相邻肌肉一同切除，取下切除的肿瘤胫骨段（图 2-13-11）。松止血带。

6. 取复温好的深低温骨库保存同种异体胫骨干，截取相应的长度，反复冲洗，去除髓腔内骨髓成分（图 2-13-12）。

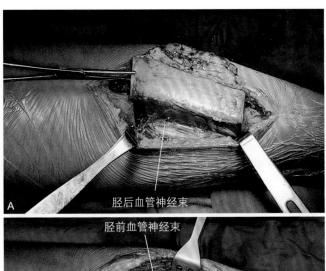

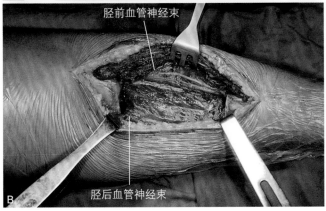

图 2-13-11　A.提起截断的胫骨，游离深方的胫后血管束和胫神经；B.取下切除的肿瘤胫骨段，显露胫前、胫后血管神经束

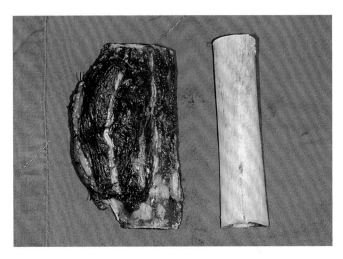

图 2-13-12　将异体骨截取同样长度

7. 将处理好的异体骨段置入骨缺损部位，试行复位，修整断端，直至位置满意（图 2-13-13）。

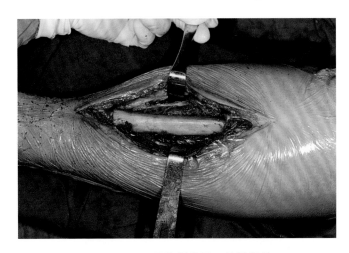

图 2-13-13　异体骨段置入骨缺损处

8. 髌韧带止点上方纵行切开，纵行劈开髌韧带，在此部位开孔、插入导针、扩髓、顺行插入胫骨交锁髓内钉（图 2-13-14A ~ D）。

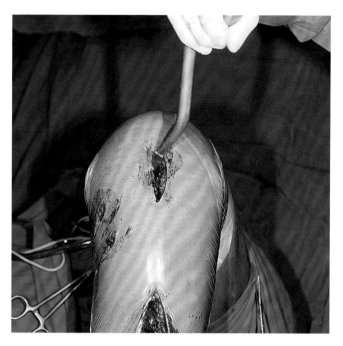

图 2-13-14A 胫骨上段开孔、扩髓

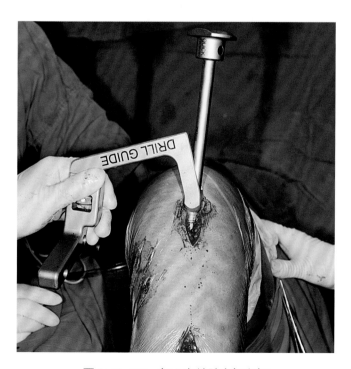

图 2-13-14B 打入交锁髓内钉主钉

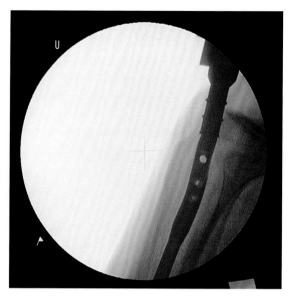

图 2-13-14C 透视位置满意（上段）

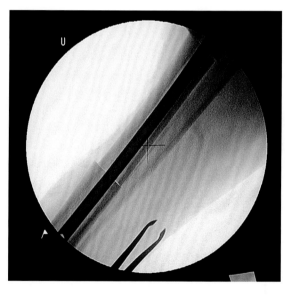

图 2-13-14D 透视位置满意（中段）

9. 导向器指引下锁定上端两枚锁钉（图 2-13-15A ~ C ）。

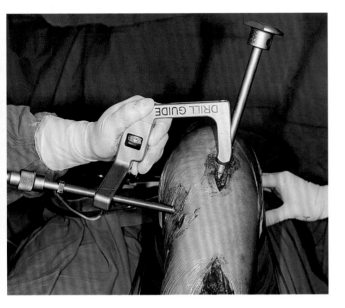

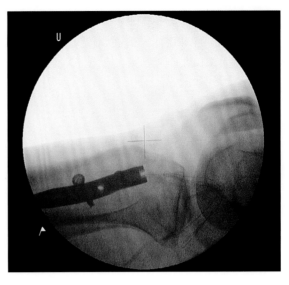

图 2-13-15C　导向器指引下锁定上端锁钉（侧位）

图 2-13-15A　导向器指引下锁定上端锁钉

10. 透视下锁定远端两枚锁钉（图 2-13-16A、B ）。

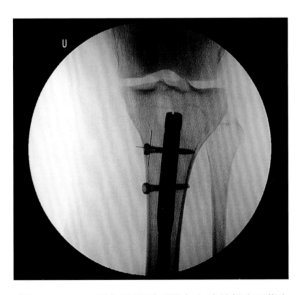

图 2-13-15B　导向器指引下锁定上端锁钉（正位）

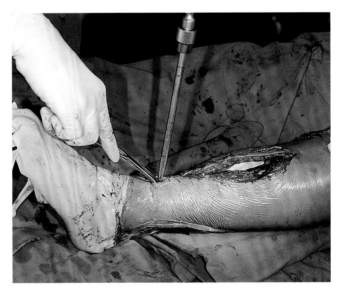

图 2-13-16A　透视下锁定远端锁钉

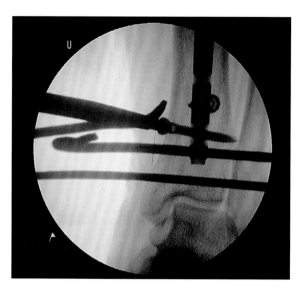

图 2-13-16B 透视下锁定远端锁钉

12.放置引流管，逐层缝合切口（图 2-13-18）。

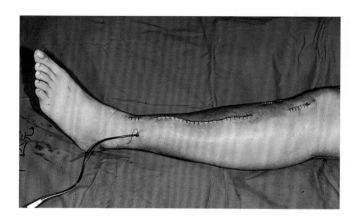

图 2-13-18 缝合切口及引流管

11.固定完成，透视位置满意后，冲洗切口，取松质骨碎屑（可用自体髂骨或异体骨残余部分的松质骨）在异体骨段上下接触端周围植骨（图 2-13-17）。

术后处理

1.放置负压引流管 1 根，待全天（24 小时）引流量少于 20 ml 时拔除。

2.术后应用抗生素 7 ~ 10 天。术后卧床 4 周，待软组织愈合后开始膝、踝关节屈伸功能锻炼和下地少部分负重站立行走。卧床期间即可开始肌肉等长收缩训练。站立行走应循序渐进，早期宜多站少走，逐渐增加行走量和负重量，但原则上在骨愈合前不应完全负重。

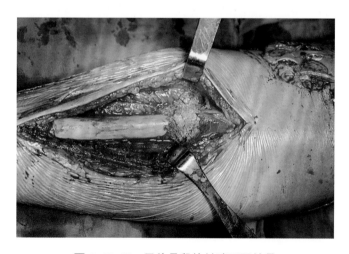

图 2-13-17 异体骨段接触端周围植骨

术后评估

1.影像学评估

术后摄正、侧位 X 线片（图 2-13-19）。

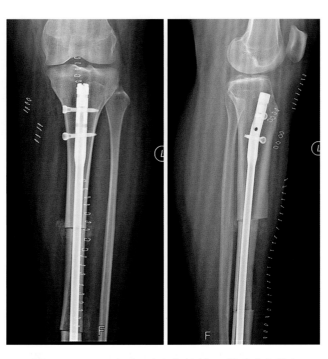

图 2-13-19A　术后正（左）、侧位 X 线片（上段）

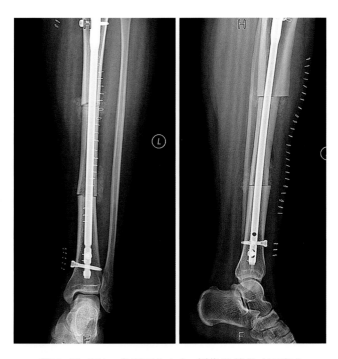

图 2-13-19B　术后正（左）、侧位 X 线片（下段）

2.标本评估

术后切除标本经福尔马林固定后，从外观和各向剖面，确认是否达到术前计划的外科边界（图 2-13-20A~D）。

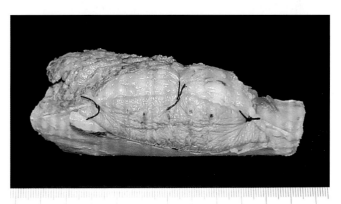

图 2-13-20A　标本前面及切除的活检道

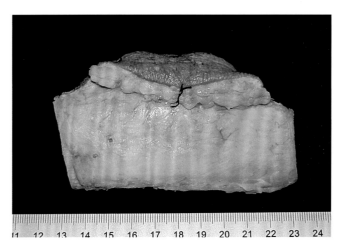

图 2-13-20B　标本侧面

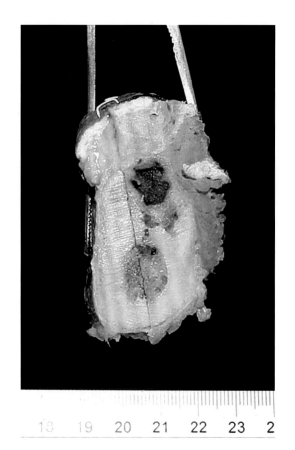

图 2-13-20C　标本横断面

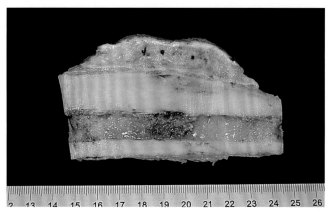

图 2-13-20D　标本纵剖面

3.病理评估

术后病理报告：血管内皮瘤，断端未见肿瘤。

专家点评

长管状骨的骨干是仅次于干骺端的骨肿瘤好发部位，同干骺端发生的肿瘤不同，骨干部位的肿瘤在行广泛切除时，一般可保留住邻近关节。因此，该区域肿瘤切除后，不需考虑关节的重建，主要都是围绕骨干缺损后的替代材料和固定方式来讨论。

应用同类生物材料替代并追求同宿主骨的愈合，是人们最大的希望，因此骨移植自然成为首选。自体骨移植虽不存在组织相容性问题，但可供骨来源有限，可供骨与缺损骨形态差异较大，并不能完全满足节段性骨干缺损的重建要求。大段异体骨的移植虽存在一定组织相容性问题，并有感染、不愈合、异体骨骨折等并发症，但丰富的来源和形态仍使之成为一个主要手段。近年随着假体材料和固定技术的提高，应用于节段性骨干缺损的插入型假体的报道也日渐增多。

骨干节段异体骨移植同异体半关节移植相比，因异体骨髓内成分清除彻底、软组织覆盖好、不需关节活动锻炼等因素，术后感染的发生率明显低于后者。加之有两个骨连接端，所以它的术后主要问题是异体骨愈合问题。接触端适当的植骨有利于骨愈合。2年以上仍不愈合，可考虑重新切开清理骨端并再植骨以促进愈合。

应用在骨干节段异体骨移植时的内固定，主要为交锁髓内钉和钢板螺钉。前者优点为髓内中心固定，应力分布均匀，有报道，髓内钉固定异体骨骨折的发生率低于钢板固定；后者优点为骨端接触紧密，便于骨愈合。为增加骨端的稳定性和接触的紧密性，在交锁髓内钉固定的同时，接触端再加用小钢板固定，同时在周围植入自体或异体松质骨，对提高愈合率有帮助。

（郝　林）

第 14 节　胫骨远端恶性肿瘤广泛切除异体骨重建踝关节融合术

手术指征

1. 胫骨远端骨原发恶性肿瘤，如骨肉瘤、尤因（Ewing）肉瘤、多形性未分化肉瘤等；部分骨破坏严重的良性侵袭性肿瘤，如骨巨细胞瘤等。

2. 肿瘤水平胫后血管束未受侵，位于肿瘤间室外或反应区外，手术中可分离，能够达到安全切除的外科边界。

3. 关节内无裸露肿瘤，关节液未受侵；或虽有侵犯但可通过关节外切除获得可接受的外科边界。

4. 广泛切除肿瘤后，存留可接受的软组织覆盖；或通过软组织皮瓣转移获得可接受的软组织覆盖。

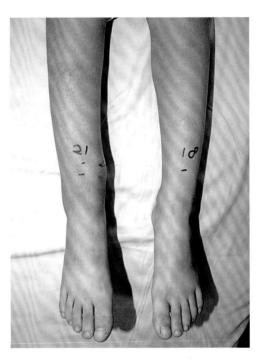

图 2-14-1　患肢外观

病例资料

患者男性，11 岁。因右踝关节疼痛 2 个月并逐渐加重伴肿胀入院（图 2-14-1）。X 线片及 CT、MRI 检查发现右胫骨远端溶骨性破坏，伴有软组织肿块，破坏区内肿瘤性成骨（图 2-14-2 ~ 图 2-14-4）。入院后经穿刺活检，活检病理诊断：骨肉瘤。确诊后行化疗：甲氨蝶呤（10 g/m² ）2 次、多柔比星（30 mg/m²×3 天）1 次、异环磷酰胺（3 g/m²×5 天）1 次。化疗反应良好，化疗后疼痛减轻，水肿消失，包块变小。X 线片及 CT 显示包块边界清晰，周缘硬化明显（图 2-14-5）。经新辅助化疗后，进一步拟手术行胫骨远端瘤段截除、大段异体骨置换、踝关节融合、髓内钉固定术。

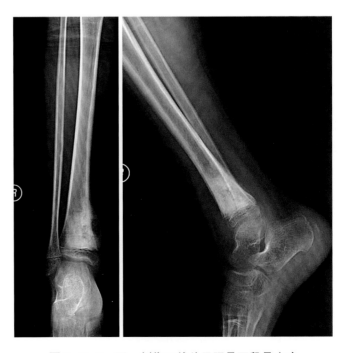

图 2-14-2　正、侧位 X 线片示胫骨下段骨肉瘤

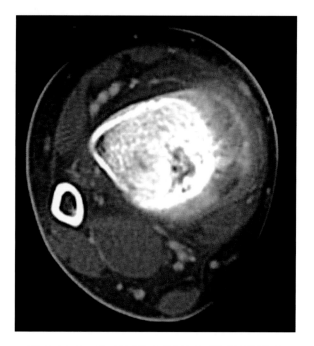

图 2-14-3　CT 显示肿瘤范围及与周围结构关系

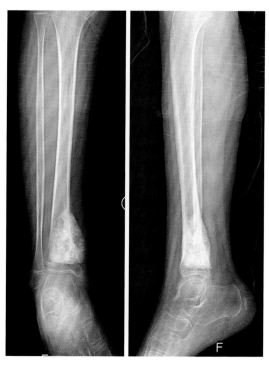

图 2-14-5　化疗后正、侧位 X 线片，显示化疗反应良好

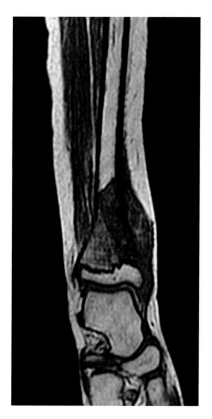

图 2-14-4　MRI 显示肿瘤范围及与周围结构关系

局部解剖

1. 胫骨远端干骺端是骨原发恶性肿瘤较常见的发病部位，该部位肿瘤广泛切除后功能重建的好坏，影响患者的身体支撑和行走；重建方式的持久性，影响患者远期功能。

2. 胫骨远端周围主要为腱性组织通过和关节囊、韧带附着，肌肉附丽点较少。肿瘤对于周围腱性组织和血管神经束主要以推挤为主，直接浸润较少，术中便于分离。

3. 踝关节融合后对下肢功能影响较小，而稳定的踝关节融合术既增加下肢行走的稳定性，又便于植入大段异体骨的固定和愈合。胫骨长轴向下延伸与距骨、跟骨贯穿。依据这一解剖特点，应用髓内钉逆行穿入，虽损失部分距下关节活动，但换来稳定的贯穿中心固定，是值得的。

4. 腓骨远端在下胫腓关节处与胫骨远端相距很近，部分胫骨远端肿瘤包块或反应区会侵及或包绕腓骨，这种情况下应将腓骨远端（下胫腓关节）一并切除。

术前规划

按照 Enneking 外科切除原则，对于术前化疗反应良好的 ⅡB 期肿瘤，应行广泛的切除。此病例手术切除应包括胫骨远端及软组织包块，及其外包绕的软组织袖（反应区）。下胫腓关节虽未受侵，但因韧带连接密切，亦可一并切除。同时应切除穿刺道全层、附着于胫骨远端的关节囊和韧带起止点。截骨部位应距最远骨或软组织病变边界 3 cm 以上（图 2-14-6）。

胫骨远端切除后，为获得稳定的下肢功能，需行大段骨移植，并将植骨上下端融合。该部位取自体骨移植无法实现，故行异体骨移植。内固定要求将足部骨、异体骨、残余胫骨稳定地连接为一体，故选用带锁髓内钉固定。髓内钉从足底穿入点位于第二、三足趾间纵轴连线与内外踝横轴连线的交会点（图 2-14-7）。

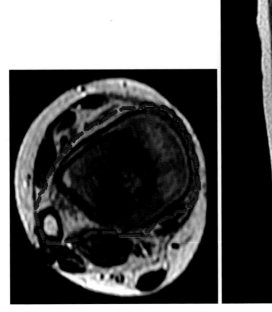

图 2-14-6 术前设计切除范围

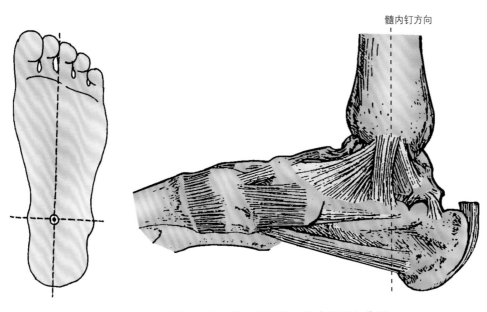

图 2-14-7 髓内钉足底入针点及纵向位置

手术操作

1. 患者麻醉后取平卧位，手术在止血带下进行，以减少出血。

2. 因胫骨远端前内侧覆盖薄，结构简单，故穿刺活检经前内侧进行。同理取胫骨远端前内侧切口，切口长度超过预计截骨水平，远端超过踝关节水平，穿刺活检道处梭形切开（图2-14-8）。

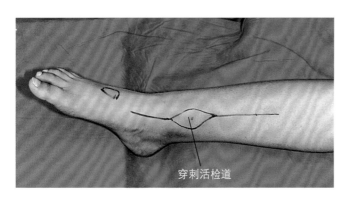

穿刺活检道

图2-14-8　手术切口

3. 梭形切开的穿刺道及周围组织全层与将切除的胫骨远端整体相连，为防止脱落将全层边缘缝合固定。向两侧翻开皮瓣，显露胫后肌腱（图2-14-9）。

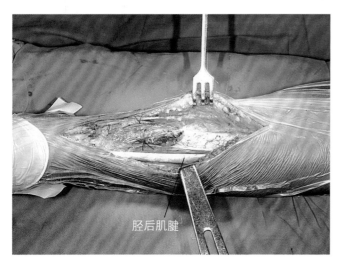

胫后肌腱

图2-14-9　浅层分离

4. 游离胫后肌腱，切开踝管支持带，将胫后肌腱从踝管中游离出（图2-14-10）。

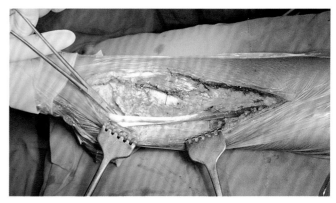

图2-14-10　切开踝管支持带，游离胫后肌腱

5. 继续向后分离，将趾长屈肌腱及后方胫后血管神经束游离（图2-14-11）。

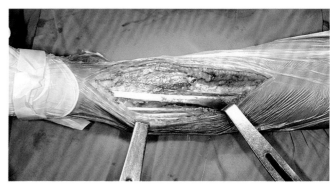

图2-14-11　游离趾长屈肌腱及胫后血管神经束

6. 向后牵拉游离好的踝管内肌腱及血管神经，显露胫骨远端后侧（图2-14-12）。

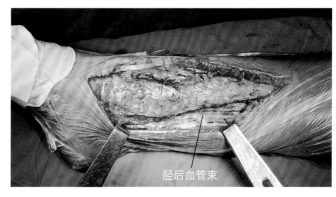

胫后血管束

图2-14-12　踝管内肌腱及血管神经

7. 游离胫骨远端外侧胫前肌腱、蹬长伸肌腱、趾长伸肌腱和胫前血管束，牵拉向外侧，切开踝关节囊，显露踝关节（图 2-14-13）。

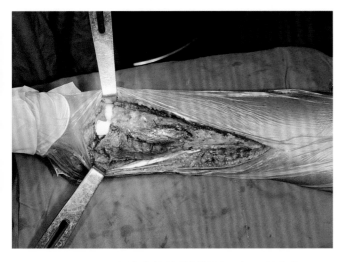

图 2-14-13　向外牵拉前外侧结构，切开关节囊

9. 截断胫骨，在下胫腓关节上部截断腓骨，将胫骨远端提起，游离胫骨远端后方及外后方（图 2-14-15）。

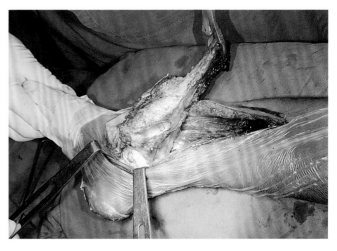

图 2-14-15　游离后方结构，切开后关节囊，取下胫骨远端和腓骨远端（下胫腓关节）

8. 显露胫骨干至预计截骨区域，测量好截骨长度，切断截骨处骨膜一周，套入钢丝锯，准备截骨（图 2-14-14）。

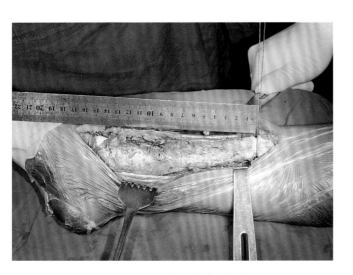

图 2-14-14　测量长度后截骨

10. 取下胫骨远端后可于截骨近端髓腔取骨髓组织做快速冰冻病理检查以确认截骨处髓腔正常（图 2-14-16）。

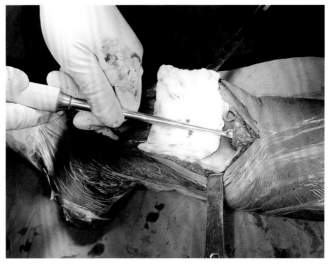

图 2-14-16　取截骨近端髓腔骨髓组织做快速冰冻病理检查

11. 松止血带止血，图2-14-17显示去除胫骨远端后的空腔、距骨软骨面和腓骨远端残端。

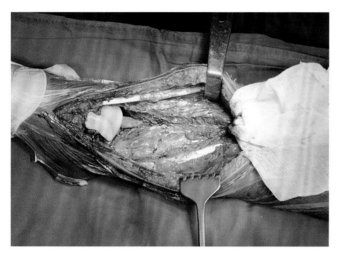

图2-14-17　去除胫骨远端后的空腔

12. 取骨库保存深低温冷冻异体胫骨远端，经复温后备用，按需要截取相应长度，去除关节面软骨（图2-14-18A、B）。

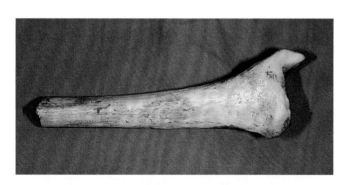

图2-14-18A　复温好的骨库保存深低温冷冻异体胫骨远端

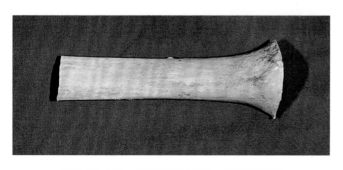

图2-14-18B　截取相应长度，去除关节面

13. 将异体骨骨髓成分去除，松质骨处打孔反复冲洗至白色。截下的剩余松质骨可修整成碎屑或细骨条，以备骨接触端植骨之用（图2-14-19A、B）。

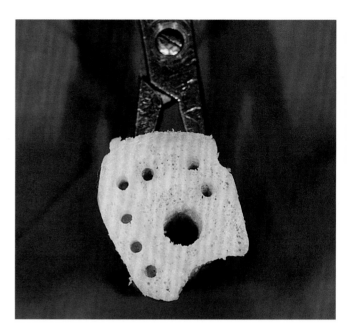

图2-14-19A　打孔冲洗后

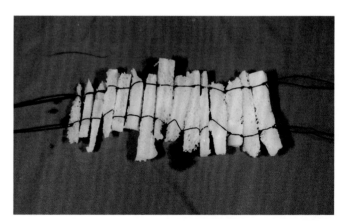

图2-14-19B　切取松质骨条

14. 用磨钻去除距骨的软骨面（图 2-14-20）。

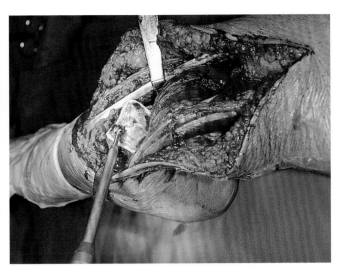

图 2-14-20　去除距骨软骨面

15. 将复温好并修整完的异体骨植于骨缺损处，试行复位。异体骨的松质骨侧与去除软骨面的距骨接触，皮质骨侧与胫骨断端接触（图 2-14-21）。

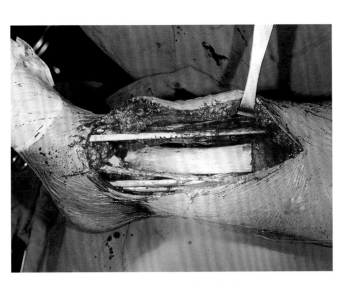

图 2-14-21　将异体骨复位

16. 用带锁髓内钉从足底穿入，髓内钉穿过跟骨、距骨、异体骨和胫骨干近端（图 2-14-22）。

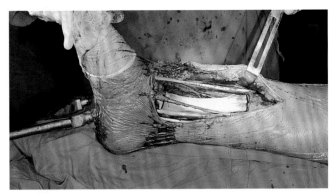

图 2-14-22　穿入带锁髓内钉

17. 分别在导向器下和透视下锁定远近端的锁钉，远端锁钉固定在跟骨和距骨（图 2-14-23A、B）。

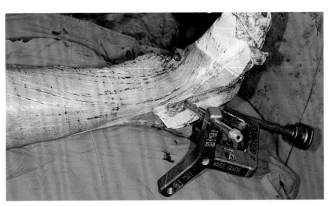

图 2-14-23A　远端锁定螺钉固定

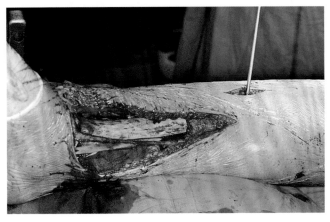

图 2-14-23B　透视下近端锁定螺钉固定

18.将松质骨碎屑在骨干接触端周围植骨或将松质骨条排列捆绑在接触端周围（图 2-14-24 ）。

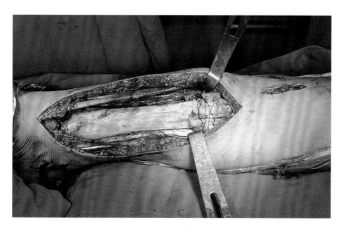

图 2-14-24　骨接触端植骨

19.如异体骨仍有微动，还可在骨干侧接触端小钢板固定（图 2-14-25 ）。

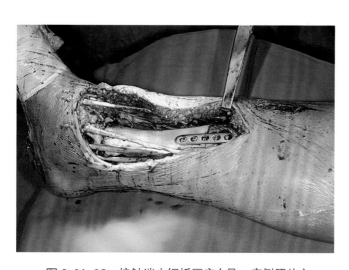

图 2-14-25　接触端小钢板固定（另一病例照片）

20.放置引流管，逐层缝合切口（图 2-14-26 ）。

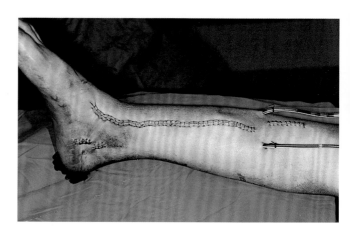

图 2-14-26　放置引流管，缝合切口

术后处理

1.因大段异体骨移植后感染发生率较高，故术后应用抗生素 10 ~ 14 天。

2.引流管在全天（ 24 小时）引流量少于 20 ml 后拔除。术后 2 ~ 3 周切口拆线。

3.术后患肢石膏托固定 3 个月。

4.术后 3 个月拆除石膏后拄拐下地活动，患肢部分负重，逐渐增加负重量。

5.门诊定期复查，待 X 线片显示异体骨完全愈合后弃拐完全负重。异体骨通常愈合缓慢，建议患者术后 2 年内均拄拐保护。

年复查，患者下肢行走功能良好，局部无肿瘤复发，融合稳定，内固定位置良好（图 2-14-28 ）。

术后评估

1. 影像学评估

术后拍摄正、侧位 X 线片（图 2-14-27 ）。术后 5

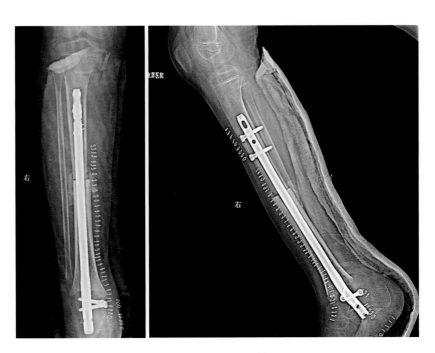

图 2-14-27　术后正、侧位 X 线片

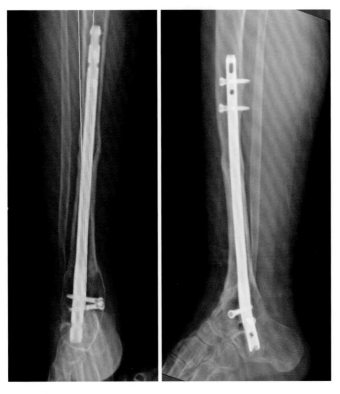

图 2-14-28　术后 5 年复查，融合良好

2. 标本评估

术后切除标本经福尔马林固定后，从外观和各向剖面，确认是否达到术前计划的外科边界（图 2-14-29A～C）。

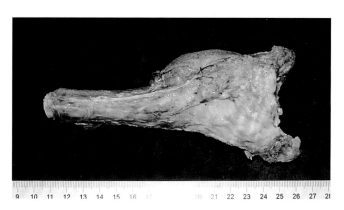

图 2-14-29A　术后标本前面观

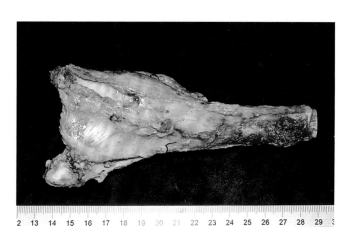

图 2-14-29B　术后标本后面观

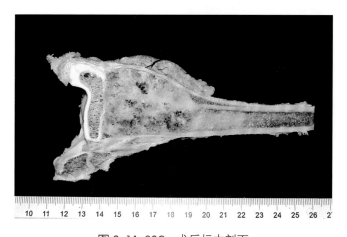

图 2-14-29C　术后标本剖面

3. 病理评估

术后病理报告：经典型骨肉瘤。

专家点评

发生于胫骨远端的侵袭性和恶性肿瘤，较之于股骨远端、胫骨近端及股骨近端相对少见。上述三个部位的肿瘤切除后均有发展成熟的金属人工假体可以重建关节功能，相比之下，胫骨远端切除后没有相应的金属假体可用。该部位软组织覆盖较薄，血运相对较差，手术切除较难达到广泛的外科边界，所以传统观念认为采用保肢手术后复发和其他并发症发生率会较高。同时，小腿截肢后佩戴假肢能获得很好的下肢功能，所以以往对该部位的恶性骨肿瘤大多以采用膝下的小腿截肢为主。

应用异体骨移植并踝关节融合治疗胫骨远端的侵袭性和恶性肿瘤是可供选择的保肢手术重建方法，取得了较好的近期和远期效果。随访统计表明，虽然该部位软组织覆盖较薄，血运相对较差，但术后复发率和感染、不愈合等术后并发症发生率并不高于（甚至低于）膝、肩等关节异体骨置换后，是一种行之有效的保肢方法。

采用带锁髓内钉经足底逆行穿入将跟骨、距骨、异体骨和自体胫骨上段连续固定的方式，可以增强患肢的牢固性和负重能力，有利于骨愈合和防止异体骨骨折的发生。必要时还可加用小的钢板螺钉以防止异体骨的旋转和活动。

小腿截肢后义肢功能良好。但如果保肢后能获得较好的功能，复发及其他并发症发生率控制在较低的范围内，它给患者所带来的精神上的安慰和自信是义肢无可比拟的。虽然在下蹲和行走坡路时，融合的踝关节会带来明显的不便，长久使用之后还有可能出现其他的远期问题，但总体考虑其功能应强于义肢。

（郝　林）

第 15 节　腓骨近端恶性肿瘤广泛切除术

手术指征

1. 腓骨近端恶性肿瘤如骨肉瘤、软骨肉瘤或具有侵袭性的良性肿瘤如骨巨细胞瘤。

2. 胫后动脉位于肿瘤间室外或反应区外，手术中可分离。

3. 对于良性肿瘤术中可以保留腓总神经，对于恶性肿瘤往往需要将腓总神经一同切除。

4. 广泛切除肿瘤后，存留可接受的软组织覆盖；或通过软组织转移获得可接受的软组织覆盖。

病例介绍

患者男性，18 岁。主因右小腿肿胀、疼痛 8 个月入院。患者 8 个月前无明显诱因，自觉右膝外侧疼痛，行走后加重，休息不缓解。当时未予诊治。后患者症状逐渐加重，2 个月前，患者来我院就诊，行 X 线、CT 检查，发现右腓骨近端骨破坏（图 2-15-1、图 2-15-2）。行穿刺活检，病理报告为尤因肉瘤。确诊后行术前化疗。化疗反应良好，疼痛减轻，影像学显示软组织肿块明显变小（图 2-15-3）。完成术前化疗后准备行肿瘤广泛切除术。

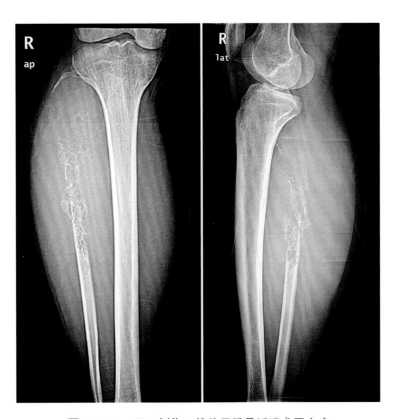

图 2-15-1　正、侧位 X 线片示腓骨近端尤因肉瘤

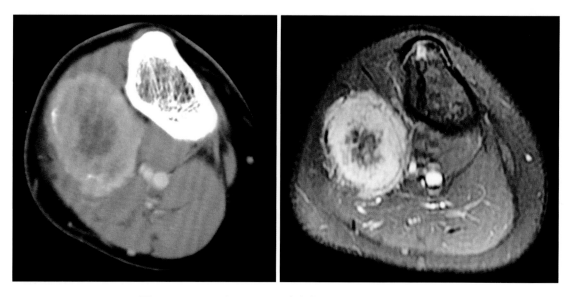

图 2-15-2　CT 和 MRI 显示肿瘤范围及与周围结构关系

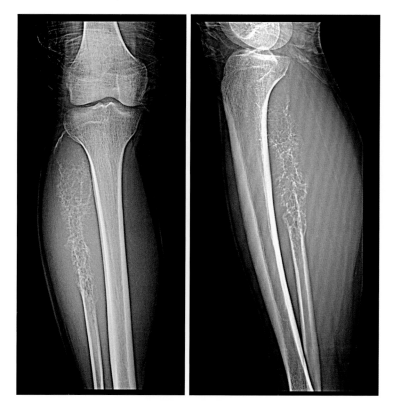

图 2-15-3　化疗后正、侧位 X 线片，显示化疗反应良好

局部解剖

1. 腓骨近端切除需要涉及的解剖结构包括：腓骨、上胫腓关节、腓骨近端起止的肌肉、胫前后动静脉和神经、腓总神经。

2. 腓骨近端切除涉及的肌肉韧带：股二头肌腱、腓侧副韧带、腓骨长肌、趾长伸肌、胫骨前肌、比目鱼肌、胫骨后肌（图 2-15-4）。

3. 胫前后动静脉和神经：腘动静脉走行于膝关节后关节囊和腘肌表面，至腘肌下缘分为胫前动静脉和胫后动静脉。胫后动静脉经比目鱼肌肌腱弓深面行至小腿后侧深浅两层屈肌之间。胫前动静脉从上胫腓关节下穿过小腿骨间膜至小腿前面，自胫骨前肌和趾长伸肌之间，沿骨间膜下降。

4. 腓总神经：腓总神经在腘窝后侧，沿股二头肌内缘下行，在股二头肌腱止点下绕过腓骨颈，进入腓骨长肌，并在肌内分成腓深神经和腓浅神经。腓总神经切除后将导致足不能背伸和内翻，并造成足背及趾背皮肤感觉异常。

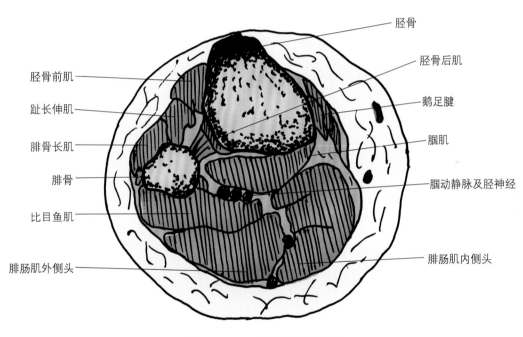

图 2-15-4 腓骨近端解剖图

胫骨
胫骨后肌
鹅足腱
腘肌
腘动静脉及胫神经
腓肠肌内侧头
胫骨前肌
趾长伸肌
腓骨长肌
腓骨
比目鱼肌
腓肠肌外侧头

术前规划

按照 Enneking 外科切除原则，对于术前化疗反应良好的 ⅡB 期肿瘤，应行广泛切除。

为达到广泛切除，此病例切除腓骨近段时需要有部分趾长伸肌、胫骨前肌、胫骨后肌、比目鱼肌、腓骨长肌构成正常软组织袖包绕肿瘤用以提供安全的外科边界。根据 MRI 显示，腓总神经与肿瘤邻近，位于反应区内，需要在切除肿瘤时一同切除。胫前动静脉、神经从骨间膜向前穿行部分与肿瘤紧邻，也需要在手术时一同切除。上端在腓骨上附丽的股二头肌腱需要切断。内侧上胫腓关节从胫骨侧截骨。下端截骨超过病变范围 2 cm（图 2-15-5）。

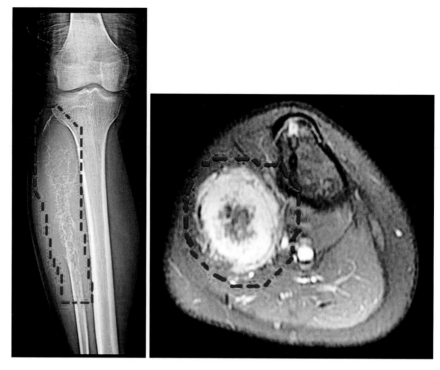

图 2-15-5 广泛切除范围模式图

手术操作

1. 患者平卧位，大腿根部上气囊止血带控制出血。切口位于腓骨后缘，上端从腓骨头向上沿股二头肌腱方向延长 6 ~ 7 cm，下端至预定截骨平面下端 3 cm。梭形切除穿刺道（图 2-15-6）。

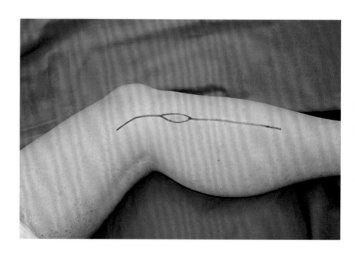

图 2-15-6 显示切口

2. 切开皮肤及皮下组织，从深筋膜浅层分离，前侧至胫骨嵴，后侧至显露腓肠肌外侧头。从股二头肌腱后缘切开深筋膜，分离显露腓总神经，在腓骨头上2 cm切断并结扎腓总神经（图2-15-7）。

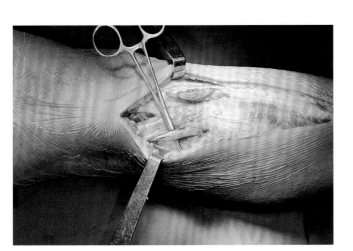

图2-15-7　显露腓总神经

3. 在腓骨头上2 cm切断股二头肌腱（图2-15-8）。

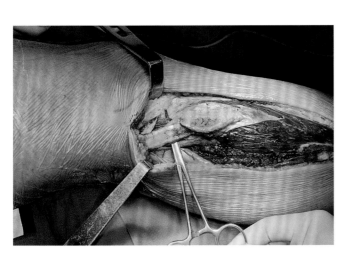

图2-15-8　显露股二头肌腱

4. 从比目鱼肌表面纵行切开深筋膜，距离比目鱼肌在腓骨上起点2 cm切断比目鱼肌。从胫骨侧纵行切开深筋膜，切断胫前肌在胫骨上的起点。向腓骨侧拉开，显露骨间膜。纵行切开骨间膜，至截骨平面以远1 cm。在预定截骨线用线锯截断腓骨（图2-15-9）。

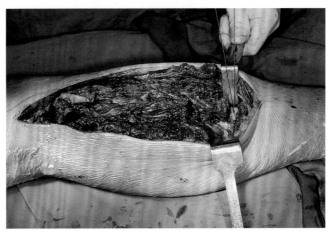

图2-15-9　下端截骨

5. 将截断的腓骨向外侧翻开，从胫前动静脉和胫后动静脉分叉处以下，结扎胫前动静脉。在下端截骨水平找到胫前动静脉，将其结扎（图2-15-10）。

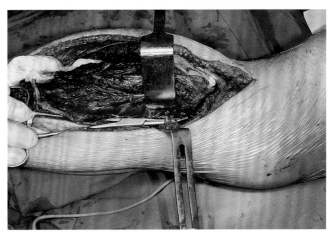

图2-15-10　显露胫前动静脉

6. 将截断的腓骨向内侧翻开，将小腿三头肌向后拉开，显露胫后动静脉和胫后神经。切断残余的胫骨后肌和跗长屈肌（图2-15-11）。

8. 松止血带止血。在上胫腓关节部位钉入锚钉，将股二头肌腱固定，重建其止点（图2-15-13）。

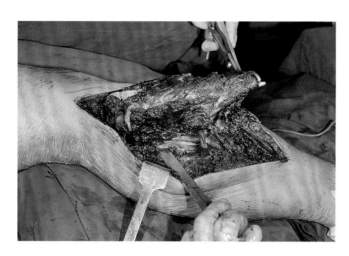

图2-15-11　显露胫后血管神经

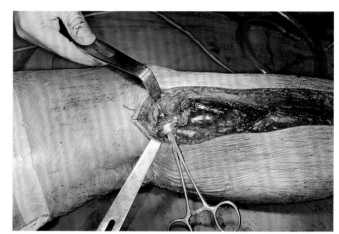

图2-15-13　重建股二头肌止点

7. 用骨刀从胫骨侧切断上胫腓关节，切除腓骨近端（图2-15-12）。

9. 放置引流管。用比目鱼肌和腓肠肌覆盖缺损。缝合皮下组织、皮肤（图2-15-14、图2-15-15）。

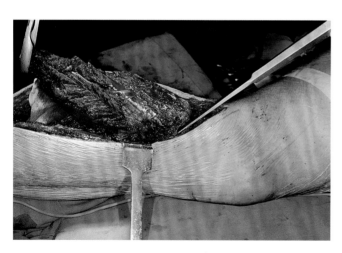

图2-15-12　从胫骨侧切断上胫腓关节

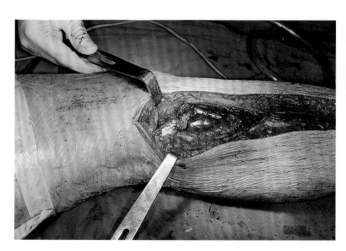

图2-15-14　关闭切口

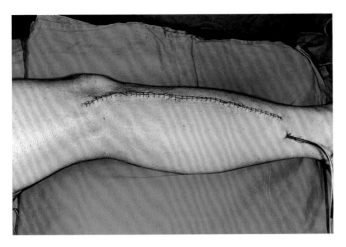

图 2-15-15　缝合后切口

术后处理

1. 术后放置负压引流管 1 根，待全天（24 小时）引流量少于 20 ml 时拔除。术后应用抗生素 7～10 天。术后卧床 2 周，待软组织愈合后开始关节屈伸功能锻炼和训练下地行走。卧床期间即可开始肌肉等长收缩的训练，因患者腓总神经被切除，可进行踝关节被动背伸练习。2 周后患者可以扶双拐部分负重下地行走，患肢可使用保持踝关节中立位的支具辅助行走。

2. 需要术后化疗的患者，如化验检查无异常，可从术后 2 周（切口愈合拆线后）开始化疗。

术后评估

1. 影像学评估

术后拍摄正、侧位 X 线片（图 2-15-16）。

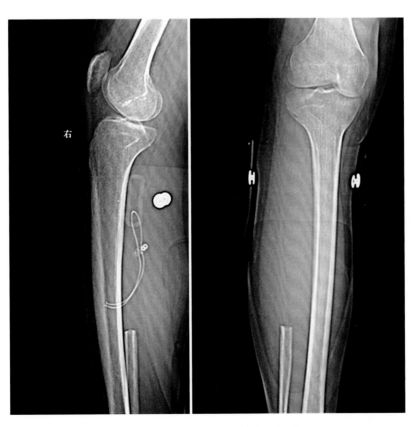

图 2-15-16　术后正、侧位 X 线片

2.标本评估

术后切除标本经福尔马林固定后,从外观和各向剖面,确认是否达到术前计划的外科边界(图 2-15-17 ~ 图 2-15-19)。

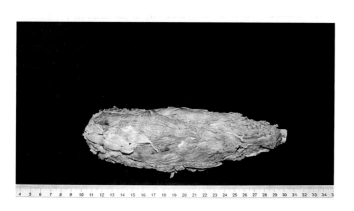

图 2-15-17 标本外侧面

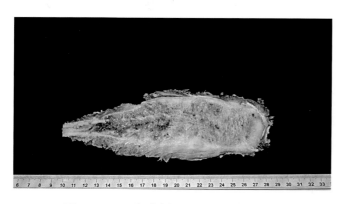

图 2-15-18 标本剖面,可见切除的胫骨

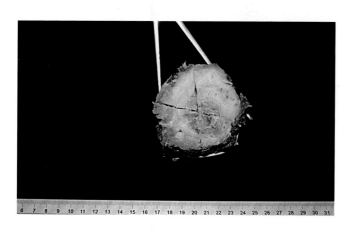

图 2-15-19 标本横断面

3.病理评估

术后病理报告:尤因肉瘤。

专家点评

腓骨近端的原发恶性骨肿瘤相对少见,其中以骨肉瘤、尤因肉瘤为主。此类疾病的治疗,应按照术前化疗 - 手术 - 术后化疗的方案。手术应遵循的是 Enneking 外科肿瘤切除边界原则,应达到广泛切除的外科边界。对于良性侵袭性肿瘤如骨巨细胞瘤的治疗达到边缘切除即可。

腓骨近端肿瘤有时体积较大,累及胫前动脉、神经,此时如果能够保留胫后血管、神经完整,可以从胫前动脉分叉处结扎胫前动脉,这样不会造成患肢缺血坏死。

腓总神经紧贴腓骨头下走行,对于骨巨细胞瘤等手术可将腓总神经分离,并向外后侧牵开,保留神经。但对于恶性肿瘤,由于其反应区较大,为达到广泛切除的外科边界,在切除肿瘤时往往要将腓总神经一同切除。腓总神经切除后可造成足下垂,影响行走功能,对此,术后可携带踝关节中立位支具,佩戴支具后行走功能基本正常。后期可行肌腱移位术重建屈踝功能。

在上胫腓关节处理中,可以从胫骨侧截骨,得到安全的外科边界。腓骨近端有股二头肌腱附丽,切除腓骨时需要切断其附丽点,为保持膝关节的稳定性,切除腓骨后可将股二头肌腱重新固定于胫骨近端,重建其止点。

(李 远 牛晓辉)

第16节　腓骨远端恶性肿瘤广泛切除术

手术指征

1. 腓骨远端恶性肿瘤或侵袭性病变（不适合刮除或无刮除条件）的肿瘤，如骨肉瘤、软骨肉瘤等，Campanacci 3级的骨巨细胞瘤伴有软组织包块，需行切除治疗。

2. 胫骨远端及距骨等未受累。

病例资料

患者男性，44岁。左踝外侧肿大病史约6年，无疼痛，一直未在意未至医院就诊；近半年感觉肿块过大影响穿鞋，就诊当地医院拍摄X线片发现左腓骨远端病变。于当地医院穿刺，病理报告：软骨肉瘤Ⅱ级。至我院就诊。既往体健。查体：左小腿远端外侧皮肤无发红，局部肿胀，可触及肿块，质硬，无疼痛，肿块不活动。踝关节活动正常。

入院后X线片显示：左腓骨远端溶骨性破坏，基质不均匀，边界不清楚，可见不均质矿物化，腓骨外侧皮质受侵变薄，外侧皮质有膨胀。无骨膜反应，可见软组织包块（图2-16-1）。

CT显示左腓骨远端不规则溶骨性破坏，局部皮质膨胀、中断、伴软组织肿块，边界欠清晰，平扫呈混杂中低密度，增强扫描可见边缘及内部条状轻度强化（图2-16-2）。

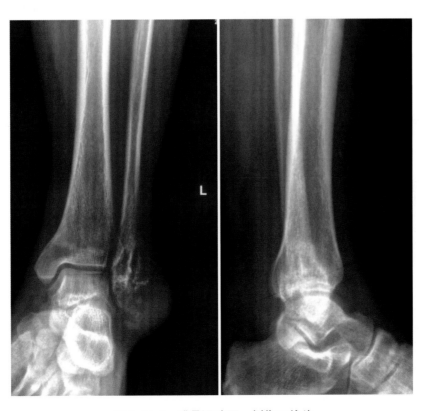

图2-16-1　腓骨远端正、侧位X线片

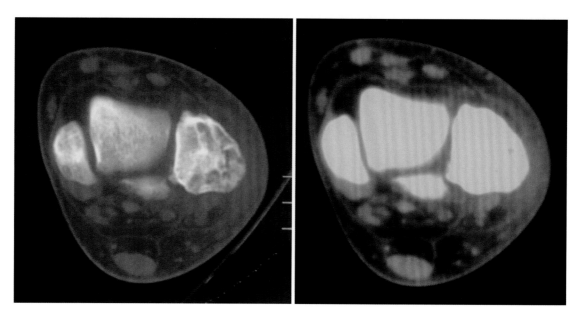

图 2-16-2 CT 骨窗和软组织窗

MRI 显示左腓骨远端异常信号破坏灶，并见软组织肿块形成，呈等 T_1、长 T_2 异常信号，抑脂序列呈高信号，信号欠均质，边界欠清，增强后病变不均匀明显强化（图 2-16-3、图 2-16-4 ）。

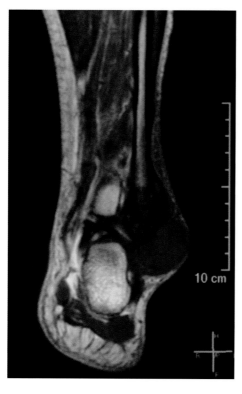

图 2-16-3 MRI T_1WI

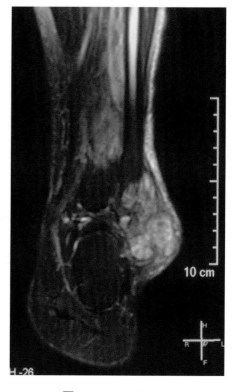

图 2-16-4 MRI T_2WI

骨扫描：左腓骨远端放射性不均匀异常浓集，其中伴放射性稀疏区（图 2-16-5）。

外院穿刺病理切片我院会诊报告：（左腓骨远端）穿刺碎组织，可见分叶状软骨组织，大部分分化较好，部分细胞较密集，轻度异型性。诊断软骨性肿瘤，仅凭组织形态倾向于软骨肉瘤Ⅱ级。

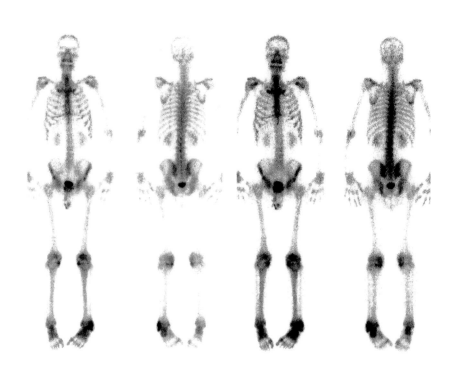

图 2-16-5　骨扫描

局部解剖

1. 踝关节远端外侧体表可触及外踝骨性突起，为腓骨远端，向上延续可于体表触及腓骨干。

2. 腓骨远端与胫骨远端构成下胫腓关节，该关节前方及后方有坚韧的关节囊，且腓骨干及胫骨干之间有坚韧的骨间膜，瘤段截除手术需切断上述质地坚韧的组织。

3. 外侧韧带：位于踝关节外侧，由三条韧带构成：距腓前韧带、距腓后韧带、跟腓韧带。腓骨远端切除术需切断上述韧带（图 2-16-6）。

4. 腓浅神经为腓总神经的终末支，于小腿中下 1/3 交界处，经腓骨长肌前缘穿深筋膜浅出至皮下。腓骨截骨手术切口近端皮下组织层切开时需注意分辨并保护腓浅神经。

5. 胫前动静脉位于小腿前区，沿骨间膜前面下行，胫后动静脉位于小腿后区浅、深层肌之间下行，腓动静脉起自胫后动静脉，沿踇长屈肌与腓骨内侧之间下行。腓骨远端瘤段分离及截断过程，始终需注意保护上述血管。腓动静脉紧邻腓骨后方，如为达到安全切除的外科边界，可结扎后连同瘤段一并切除。

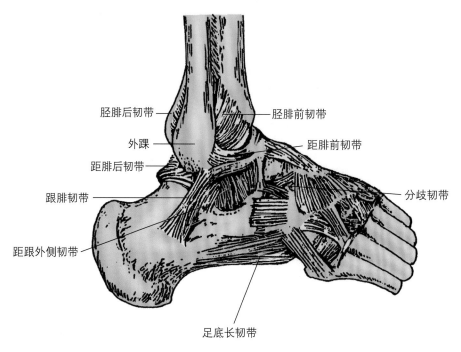

胫腓后韧带 —— —— 胫腓前韧带

外踝 —— —— 距腓前韧带

距腓后韧带 ——

跟腓韧带 —— —— 分歧韧带

距跟外侧韧带 ——

足底长韧带

图 2-16-6　腓骨远端韧带

术前规划

1. 按照骨骼肌肉系统肿瘤 Enneking 外科分期原则，结合影像学及病理，该病变属于ⅠB 期肿瘤。病变位于腓骨远端，需行瘤段截除手术。

2. 根据 MRI 矢状面、额状面确定肿瘤纵轴长度，距离肿瘤近端 3～5 cm 截骨（图 2-16-7）。

3. 横断面注意肿瘤包块的分离，分离过程中注意保持肿瘤包膜完整，可达到边缘切除的外科边界。

4. 分离、截骨过程中，踝关节腓骨远端韧带、关节囊及骨间膜切断时需注意保护神经血管。

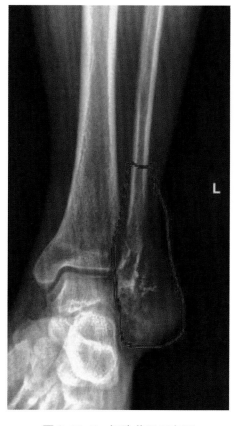

图 2-16-7　切除范围示意图

手术操作

1. 患者麻醉满意后取仰卧位，常规消毒铺单，上台下止血带。

2. 切口位于小腿远端外侧，沿腓骨体表投影切开皮肤（图 2-16-8）。

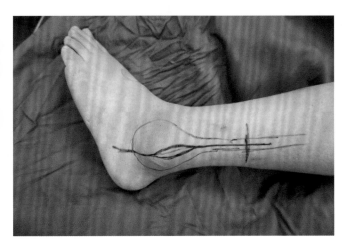

图 2-16-8 切口

3. 切开皮肤及皮下组织，注意保护腓浅神经（图 2-16-9）。

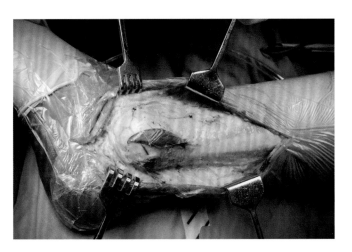

图 2-16-9 切开皮下组织

4. 切开腓骨前、后侧深筋膜（图 2-16-10、图 2-16-11）。

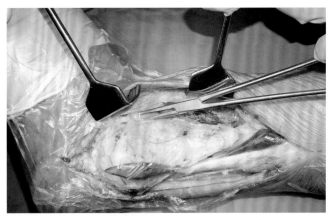

图 2-16-10 切开腓骨前侧及后侧深筋膜

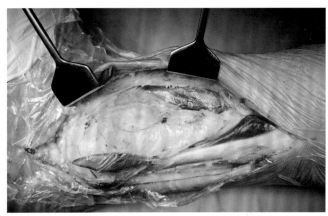

图 2-16-11 切开腓骨前侧及后侧深筋膜

5. 于腓骨前方分离，将趾长伸肌、姆长伸肌牵开，显露胫前动静脉及腓深神经，将其与肌肉组织一同向前侧牵开并注意保护（图 2-16-12）。

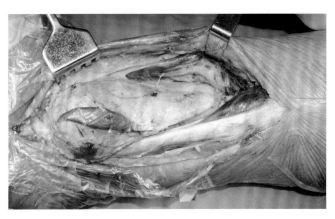

图 2-16-12 牵开保护胫前血管神经束

207

6.切开腓骨后侧深筋膜,将腓骨长肌肌间牵开,切断腓骨短肌及小腿后肌间隔于腓骨上的附丽,将腓骨后侧肌肉组织向后方牵开,于腓骨后内侧可见腓动静脉、胫神经及胫后动静脉,将其与肌肉组织一并向后牵开并保护(图2-16-13、图2-16-14)。

7.根据术前设计由腓骨远端向近端测量,确定截骨平面,用直角钳分离过线锯,锯断腓骨(图2-16-15)。

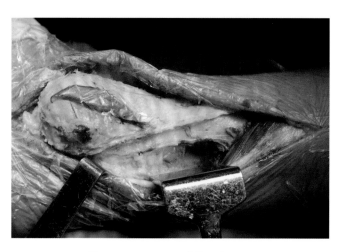

图2-16-13 显露腓骨后方结构

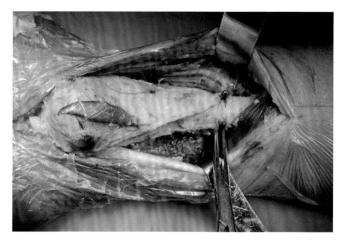

图2-16-15 显露截骨平面

8.切开下胫腓关节前侧关节囊(图2-16-16)。

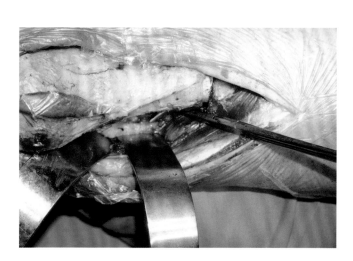

图2-16-14 弯钳标识胫后血管神经束

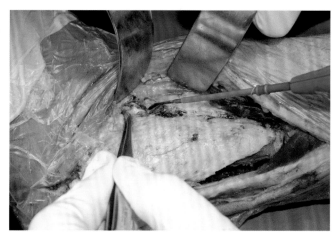

图2-16-16 切开前侧关节囊

9. 切断截骨瘤段区域内胫腓骨之间的骨间膜（图
2-16-17）。

11. 切断起于腓骨远端的外踝韧带（图 2-16-19）。

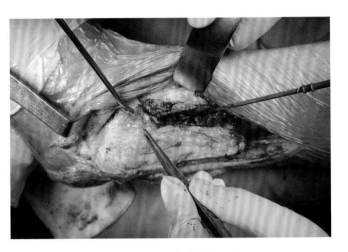

图 2-16-17　切断骨间膜

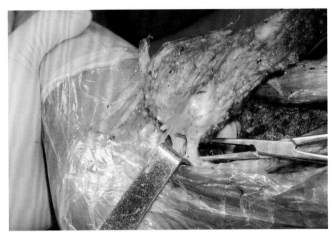

图 2-16-19　切断外踝韧带

10. 将瘤段向外牵开，显露后侧关节囊，切断（图
2-16-18）。

12. 将上述于腓骨连接的软组织悉数切断，完整切
除腓骨远端瘤段（图 2-16-20）。

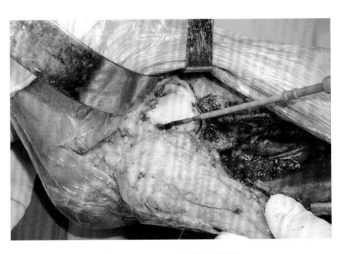

图 2-16-18　切断关节囊

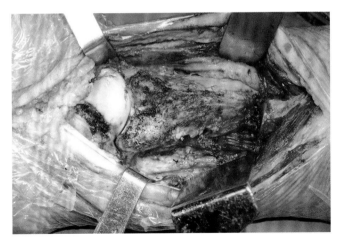

图 2-16-20　腓骨切除后

13. 冲洗切口，放置引流管，将趾伸肌边缘与后侧比目鱼肌边缘稍作缝合，闭合腓骨远端缺损后造成的空腔（图 2-16-21）。

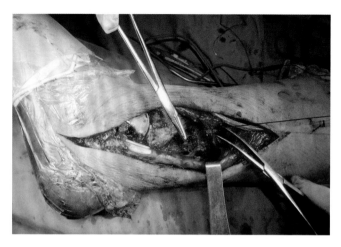

图 2-16-21　趾伸肌与比目鱼肌缝合

14. 缝合切口（图 2-16-22），包扎，用短腿石膏托固定制动。

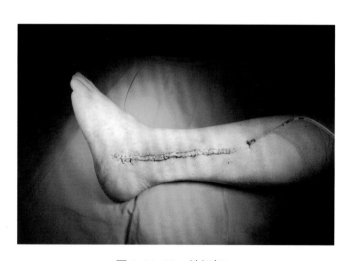

图 2-16-22　关闭切口

术后处理

1. 术后患肢石膏托或支具固定，踝关节制动至术后 6~8 周。

2. 待全天（24 小时）引流量少于 20 ml 可拔除引流管。

3. 术后 2 周拆线，术后 3 个月内患肢免负重。

4. 术后 3 个月复查，踝关节弹力护具保护下逐步恢复负重行走。

术后评估

1. 影像学评估（图 2-16-23）

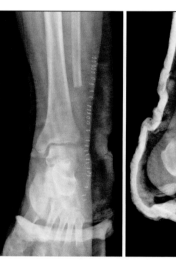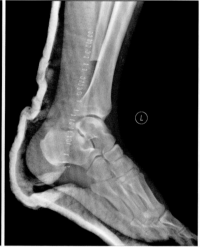

图 2-16-23　术后 X 线片

2. 标本评估

术后切除标本经福尔马林固定后，从外观和各向剖面，确认是否达到术前计划的外科边界（图 2-16-24）。

3. 病理评估

术后病理报告：软骨肉瘤Ⅱ级，局部Ⅲ级，切缘未见肿瘤。

专家点评

软骨肉瘤为低度恶性肿瘤，初次手术肿瘤包膜完整，注意安全的外科切除边界，肿瘤局部复发率较低，预后良好。

腓骨远端切除后外踝稳定结构缺失，可选择骨性重建（植骨）/不重建两种手术方案。外踝区域软组织无肌肉组织覆盖，植骨及内固定手术有可能增加切口并发症的发生率。经临床随诊观察，不做骨性重建，术后石膏托或支具制动 6~8 周免负重，随后佩戴弹力护具逐步恢复负重，踝关节的稳定性基本恢复，对行走功能无明显影响。

（单华超　李　远）

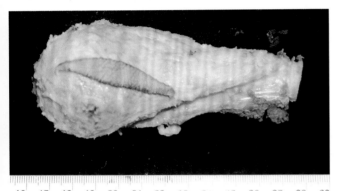
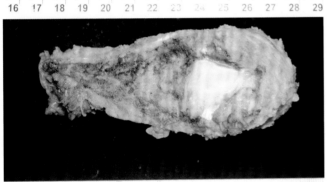
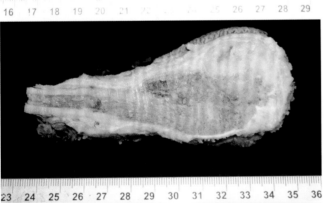
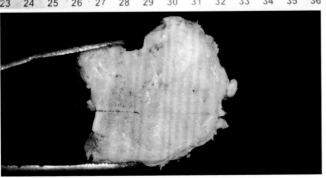

图 2-16-24　术后标本各面外观像及剖面

第三章　骨盆良性肿瘤

第1节　坐骨肿瘤刮除术

手术指征

1. 累及坐骨及髋臼后壁的良性肿瘤或类肿瘤疾患，如软骨母细胞瘤、骨巨细胞瘤、骨囊肿、动脉瘤样骨囊肿等。

2. 坐骨及髋臼后壁残留骨量可以保证刮除手术后骨的强度，或残余骨量可以进行内固定预防病理骨折。

3. 肿瘤未进入髋关节。

病例资料

患者男性，65岁。双下肢疼痛、弯腰时腰背痛，出现明显行走困难5个月。行X线及CT检查发现双侧骶骨翼、骶2椎体、双侧髂骨骶髂关节面下、右侧髂骨翼等部位多发模糊骨折线影，局部骨质毛糙、硬化，未见明显软组织肿块形成，增强扫描未见明显强化（图3-1-1）。化验检查：血磷0.47 mmol/L（正常0.85～1.51 mmol/L）；抗CCP抗体＞500 U/ml。于内分泌科就诊，诊断为"低磷骨软化"。予补磷治疗，症状可缓解，停止补磷后，症状再次加重。后患者行PET-CT检查，报告：右侧坐骨髓腔内代谢活性增高，松质骨密度欠均，骨皮质未见明显异常（图3-1-2）。骨盆增强MRI提示：骨盆组成骨多发骨髓水肿，考虑符合多发机能不全骨折表现；右侧髋臼后部破坏灶，未见明确软组织肿块（图3-1-3）。临床诊断为：右坐骨磷酸盐尿性间叶瘤。

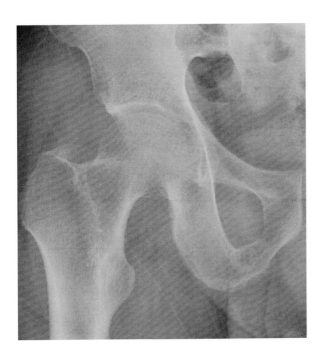

图3-1-1　右坐骨磷酸盐尿性间叶瘤X线正位片

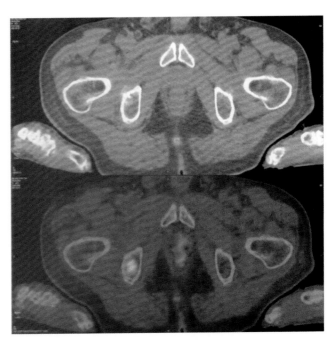

图3-1-2　PET-CT显示坐骨内病灶，SUVmax 13.7

213

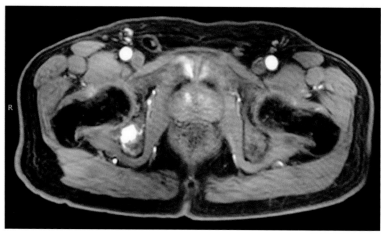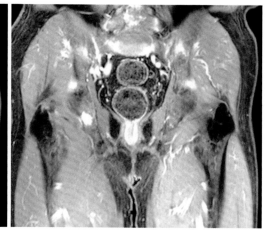

图 3-1-3 显示肿瘤范围及与周围结构关系

局部解剖

1. 坐骨是组成骨盆的重要部分，它位于骨盆的下部，分为坐骨体和坐骨支。本节所记录的手术，主要针对位于坐骨体的肿瘤。坐骨体延续自髋臼后壁，与髂骨形成坐骨大切迹。坐骨呈柱状，最下端为坐骨结节，当坐位时可以支持身体。

2. 坐骨后方是手术入路方向，此部位在髋关节囊下方有下孖肌、股方肌起点，远端坐骨结节上有股二头肌、半腱肌起点。

3. 坐骨神经自坐骨大切迹穿出骨盆后，在闭孔内肌、孖肌和股方肌浅层向下走行至大腿后侧（图 3-1-4）。

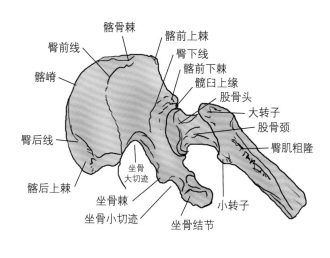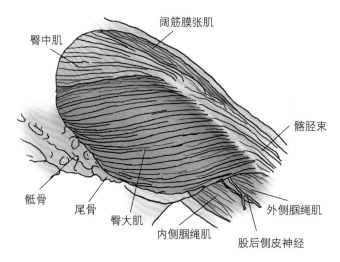

图 3-1-4 骨盆后侧解剖结构

术前规划

磷酸盐尿性间叶瘤可以通过彻底去除肿瘤进行治疗。本例病变位于骨内，可以进行刮除手术。根据术前影像学检查，病变位于右侧坐骨，累及到髋臼后壁下部，病变完全位于松质骨内，骨皮质未受累。术前定位病变上缘位于股骨头下 1/3 水平，下端位于股骨头下 1 cm 水平，设计术中刮除范围上缘达到股骨头中心，下方超过股骨头下 1 cm。术中为精确确定刮除范围，使用术中透视定位（图 3-1-5）。

刮除肿瘤后右侧髋臼可保留骨皮质，对患者负重无明显影响，可直接使用骨水泥填充刮除后缺损，不用其他重建方式。

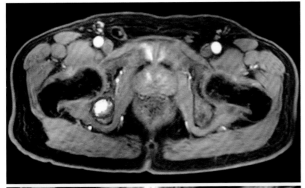

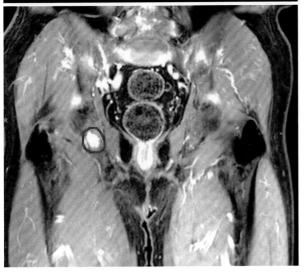

图 3-1-5　刮除范围

手术操作

1. 患者全身麻醉满意后，左侧卧位。图 3-1-6 可见术前标记髂后上嵴和坐骨位置。切口沿坐骨方向，自髋臼中部至坐骨结节水平。

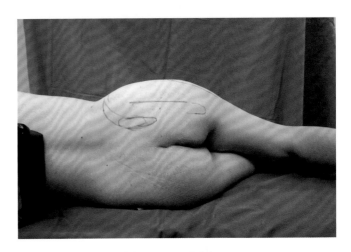

图 3-1-6　手术切口

2. 切开皮肤、皮下组织，显露臀大肌（图 3-1-7）。

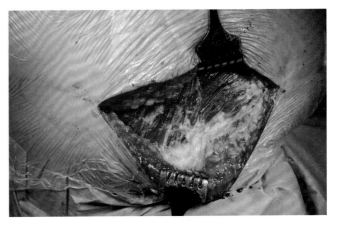

图 3-1-7　显露臀大肌

3. 沿坐骨方向，纵行切开部分臀大肌，显露坐骨。坐骨表面有孖肌及股方肌起点附丽（图 3-1-8）。

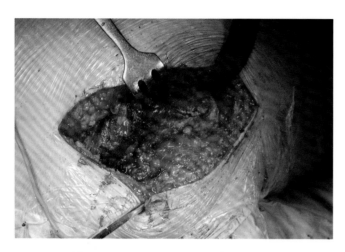

图 3-1-8 显露坐骨，表面有肌肉附丽

4. 将坐骨神经向内侧牵开后，切断孖肌、股方肌等在坐骨上的起点，向两侧牵开，显露坐骨后壁（图 3-1-9）。

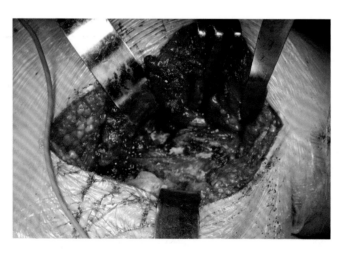

图 3-1-9 显露坐骨骨面

5. 在坐骨后壁近端开窗，刮除骨内肿瘤（图 3-1-10）。去除全部松质骨，至只剩皮质骨。近端斜向上方刮除髋臼后壁肿瘤。术中可使用透视明确刮除范围。

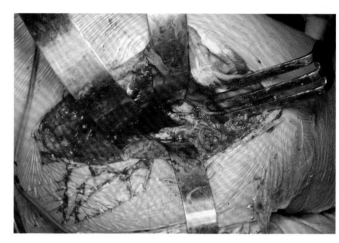

图 3-1-10 开窗刮除肿瘤

6. 刮除肿瘤后，使用骨水泥填充骨缺损部分。

7. 冲洗，切口置入负压引流管 1 根，缝合臀大肌、深筋膜和皮肤（图 3-1-11）。

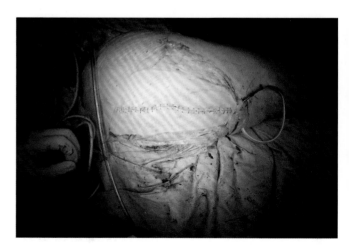

图 3-1-11 关闭切口

术后处理

1. 术后放置负压引流管 1 根，待全天（24 小时）引流量少于 20 ml 时拔除。术后应用抗生素 3～7 天。术后第 2 日就可以开始下肢肌肉等长收缩锻炼，术后 3 日可下地活动。

2. 术后 2 周切口愈合拆线。

3. 术后患者应长期随诊。

术后评估

1. 影像学评估

术后影像学检查显示，刮除骨水泥填充范围与术前规划相同（图 3-1-12）。

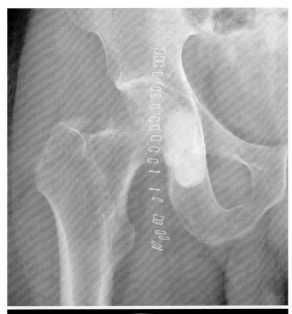

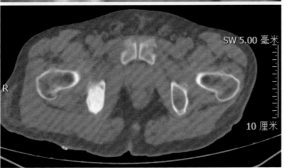

图 3-1-12　术后影像学显示刮除范围

2. 标本评估

术后标本约 4 cm × 4 cm × 1 cm（图 3-1-13）。

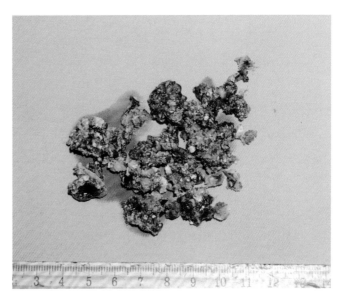

图 3-1-13　术后刮除骨组织标本

3. 病理评估

术后病理报告：肿瘤浸润性生长，细胞呈卵圆形，细胞中等大小，无明显异型性，核分裂象少见，间质内可见厚壁小血管，符合磷酸盐尿性间叶瘤。

专家点评

本例肿瘤可以通过刮除手术治疗，根据术前影像学检查显示，肿瘤生长在髋臼后壁下部及坐骨，病变完全位于骨内，松质骨受累，骨皮质无明显破坏。根据影像学检查，术前设计切除范围为囊内刮除，术中需要刮除坐骨上部及髋臼后壁下部分松质骨。刮除肿瘤后因保留了皮质骨，重建只需要填充刮除后缺损即可，本例使用骨水泥进行填充。此部位刮除手术可从骨盆后方进行，此入路解剖较简单，只需要在术中保护好坐骨神经即可。

坐骨神经穿出骨盆坐骨大切迹后，从梨状肌和孖肌间穿过，后走行在股骨粗隆与坐骨之间，如病变位于较头侧，可将坐骨神经向内侧牵引，显露髋臼后壁；如果病变位于坐骨较足侧，可将坐骨神经向外侧牵引，显露坐骨。

在坐骨及髋臼后壁开窗时，需要根据病变范围及开窗大小切开孖肌、股方肌等肌肉在坐骨上的起点，这些起点在闭合切口时不需要重建。

如病变位于髋臼后壁下部，此部位刮除肿瘤时骨内因内壁为髋臼形成三角形，刮除范围不易判断，建议术中使用透视或术中导航设备进行范围确认，避免刮除范围不足。

此患者术前血磷 0.47 mmol/L。术后第一日血磷 0.62 mmol/L，较术前稍有上升。术后第三日血磷 0.65 mmol/L。术后第六日血磷 0.90 mmol/L，已经恢复正常。术后 1 个月血磷 1.05 mmol/L。手术疗效良好。

（李　远）

第四章 骨盆恶性肿瘤

第1节 髂骨恶性肿瘤广泛切除术

手术指征

1. 骨盆恶性或侵袭性肿瘤，累及范围为骨盆Ⅰ区（髋臼以上部分）。

2. 肿瘤不累及髂血管、股神经及坐骨神经。

3. 肿瘤切除后，残留组织可完全覆盖切口，或通过软组织转移获得软组织覆盖。

病例资料

患儿男性，8岁。因左髋部疼痛、肿胀3个月，并进行性加重入院。行X线及CT检查发现左髂骨溶骨性破坏，伴巨大软组织肿块，肿块内无成骨（图4-1-1）。入院后行穿刺活检，活检病理结果为尤因肉瘤。确诊后进行术前化疗。术前化疗反应良好，疼痛减轻，影像学显示软组织肿块明显变小（图4-1-2）。完成术前化疗后准备行肿瘤广泛切除术。

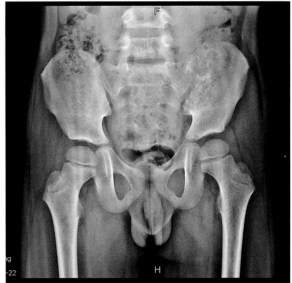

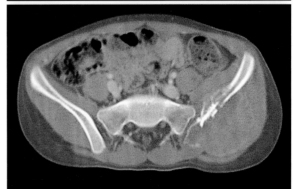

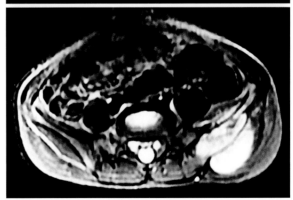

图4-1-1 入院时患者X线、CT、MRI片

219

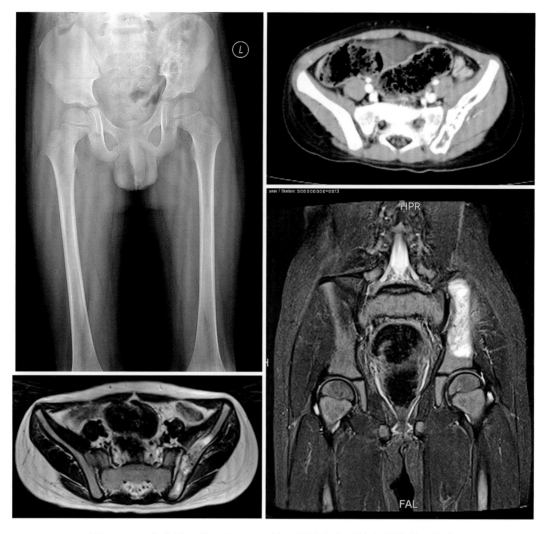

图 4-1-2　化疗后 X 线、CT、MRI 片，显示化疗后肿瘤范围明显缩小

局部解剖

1. 髂骨是形成骨盆环的重要部分，其后侧连接骶髂关节，前侧延续为髋臼、耻坐骨。

2. 髂骨是体内最大的扁平骨，上缘称为髂嵴。髂嵴上由前向后附丽的肌肉有：股直肌、缝匠肌、腹外斜肌、腹内斜肌、腹横肌、腰方肌、竖脊肌。髂骨内侧面附丽肌肉为髂肌。髂骨外侧面附丽肌肉有：阔筋膜张肌、臀大肌、臀中肌、臀小肌。

3. 髂骨内壁的腰大肌和髂肌之间有股神经走行。自骶髂关节前方开始，髂外动脉沿腰大肌内缘下行，至腹股沟韧带深面。

4. 髂骨下缘的凹陷部分形成坐骨大切迹，臀上神经、血管在髂骨与梨状肌之间，绕过坐骨切迹向上反折，支配供应臀大肌。坐骨神经由 L4~5、S1~3 神经根组成后经梨状肌下穿出骨盆，向下走行（图 4-1-3 ）。

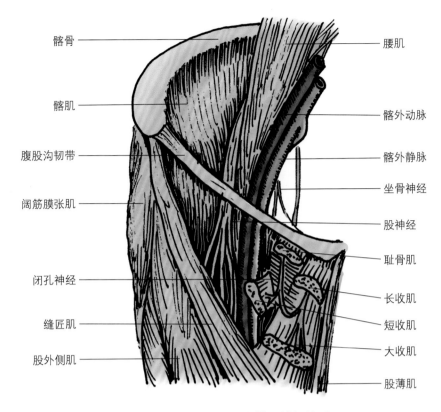

图 4-1-3 髂骨与周围血管、神经关系

标注（左侧，自上而下）：髂骨、髂肌、腹股沟韧带、阔筋膜张肌、闭孔神经、缝匠肌、股外侧肌

标注（右侧，自上而下）：腰肌、髂外动脉、髂外静脉、坐骨神经、股神经、耻骨肌、长收肌、短收肌、大收肌、股薄肌

术前规划

按照 Enneking 外科切除原则，对于骨原发恶性肿瘤应行广泛切除。此病例化疗效果好，根据化疗后影像学显示，肿瘤位于髂骨内，髂骨内外板附丽的肌肉都没有明显受累，与髂骨相连的骶骨信号正常，肿瘤下端位于髋臼顶上 1 cm。因此术前设计的切除范围：内侧由髂肌覆盖髂骨内板；内后侧从骶骨侧截骨，骶髂关节外离断；外侧应用部分臀大肌、臀中肌、臀小肌覆盖髂骨外板；下端距离病变 3 cm 截骨，截骨位置约在髋臼中部（图 4-1-4），以期达到安全的外科边界。

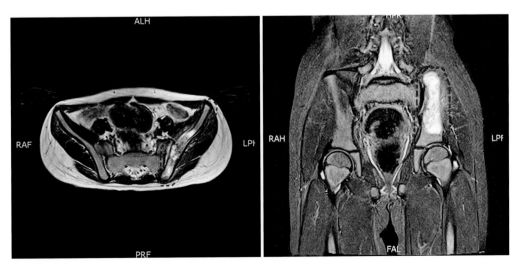

图 4-1-4 术前设计的广泛切除范围

手术操作

1. 患者全身麻醉满意后取右侧卧位。切口自左侧腹股沟中点沿腹股沟韧带方向至左侧髂前上棘，沿髂骨翼至髂后下棘以下。梭形切除穿刺道（图 4-1-5）。

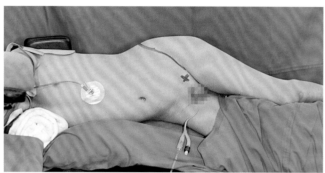

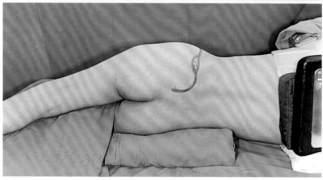

图 4-1-5 手术切口

2. 切开皮肤、皮下组织，切断腰背筋膜在髂骨上的止点，显露腰方肌、竖脊肌。后侧距离肌肉止点 1.5 cm 切断腰方肌、竖脊肌在髂嵴上的止点（图4-1-6）。

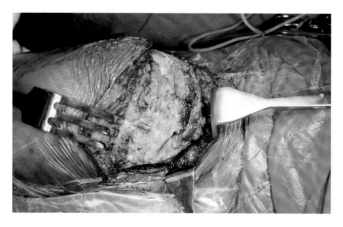

图 4-1-6 切断腰方肌、竖脊肌

3. 外侧距离肌肉起点 1.5 cm 切断臀大肌、臀中肌、臀小肌起点，直至显露髋关节囊（图 4-1-7）。

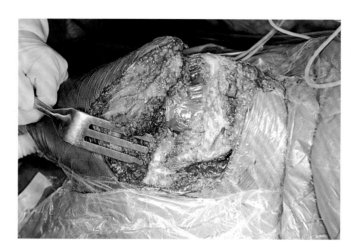

图 4-1-7 外侧分离

4. 前侧距离肌肉止点 1.5 cm 切断腹外斜肌、腹内斜肌、腹横肌在髂嵴上的止点；切断缝匠肌、股直肌的起点（图 4-1-8）。

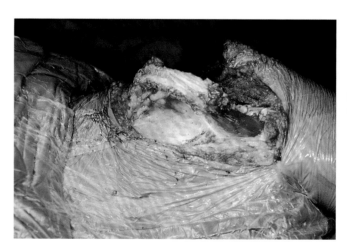

图 4-1-8 前侧分离

5. 从髂肌表面将盆腔内容物推开，显露髂肌和腰肌的间隙，从此间隙表面找到股神经，与腰肌及髂外动静脉一同向内侧牵开（图 4-1-9）。

7. 将盆腔内容物向内侧牵开后，从内侧显露坐骨切迹，将臀上血管、神经等压向下端，根据坐骨神经走行，从前侧找到左侧骶骨骶前孔（图 4-1-11）。

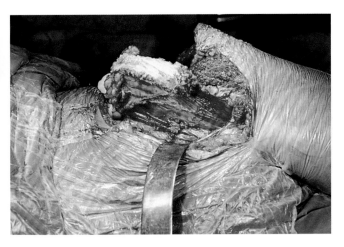

图 4-1-9　显露、保护股神经及髂外动静脉

图 4-1-11　显露骶前孔

6. 在腹股沟韧带水平切断髂肌（图 4-1-10）。

8. 从外侧切开髋关节囊，股骨头脱位（图 4-1-12）。

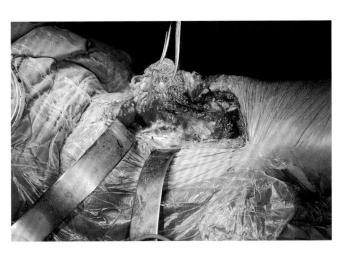

图 4-1-10　切断髂肌

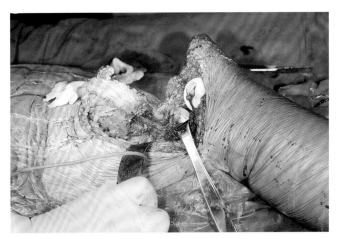

图 4-1-12　股骨头脱位

9. 从骶前孔外缘，沿骶髂关节方向用骨刀切断骶骨。从髋臼中部切断，将肿瘤切除（图 4-1-13、图 4-1-14）。

10. 将股骨头韧带与残余髋臼缝合固定。冲洗止血，切口置入负压引流管 2 根，分别固定。将下端的臀大肌、阔筋膜张肌、缝匠肌、股二头肌等与腹肌、腰方肌、竖脊肌等对应缝合，再缝合皮下组织、皮肤（图 4-1-15、图 4-1-16）。

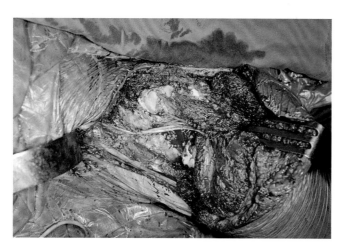

图 4-1-13　显露骶骨侧截骨面

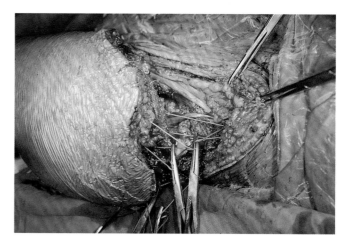

图 4-1-15　分层缝合

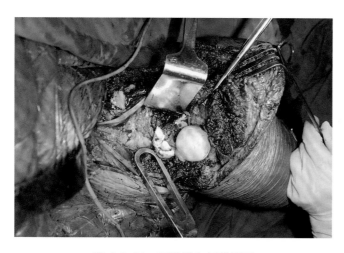

图 4-1-14　显露髋臼侧截骨面

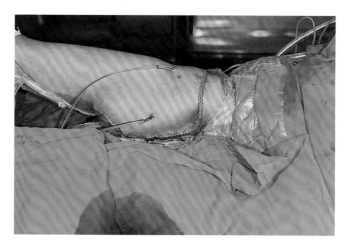

图 4-1-16　关闭切口

术后处理

1. 术后放置负压引流管 2 根，待全天（24 小时）引流量少于 20 ml 时拔除。术后应用抗生素 7～10 天。术后使患肢处于外展中立位，如有可能行髋人字石膏固定，固定 8～12 周。术后 2～3 日即可开始下肢肌肉等长收缩锻炼，待 12 周后开始练习坐位及站立。6 个月内患者站立需要扶双拐辅助，患肢部分负重。6 个月后再根据术后锻炼情况确定患肢负重水平。

2. 需要术后化疗的患者，如化验检查无异常，可从术后 2 周（切口愈合拆线后）开始化疗；如切口延迟愈合，一般应等到切口愈合后再开始化疗。

3. 术后患者应长期随诊。

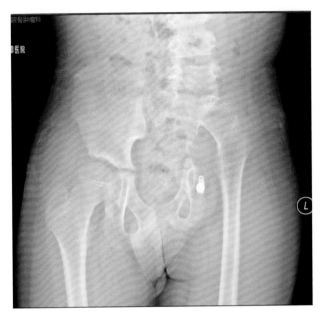

图 4-1-18 术后 4 年肿瘤无复发

术后评估

1. 影像学评估

术后 X 线片见图 4-1-17。术后 2 年 X 线片见图 4-1-18，无肿瘤复发，股骨头位置较前上移，顶在骶骨侧方，肢体短 7 cm，患者垫高鞋底 6 cm，可不扶拐跛行。

2. 标本评估

术后切除标本经福尔马林固定后，从外观和各向剖面，确认是否达到术前计划的外科边界（图 4-1-19～图 4-1-22）。

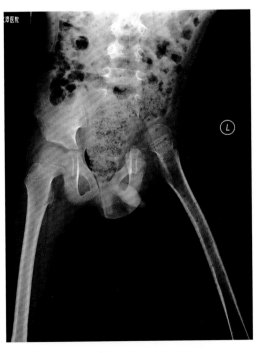

图 4-1-17 术后正位 X 线片

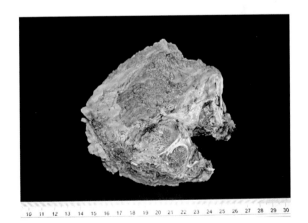

图 4-1-19 标本内侧面

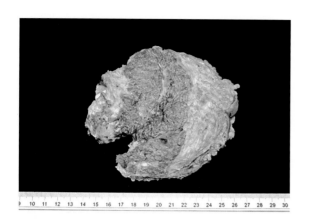

图 4-1-20　标本外侧面

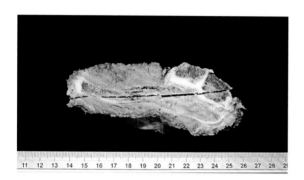

图 4-1-21　标本剖面，骶髂关节方向

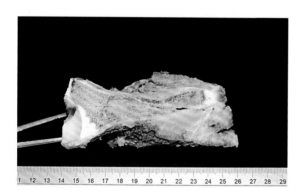

图 4-1-22　标本剖面，髋臼方向

专家点评

骨盆形态复杂，位置深在，周围相关结构多，致使发生肿瘤后局部症状不典型，肿块不易发现，影响早期诊断。原发骨盆恶性肿瘤相对少见，也导致临床医生对此肿瘤认识不足，肿瘤造成的相关症状往往被诊断为常见的关节炎、滑膜炎、腰椎疾患等。这些都造成骨盆肿瘤早期诊断困难，患者就诊时肿瘤已经十分巨大。

骨盆肿瘤的治疗困难也造成其预后差。单侧骨盆是一整块骨，其解剖结构不规则，在确定肿瘤侵袭范围及确定切除范围时较困难，需要根据多种影像学检查结果综合分析确定。骨盆结构复杂、肿瘤与内脏和血管神经结构紧密毗邻也造成手术治疗困难。

有研究认为单纯的Ⅰ区肿瘤，切除后可以保留坐骨切迹，不需要结构重建就可以保持骨盆环的完整性。事实上，对于骨盆Ⅰ区原发恶性肿瘤的手术治疗，为达到广泛切除，往往要经过Ⅱ区和Ⅳ区进行，只经过Ⅰ区切除是很少见的。对于本例中的Ⅰ区尤因肉瘤，虽然化疗效果良好，但设计切除范围时依然要达到广泛切除。要达到广泛切除，如在同一骨内切缘一般距离肿瘤2~3 cm；如邻近关节，切除范围需要超过关节。因此术前设计的骨切除范围下端距离病变3cm截骨，截骨位置约在髋臼中部；后侧骶髂关节处，从骶骨侧截骨。本例患者年龄小，切除范围大，重建结构困难，故仅将股骨头韧带与残余髋臼缝合固定。根据我们的经验，患者术后肢体制动3个月以上，待股骨头周围形成足够强度的瘢痕，患肢可以保留可接受的功能。

（李　远　牛晓辉）

3.病理评估

术后病理报告：尤因肉瘤。

第2节 耻坐骨恶性肿瘤广泛切除髋关节假体重建术

手术指征

1. 骨盆恶性或侵袭性肿瘤，累及耻坐骨（Ⅲ区）。

2. 髂血管、股神经及坐骨神经未受肿瘤累及。

3. 肿瘤切除后，切口可完全覆盖，或通过转移皮瓣获得软组织覆盖。

病例资料

患者男性，51 岁。因右髋部疼痛 3 年，进行性加重，发现右大腿近端肿物 1 个月入院。患者入院后行 X 线片及 CT、MRI 检查（图 4-2-1、图 4-2-2），发现右耻坐骨破坏，有巨大肿块向下方突入软组织，肿块内有钙化。病变范围自髋臼下缘至耻骨联合。患者入院后行穿刺活检，活检病理结果为软骨肉瘤。完成术前常规检查后准备行肿瘤广泛切除术。

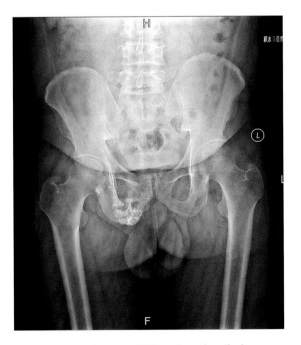

图 4-2-1 Ⅲ区软骨肉瘤 X 线正位片

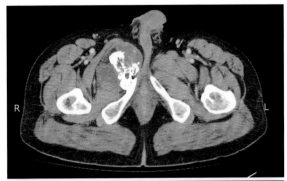
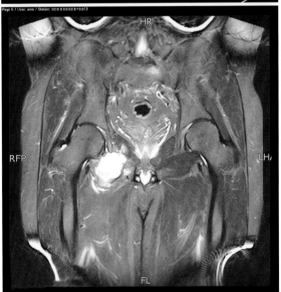

图 4-2-2 CT 和 MRI 显示肿瘤范围及与周围结构关系

局部解剖

1. 耻骨是骨盆的重要组成部分，它前侧通过耻骨联合与对侧耻骨相连接，外侧延续为髋臼，并经过后侧髂骨与骶髂关节相连，形成骨盆环。

2. 耻骨分为耻骨上支和耻骨下支。耻骨上支附丽的肌肉有：耻骨肌、腹直肌、长收肌。耻骨下支附丽的肌肉有：股薄肌、短收肌、大收肌、闭孔外肌。耻骨内侧附丽的肌肉有：肛提肌、闭孔内肌、会阴深横肌、坐骨海绵体肌。

3. 坐骨分为坐骨体和坐骨支。坐骨体上附丽的肌肉有：闭孔内肌、下孖肌、半膜肌、股二头肌、半腱肌、大收肌。坐骨支上附丽的肌肉有大收肌、闭孔外肌、会阴深横肌等（图4-2-3）。

4. 耻骨前侧有腹股沟韧带附着，在腹股沟韧带与耻骨之间有髂腰肌、股神经、髂外动静脉经过。髂外动静脉与股神经在髂腰肌内缘下行。

5. 闭孔神经来自L2～L4神经根，闭孔动脉是髂内动脉的分支。闭孔神经、血管经过闭孔内肌筋膜表面前行，穿过闭孔进入股部。

6. 耻骨联合后方为膀胱，下方是尿道。

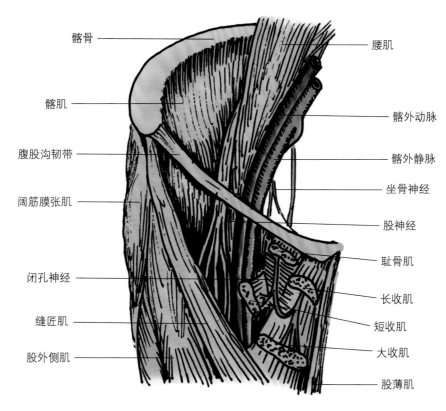

髂骨 —— —— 腰肌

髂肌 —— —— 髂外动脉

腹股沟韧带 —— —— 髂外静脉

—— 坐骨神经

阔筋膜张肌 —— —— 股神经

—— 耻骨肌

闭孔神经 —— —— 长收肌

缝匠肌 —— —— 短收肌

—— 大收肌

股外侧肌 —— —— 股薄肌

图4-2-3 腹股沟部分肌肉血管、神经解剖图

术前规划

按照 Enneking 外科切除原则，对于骨原发恶性肿瘤应行广泛的边界切除。根据此病例影像学显示，肿瘤位于髋臼以下的耻坐骨，并向下突入肌肉内；闭孔内外都有肿瘤侵犯；关节囊未受累；肿瘤的反应区不大。因此术前设计的切除范围：内侧由耻骨联合左侧截骨；上方距离肿瘤2 cm，从髋臼中部截骨；去除髋关节囊作为肿瘤外侧壁；下端内收肌、股二头肌等，保留2 cm肌肉起点覆盖肿瘤（图4-2-4）。术中为精确髋臼部位截骨，可使用术中导航精确定位。

切除肿瘤后右侧髋臼仅余髋臼顶，患者无法负重

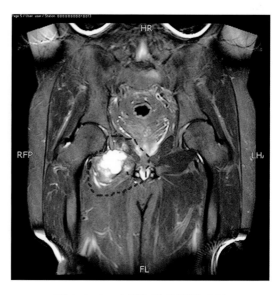

图4-2-4 广泛切除范围模式图

行走，可用人工全髋关节重建，髋臼内后壁缺损可用切除股骨头重建。

3. 将精索向内侧牵开，沿腹股沟方向切开腹股沟韧带，显露股动静脉及股神经（图 4-2-7）。

手术操作

1. 患者全身麻醉满意后取左侧卧位。切口自左侧髂骨翼前 1/3 沿髂骨走行，经过髂前上棘，沿腹股沟韧带至耻骨联合前方，再转向坐骨结节方向约 10 cm。梭形切除穿刺道（图 4-2-5）。

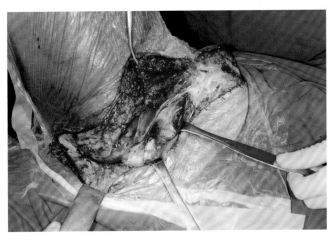

图 4-2-7　打开腹股沟韧带

4. 切口前侧距离肌肉止点 1.5 cm 切断缝匠肌，切断股直肌在髂前下棘的起点；分离股动静脉及股神经，将血管神经束与髂腰肌一同向外侧牵开。将下端皮瓣翻开，见耻骨肿瘤由耻骨肌、长收肌、骨薄肌等覆盖（图 4-2-8）。

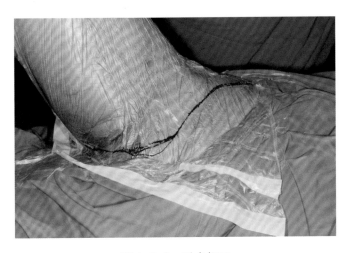

图 4-2-5　手术切口

2. 切开皮肤、皮下组织，显露腹股沟韧带，在其上方内侧找腹股沟管的浅环口，从此处分离保护精索（图 4-2-6）。

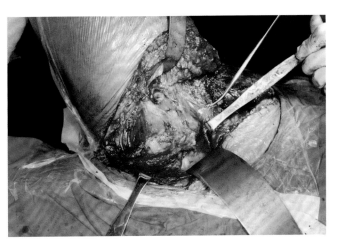

图 4-2-8　显露肿瘤

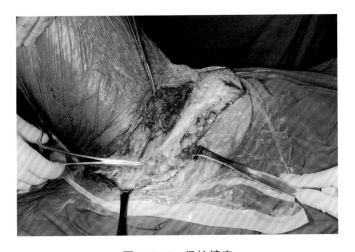

图 4-2-6　保护精索

5. 切口下方自肿瘤下端水平下 2 cm 切断浅层耻骨肌、长收肌、骨薄肌。在长收肌深层、短收肌浅层中有闭孔神经、血管经过，将其分离结扎切断（图4-2-9）。

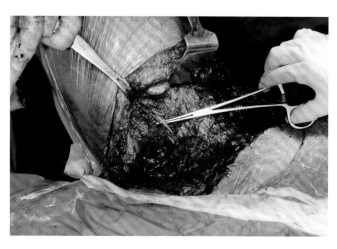

图 4-2-9　显露闭孔神经

6. 切口内上方距离肌肉耻骨附丽 1.5 cm 切断腹直肌，将股动静脉、股神经、髂腰肌一同保护向上牵开，显露髋关节前侧关节囊（图 4-2-10）。

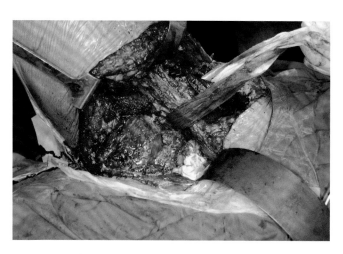

图 4-2-10　显露髋关节前侧关节囊

7. 切口外侧，游离臀大肌、臀中肌、臀小肌起点，显露髋关节外侧关节囊（图 4-2-11）。

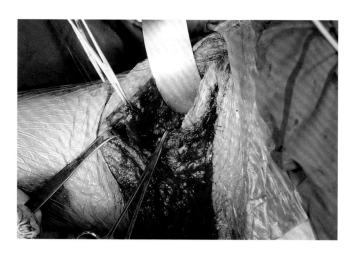

图 4-2-11　显露髋关节外侧关节囊

8. 从外侧沿股骨颈方向切开髋关节囊，显露股骨头、股骨颈。将患肢内收牵引，将股骨头脱位（图4-2-12）。在髂骨翼固定导航定位器。

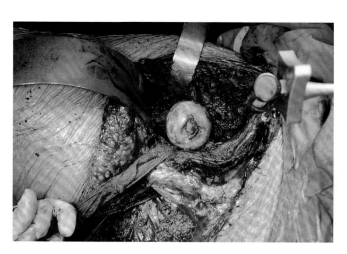

图 4-2-12　股骨头脱位

9. 自切口内侧，距离肿瘤下端 2 cm 切断短收肌、大收肌，切断股二头肌、半腱肌、半膜肌、股方肌，将肿瘤的内下方游离（图 4-2-13）。

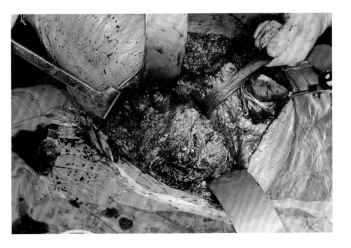

图 4-2-13　游离肿瘤下端

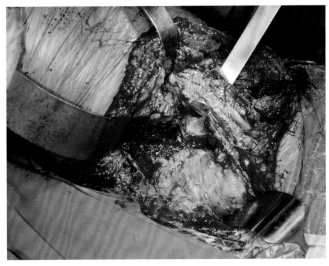

图 4-2-15　肿瘤切除后

10. 在导航定位下，从髋臼中部切断，完成上端截骨（图 4-2-14）。将肿瘤切除后，可见残留上半部分髋臼（图 4-2-15）。

11. 将盆腔内组织与耻骨分离向后推开，显露耻骨联合上缘。从耻骨联合下分离保护尿道，沿耻骨联合方向切断（图 4-2-16）。

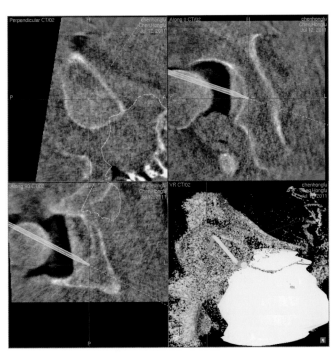

图 4-2-14　上端定位截骨

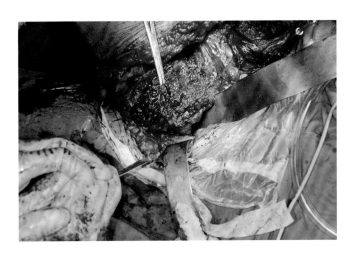

图 4-2-16　切断耻骨联合

231

12. 垂直股骨颈切除股骨头，将切除股骨头置于髋臼缺损部位，用2枚克氏针固定（图4-2-17）。

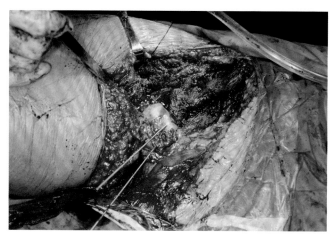

图 4-2-17 临时固定股骨头

13. 用髋臼锉打磨股骨头，去除多余骨质，以残留部分髋臼为标志物，重新建立髋臼形态（图4-2-18）。

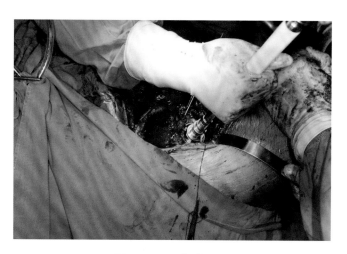

图 4-2-18 打磨髋臼

14. 新髋臼外形形成后，去除克氏针，用拉力螺钉将股骨头与残留髋臼固定（图4-2-19）。

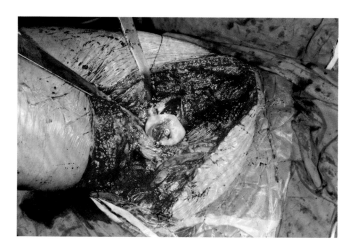

图 4-2-19 螺钉固定股骨头

15. 在髋臼侧和股骨侧置入临时假体，实验髋关节张力及稳定性。确定髋臼假体安装位置。根据此位置用骨水泥固定髋臼（图4-2-20）。

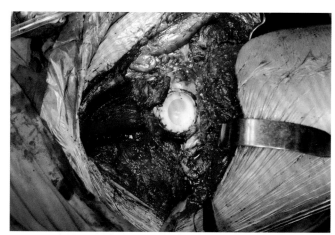

图 4-2-20 骨水泥固定髋臼

16.在股骨侧置入骨水泥型假体，用骨水泥固定（图4-2-21）。

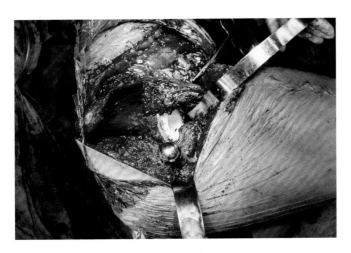

图 4-2-21　固定髋臼

17.将股骨头复位，切口放置负压引流管2根，分层缝合切口（图4-2-22）。

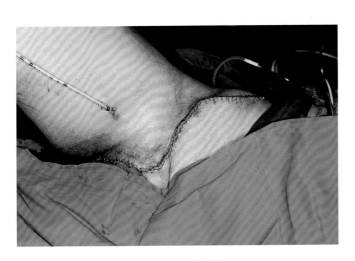

图 4-2-22　关闭切口

术后处理

1. 术后放置负压引流管2根，待全天（24小时）引流量少于 20 ml 时拔除。术后应用抗生素 7～10 天。术后患肢外展中立位，卧床 6～8 周。术后 2～3 日就可以开始下肢肌肉等长收缩锻炼，待软组织完全愈合后开始练习坐位及站立。3 个月内患者站立需要扶双拐辅助，患肢不完全负重。3 个月后再根据术后锻炼情况确定患肢负重水平。

2. 需要术后化疗的患者，如化验检查无异常，可从术后 2 周（切口愈合拆线后）开始化疗，如切口延迟愈合，一般应等到切口愈合后再开始化疗，因为化疗对于切口愈合有一定影响。

3. 术后患者应长期随诊。

术后评估

1. 影像学评估

术后 X 线片见图 4-2-23。术后 7 年复查 X 线片见图 4-2-24，无肿瘤复发，假体无松动，患者步态基本正常。

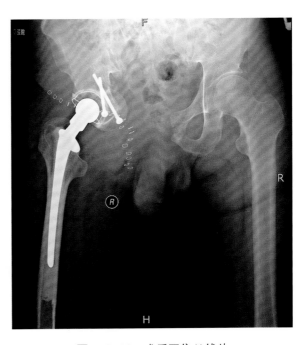

图 4-2-23　术后正位 X 线片

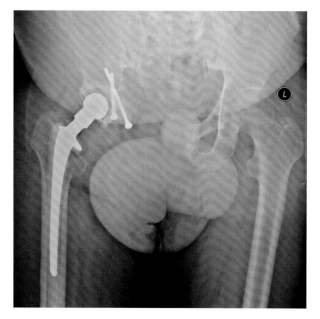

图4-2-24　术后7年复查，髋臼功能良好。无肿瘤复发，假体无松动

2. 标本评估

术后切除标本经福尔马林固定后，从外观和各向剖面，确认是否达到术前计划的外科边界（图4-2-25～图4-2-27）。

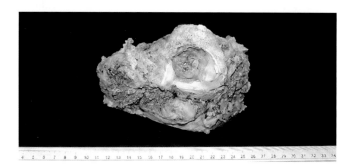

图4-2-25　标本前面

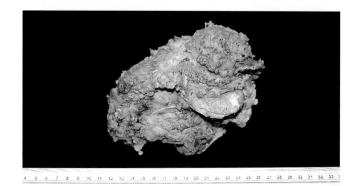

图4-2-26　标本后面

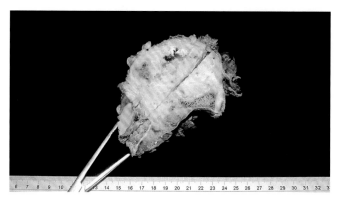

图4-2-27　标本侧面

3. 病理评估

术后病理报告：软骨肉瘤。

专家点评

本例肿瘤生长在Ⅲ区，累及耻坐骨，肿瘤最上端位于髋臼下缘。为达到广泛切除，术前设计时，上端切除经髋臼中部进行，切除后髋臼缺损前1/2，对于此类髋臼缺损，只需要重建髋臼的负重部分就可以得到良好的功能。因此我们切除股骨头重建髋臼前缘，使用骨水泥型人工全髋关节重建髋关节。手术技术成熟，不需要特殊假体，术后恢复快，比人工骨盆、马鞍形人工关节置换等手术并发症发生率低，患者满意度高。术中因髋关节周围缺损范围大，稳定性较常规人工全髋关节差，术后需要更长时间卧床制动，减少髋关节脱位发生。

以往的研究认为单纯Ⅲ区肿瘤，多数可以广泛切除而不需要进行重建。Ⅱ区和Ⅳ区肿瘤广泛切除后需要重建。但在实际工作中，对于骨盆Ⅲ区原发恶性肿瘤的手术治疗，为达到广泛切除，往往要经过Ⅱ区进行，切除范围只局限在Ⅲ区的很少见。如果切除的范围局限在Ⅲ区，切除后不影响患肢负重可以不进行重建；但如果需要经过Ⅱ区切除的Ⅲ区肿瘤，为使患者术后可以负重，需要进行髋关节重建。对于此类肿瘤切除后髋臼缺损范围较Ⅱ区肿瘤切除后小，常见的重建方法有髋关节融合、人工全髋关节置换、人工骨盆等。

（李　远　牛晓辉）

第3节　骨盆恶性肿瘤内半骨盆切除旷置术

手术指征

1. 骨盆原发或骨盆区域软组织恶性肿瘤，以Ⅱ区（髋臼周围）为中心或累及Ⅱ区，需行广泛切除。

2. 预后较好的、预计生存时间较长的单发骨盆Ⅱ区为中心的转移瘤。

3. 骨盆内髂血管束、坐骨神经未受侵，可以正常游离出。盆腔脏器未受侵或可部分切除后修补重建。外侧臀大肌皮瓣未受侵，可以提供覆盖。

4. 骶髂关节未受侵，或部分受侵但可通过骶骨侧截骨获得广泛的外科边界。

5. 内半骨盆切除是Ⅱ区骨盆恶性肿瘤切除后，进行各种方式重建的基础。如：股骨近端与残存骨盆的融合；马鞍形假体置换；人工髋臼成形全髋置换；骨盆人工假体的置换，等等。

病例资料

患者女性，53岁。主因右髋部间断性疼痛4月余，负重行走时明显，疼痛进行性加重。当地医院拍摄X线片，发现右髋臼溶骨性破坏，来我院门诊以"右髋臼肿瘤"收入院。

入院查体：患者跛行，右侧股四头肌萎缩。行走时右髋关节疼痛明显。髋关节内收、旋转活动明显受限，轴向叩击痛明显。

入院后行X线片、增强CT及MRI、ECT检查（图4-3-1～图4-3-6）。影像显示右髋臼溶骨性破坏，边界不清、皮质破损病变组织破出骨外在髋臼内壁侧形成软组织肿块，肿瘤突破髋臼软骨进入髋关节腔。MRI显示病变信号异常区上至大切迹水平，髂骨翼内壁反应区较大；下至耻坐骨支中部。血管造影局部血运较对侧稍丰富，ECT显示为单发病灶。临床考虑为恶性肿瘤，软骨肉瘤可能性大，行病灶穿刺活检，病理结果为：透明细胞软骨肉瘤Ⅱ～Ⅲ级。

患者无特殊相关病史，常规全身查体未见明显异常。常规化验未见异常，红细胞沉降率、CRP正常，碱性磷酸酶正常。

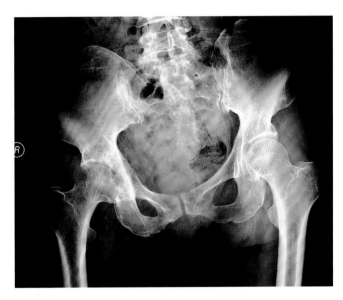

图4-3-1　X线平片显示右髋臼溶骨性破坏

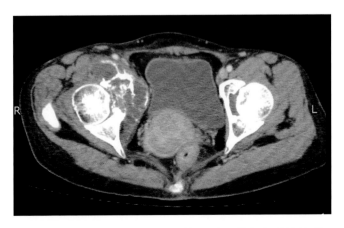

图4-3-2　增强CT显示髋臼破坏程度及软组织肿块情况

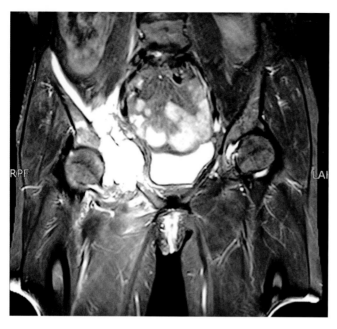

图 4-3-3　额状面 MRI 显示肿瘤及反应区范围

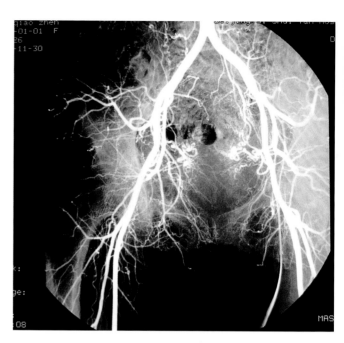

图 4-3-5　血管造影局部血运较对侧稍丰富

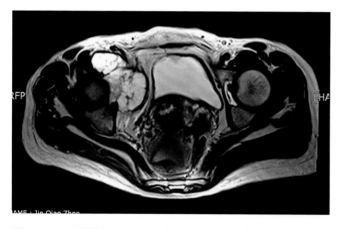

图 4-3-4　横断面 MRI 显示髋臼破坏程度及软组织肿块情况

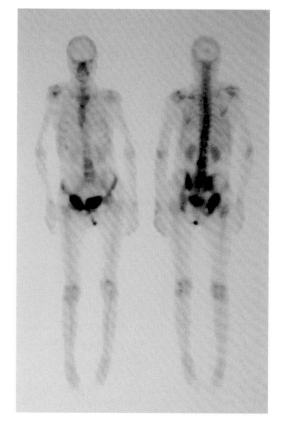

图 4-3-6　ECT 显示为单发病灶

局部解剖

1. 骨盆是人体最重要的支撑和运动区域。它承载脊柱，是连接脊柱和下肢的枢纽；它又是下肢运动系统的起始点，同时又是一个坚固的容器保护着盆腔脏器。

2. 骨盆内侧有髂外血管束和走行于髂腰肌之间的股神经，外侧有出梨状肌下孔的坐骨神经，它们是保证下肢存活、维持感觉和运动的基本条件（图 4-3-7、图 4-3-8）。

3. 骨盆区域是人体解剖结构最复杂的区域之一。该区域除有骨盆本身和供应、支配下肢的主要血管和神经外，还相邻许多重要的盆腔脏器，如膀胱输尿管、直肠、子宫及附件、会阴器官等。另外，骨盆区域骨架结构不规则，解剖层次不易掌握。

4. 该区域有几处血管网丰富，术中极易出血并止

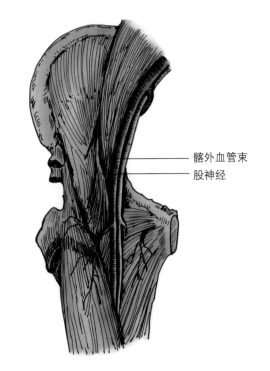

图 4-3-7 骨盆前方血管、神经

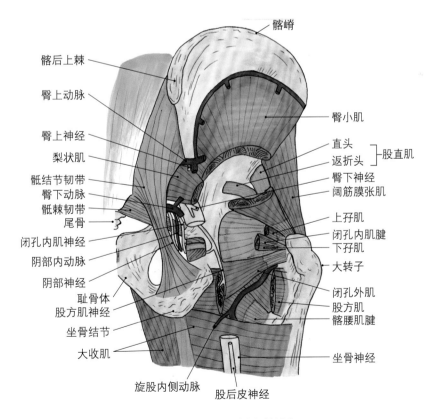

图 4-3-8 骨盆后侧血管神经

血困难的区域。如骶前静脉丛区域、坐骨大切迹（臀上血管分布区域）、耻骨联合及耻骨降支邻近会阴部区域。

术前规划

经临床、影像、组织学三结合讨论考虑为：髂骨软骨肉瘤诊断明确。肿瘤上方反应区已达髋臼内板大部范围，下方病灶已达耻坐骨中段。软组织肿块已侵及并包绕髋关节内壁，但和血管神经束尚可分离，盆腔脏器无明显受侵。肿瘤突破髋臼软骨进入髋关节腔。软骨肉瘤为放化疗均不敏感肿瘤，术后复发率较高，所以手术切除是其主要治疗手段，且手术切除范围大小是决定其复发率高低的决定性因素。术前考虑行包括髋关节在内的内半骨盆切除（切除股骨头），上界包括骶髂关节以外的髂骨翼，下方从耻骨联合切除（图4-3-9）。因切除范围较广，无安全有效的重建方式，故决定骨盆切除后旷置。

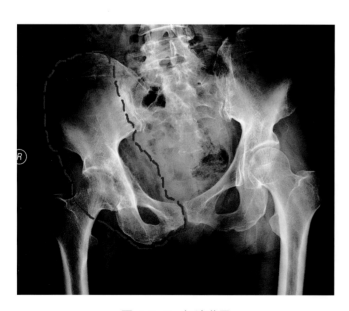

图4-3-9　切除范围

手术操作

（手术过程所用图4-3-23和图4-3-25为另一例左侧同种手术患者术中照片，此例未切除股骨头）

1. 手术在气管插管全身麻醉下进行。患者半侧卧位，腹背侧有一定活动空间（漂浮体位）。消毒范围上界达乳头水平，包括躯干及骨盆的腹背侧，会阴部及整个患侧下肢。铺单时要将患侧下肢游离在消毒区域内。

2. 切口起自髂后上棘，沿髂嵴向前绕至髂前上棘，再沿腹股沟韧带至邻近耻骨联合拐向下方，沿会阴旁和大腿内侧至坐骨结节。切开皮肤及皮下组织，梭形绕开穿刺或切开活检道，将活检道全层连同肿瘤区域一并切除（图4-3-10、图4-3-11）。

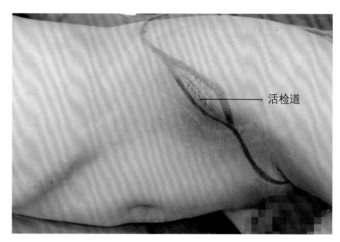

活检道

图4-3-10　前方切口

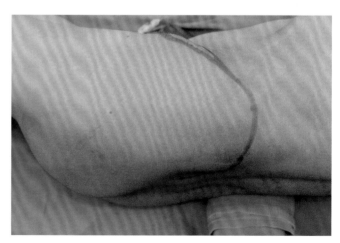

图4-3-11　后方切口

3. 首先沿髂嵴内侧切开骨盆处前方腹壁肌肉，显露腹膜并将其推向对侧，显露腹膜后结构。显露髂总和髂外动静脉，游离髂外动静脉至腹股沟水平，显露好髂肌、腰大肌和股神经（图 4-3-12）。从髂骨内面切断或剥开髂肌，沿髂骨翼向深方显露大切迹。

5. 分别从髂前上、下棘切断缝匠肌和股直肌起点并翻向下方，显露髋关节前关节囊（图 21-7）。沿髂嵴向后切开皮肤至髂后上棘，向下翻开臀大肌皮瓣，显露臀中肌和大粗隆，保护其下方的坐骨神经（图 4-3-14、图 4-3-15）。

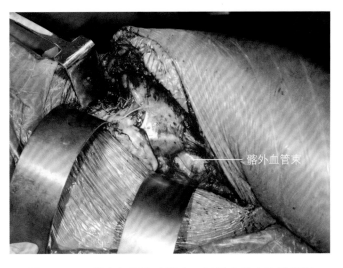

图 4-3-12　前方切开腹壁肌肉，显露血管束和髂腰肌

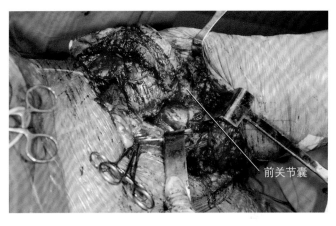

图 4-3-14　切断缝匠肌和股直肌起点并翻向下方，显露髋关节前侧关节囊

4. 从髂前上棘沿腹股沟韧带切开，近耻骨联合处寻找游离并牵开精索加以保护。切断腹股沟韧带，将股动静脉、髂腰肌和股神经作为一个整体从耻骨支浅面游离出来，并用纱布提起，加以保护。沿耻骨支将腹壁肌肉切开至耻骨联合，显露耻骨联合内面和闭孔内面（图 4-3-13）。

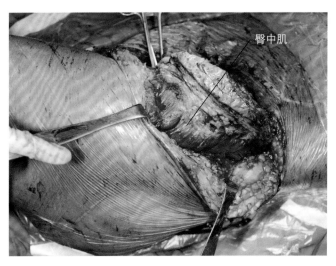

图 4-3-15　翻开臀大肌皮瓣，显露臀中肌

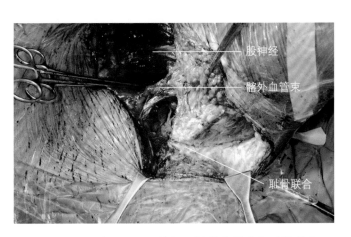

图 4-3-13　髂腰肌及股神经、髂外血管束和耻骨联合

6. 再从髂骨翼外面掀起臀中、小肌，显露髋关节囊外侧（如髂骨外板外侧有肿瘤包块，则应保留足够的厚度肌肉包裹肿瘤以达到外科边界的要求）。继续向深处显露，分离保护坐骨神经，结扎必要的臀肌血管，显露大切迹外侧并与内侧相沟通（图 4-3-16）。从此通道套入钢丝锯（图 4-3-17）。

7. 内侧切口沿耻骨降支至坐骨结节。游离耻骨联合，紧贴耻骨降支切断会阴部肌肉。在耻骨上切断股薄肌、长短收肌起点，显露闭孔外肌，闭孔外结扎切断闭孔血管神经束（图 4-3-18），从内侧显露髋关节囊。盆内结扎切断闭孔血管神经束，切开耻骨联合（图 4-3-19）。

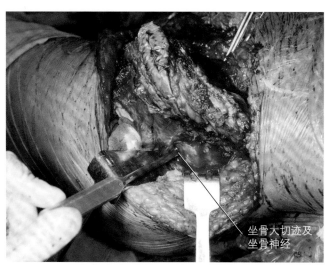

图 4-3-16　分离保护坐骨神经，结扎必要的臀肌血管，显露大切迹外侧并与内侧相沟通

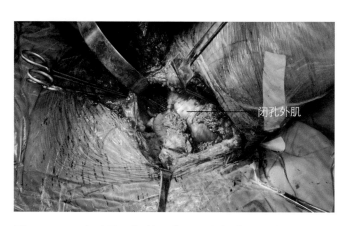

图 4-3-18　在耻骨上切断股薄肌、长短收肌起点，显露闭孔外肌

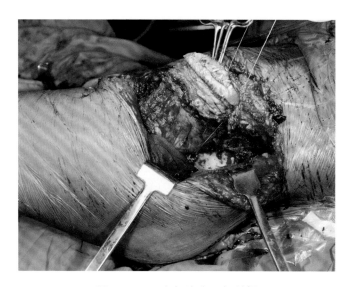

图 4-3-17　大切迹套入钢丝锯

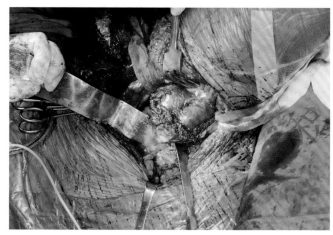

图 4-3-19　切开耻骨联合

8. 分别从内、前、外切开髋关节囊一周，脱位股骨头，切断圆韧带（图 4-3-20）（如术前证实髋臼软骨、圆韧带、关节囊内有肿瘤侵入，则应将股骨头或整个髋关节囊一并切除）。调整坐骨大孔内钢丝锯的位置，按要求的截骨平面截断髂骨翼（或骶髂关节甚至骶骨外侧，依肿瘤范围要求）（图 4-3-21）。

9. 沿耻骨降支分离至坐骨结节，切断附着其上的腘绳肌、大收肌起点和骶结节韧带，游离坐骨支（图 4-3-22）。再依次切断骶棘韧带、闭孔内外侧肌止点、梨状肌和其他外旋肌群，取下切除之骨盆和肿瘤（图 4-3-23 ~ 图 4-3-25）。

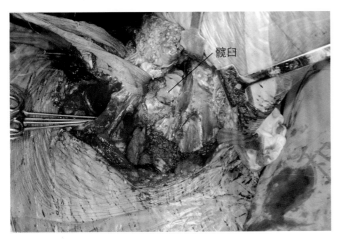

图 4-3-20　切开髋关节囊一周，脱位股骨头，切断圆韧带

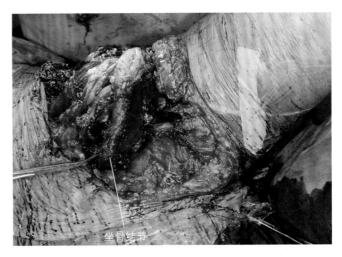

图 4-3-22　游离的坐骨结节和闭孔前后

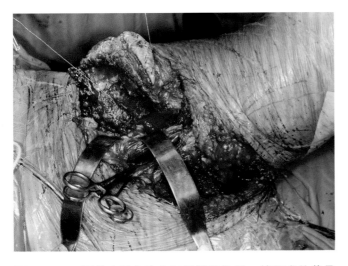

图 4-3-21　调整坐骨大孔内钢丝锯的位置，按要求的截骨平面截断髂骨翼

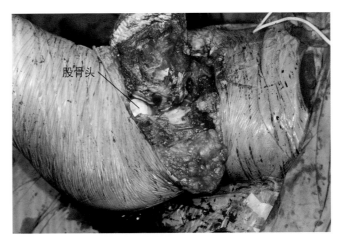

图 4-3-23　游离的髂骨外板和脱位的髋关节

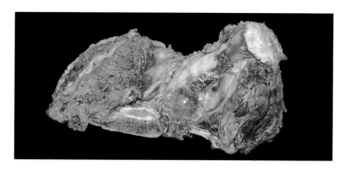

图 4-3-24　切除后半骨盆

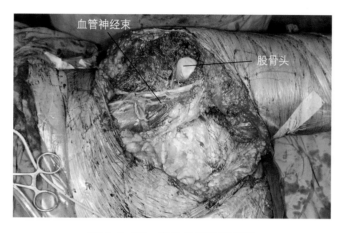

图 4-3-25　半骨盆切除后术野

（图中标注：血管神经束、股骨头）

10. 切口创面止血，出血一般主要集中在：①坐骨大孔截骨区（臀上血管区），②耻骨联合及耻骨降支靠近会阴部创面区，③坐骨结节创面区。

11. 止血后冲洗切口，将大腿侧肌肉争取与腹壁侧肌肉拉合，将臀肌与腹壁肌肉拉合。放置引流后逐层缝合切口（图 4-3-26）。切除肿瘤组织送病理检查。

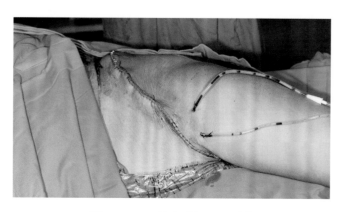

图 4-3-26　缝合后切口及引流

术后处理

1. 术后放置引流管 2～3 根充分引流，待全天（24小时）引流量少于 20 ml 时拔除。

2. 保持会阴部清洁，抗生素使用 1 周以上，2 周愈合拆线。

3. 患者回病房后患肢外展中立位，必要时可给予轻度皮牵引以维持长度。

4. 绝对卧床 4～6 周至软组织愈合后下地活动。每 3 个月定期复查，复查应包括：骨盆平片、骨盆增强 CT、软组织 B 超、肺部 CT，以排除局部复发和肺转移。

术后评估

1. 影像学评估（图4-3-27～图4-3-29）

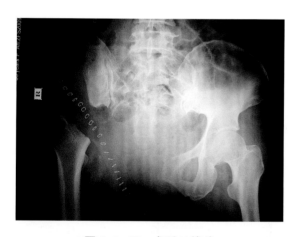

图 4-3-27　术后 X 线片

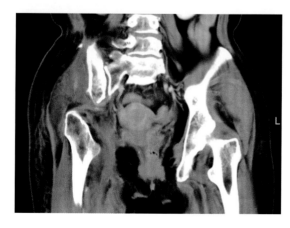

图 4-3-28　术后 CT 重建

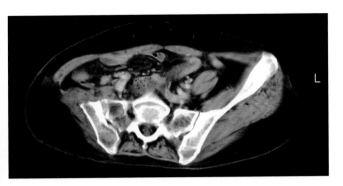

图 4-3-29 术后 CT 横断面

2. 标本评估

术后切除标本经福尔马林固定后，从外观和各向剖面，确认是否达到术前计划的外科边界（图 4-3-30 ~ 图 4-3-35）。

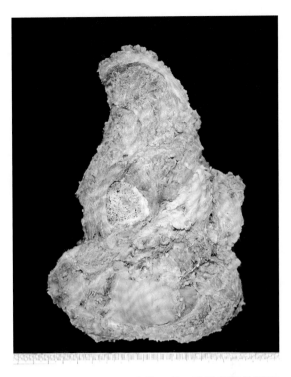

图 4-3-31 骨盆、闭孔外面观，股骨颈截骨断面

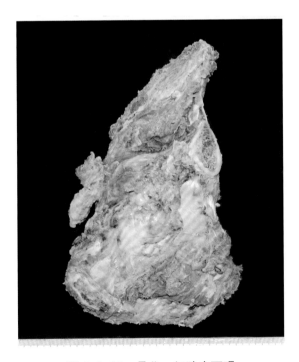

图 4-3-30 骨盆、闭孔内面观

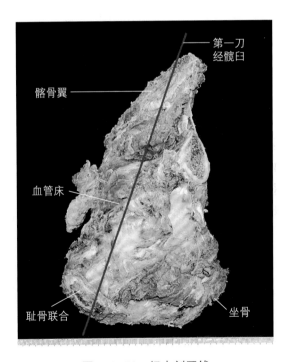

图 4-3-32 标本剖开线

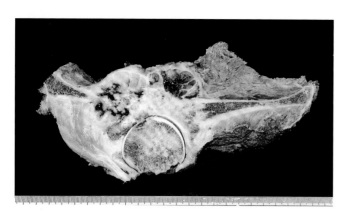

图 4-3-33 长轴剖开，髋臼受侵

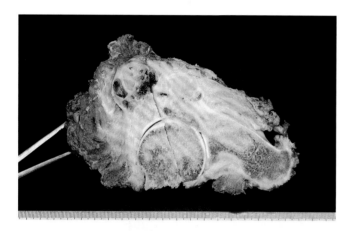

图 4-3-34 坐骨长轴剖开显示坐骨内病灶范围

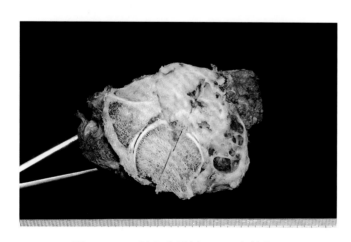

图 4-3-35 髋臼水平剖开显示病灶范围

3. 病理评估

术后病理报告：透明细胞软骨肉瘤 Ⅱ ～ Ⅲ级。

专家点评

Enneking 将骨盆肿瘤分为三区：髂骨翼为Ⅰ区、髋臼周围为Ⅱ区、耻坐骨为Ⅲ区，后有学者将骶髂关节区域续为Ⅳ区。在临床工作中，公认的Ⅱ区为中心或涉及Ⅱ区的恶性肿瘤从切除到功能重建都是最困难的，具有挑战性的。Ⅱ区的恶性肿瘤常常侵及到Ⅰ、Ⅲ区（或Ⅰ、Ⅲ区肿瘤侵及髋臼），所以大部分情况下，切除时需将三个区域的大部分骨盆一并切除，称为内半骨盆切除。

骨盆区域解剖结构复杂，手术中出血较多，血管神经损伤的机会较高，肿瘤切除的外科边界不易掌握，风险较大。

内半骨盆切除后是否重建、如何重建一直是有争议的问题。髋臼区域切除范围较小时，行带翼网杯的全髋关节置换或髋关节融合都是可行的，并可获得较好的近期和远期功能，并发症也相对较少。当切除范围较大时，上述方法将无法实施。骨盆的替代物植入重建具有几十年的历史，从半骨盆灭活再植到灭活骨盆加全髋关节置换；从异体半骨盆移植到半骨盆人工替代假体的植入，均因较高的并发症发生率导致植入物取出率过高而失败。马鞍形假体受残端限制较大，且晚期的向上切割髂骨翼问题尚无法解决。

近些年带全髋的骨盆假体较前有了很多改善，并发症发生率已有明显下降，患者早期功能有所提高，但仍较高的感染率和晚期松动率使得很多学者并不支持这种复杂的重建。内半骨盆切除后旷置手术较重建简单许多，患者风险自然下降许多。没有植入物，感染和后期松动就不那么令人担心。假体置换的后期功能既不像早期那么好、旷置术后的晚期功能也不像想象中的那么差，而且有些时候为了达到功能重建的目的人为地缩小肿瘤切除应该达到的外科边界。这些因素就是许多人不支持重建的原因。或许骨盆假体再进步一些以后，更多学者将会跨入重建的行列。

（郝 林）

第4节　髋臼恶性肿瘤广泛切除马鞍形（Saddle）人工假体重建术

手术指征

1. 髋臼部原发骨恶性肿瘤，手术能达到广泛的外科边界，其中包括 Enneking 分期 I A、I B、II A 期及化疗反应好的 II B、III B 期肿瘤；部分转移性肿瘤；侵及或包绕髋臼的软组织肉瘤。

2. 切除肿瘤后，能保留足够的髂骨，以便与马鞍形（Saddle）人工关节相关联。

3. 预计关节功能优于义肢。

病例资料

患者男性，45 岁。主因"右髋部疼痛不适 1 年半，活动受限 1 年"而入院。入院后，查体发现右髋关节活动受限。给予各项影像学检查，提示：右髋臼部溶骨性破坏，基质均匀，可见钙化，可见软组织肿块（图 4-4-1、图 4-4-2）。行穿刺活检术，病理报告为：软骨肉瘤。

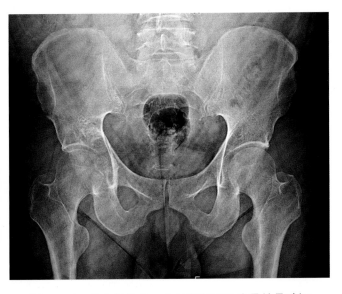

图 4-4-1　骨盆正位片：右髋臼部可见溶骨性骨破坏

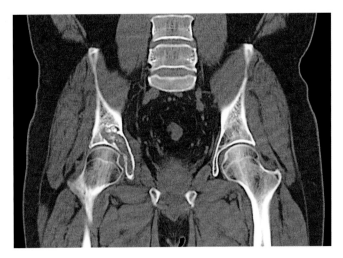

图 4-4-2　骨盆 CT：右髋臼可见溶骨性骨破坏，基质内有钙化点

局部解剖

1. 髋臼由髂骨、耻骨、坐骨三部分所组成。

2. 髋臼内侧被髂肌覆盖，髂肌可形成一个屏障，阻止肿瘤的扩散，为肿瘤的广泛切除提供很好的边界。髋臼外侧有臀中肌和臀小肌覆盖，为肿瘤的切除提供了边界（图 4-4-3）。

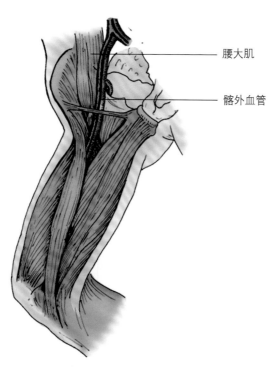

图 4-4-3 骨盆部解剖示意图

3. 梨状肌起自骶骨，经过坐骨大切迹，止于粗隆间线，可以保护坐骨神经免于肿瘤的侵犯。

4. 在切除肿瘤时要保护好髂腰肌的完整，以便调节假体的长度，使双下肢等长。髂腰肌保持一定的张力，可以减少马鞍形关节的脱位。

术前规划

肿瘤位于髋臼，向内侧破坏骨皮质，形成软组织肿块，但被髂肌所覆盖。为达到广泛外科边界需切除肿瘤上界 3 cm 正常骨质，切除髂肌，切除臀中、小肌。切除范围内界位于耻骨联合，下界位于股骨颈（图 4-4-4）。

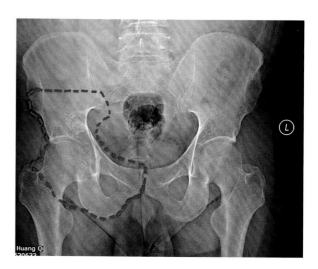

图 4-4-4 手术范围示意图

手术操作

1. 患者健侧卧位，可向前后摇摆。切口自髂后上棘开始，沿髂骨至髂前上棘，然后沿腹股沟韧带走行，至耻骨联合外侧转向会阴部，绕过大腿后侧至坐骨结节（图 4-4-5）。梭形切除穿刺道。

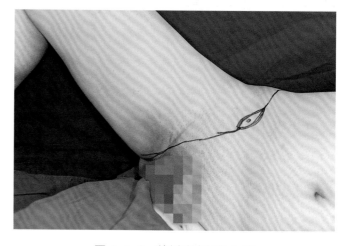

图 4-4-5 前侧髂腹股沟入路

2. 切开皮肤、皮下组织，显露出腹外斜肌腱膜（图 4-4-6）。

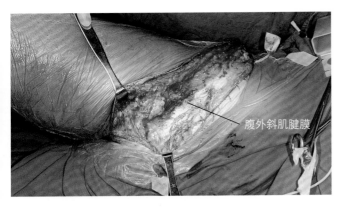

图 4-4-6　显露出腹外斜肌腱膜

3. 切开腹肌，显露出腹膜外间隙（图 4-4-7）。分离髂外血管、股神经和腰大肌，向内侧牵开保护。

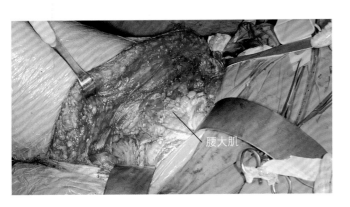

图 4-4-7　显露出腹膜外间隙

4. 切断起自髂棘上的臀大肌、阔筋膜张肌等肌肉，向远端翻开，显露出臀中肌（图 4-4-8）。继续向下分离，至显露坐骨切迹外侧。

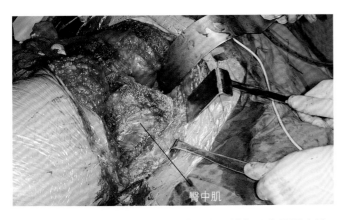

图 4-4-8　切断附着在髂棘上的肌肉，掀起臀大肌肌皮瓣

5. 保护精索、会阴部各组织，切断耻骨联合（图 4-4-9）。

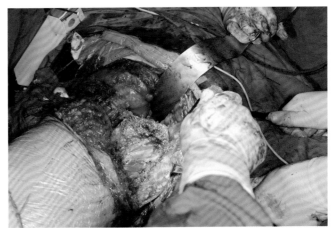

图 4-4-9　切断耻骨联合

6. 于坐骨大切迹处放入线锯，根据术前设计的平面，切断髂骨（图 4-4-10）。

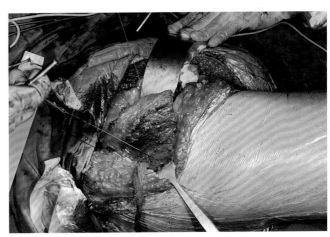

图 4-4-10　切断髂骨

7. 切断缝匠肌、股直肌起点，显露髋关节，切开关节囊，在股骨颈处截骨。沿髋臼后壁向下分离。切断坐骨结节处的骶结节韧带、骶棘韧带。从会阴部切口，切断内收肌起点、腘绳肌起点，完整切除肿瘤（图 4-4-11）。

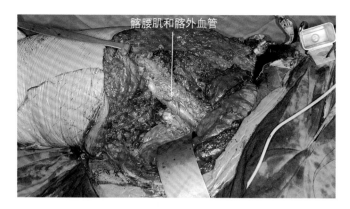

图 4-4-11 切除肿瘤后的局部

8. 根据切除标本的大小，挑选合适大小的马鞍形假体。为防止假体脱位，将 MESH 缝合于假体上（图 4-4-12）。

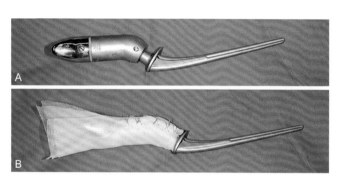

图 4-4-12 A. 马鞍形假体；B. MESH 缝合在假体上

9. 股骨侧准备髓腔，为植入股骨侧假体做准备（图 4-4-13）。

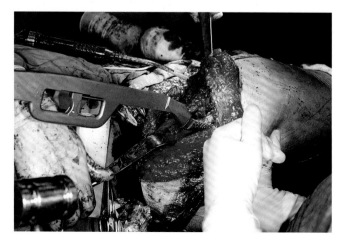

图 4-4-13 用软钻扩髓后，用开髓锉扩髓腔

10. 股骨侧扩髓后，冲洗髓腔，植入远端塞，打入骨水泥，植入股骨侧假体（图 4-4-14）。

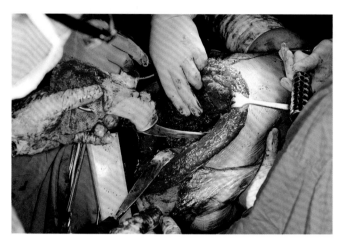

图 4-4-14 股骨骨水泥固定假体

11. 髂骨侧用磨钻磨出凹槽，与马鞍形假体形成关节（图 4-4-15）。植入马鞍形人工关节（图 4-4-16）。为防止关节脱位，用人工补片将马鞍形关节与周围的骨与软组织缝合在一起（图 4-4-17）。

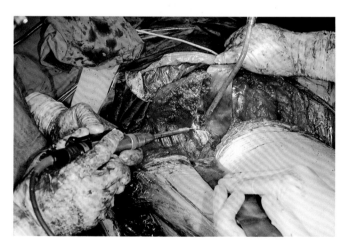

图 4-4-15 髂骨侧做一凹槽

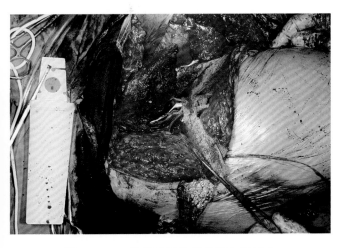

图 4-4-16　将假体鞍状部分插入凹槽中

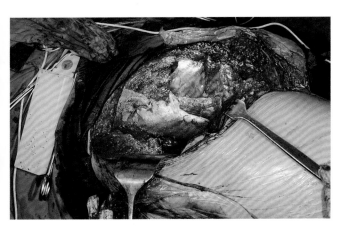

图 4-4-17　MESH 补片与周围组织缝合后

12. 冲洗切口，清点器械，放置引流管，逐层关闭切口，术毕（图 4-4-18）。

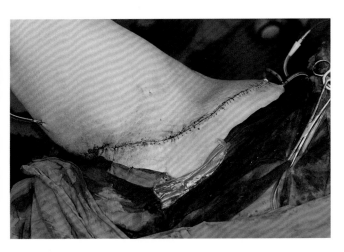

图 4-4-18　切口缝合，手术完毕

术后处理

1. 患者穿丁字鞋保持患肢在外展中立位 6～8 周，嘱患者活动患足，并行股四头肌等长收缩。常规应用低分子量肝素和弹力袜预防下肢深静脉血栓形成。放置负压引流管 2 根，待全天（24 小时）引流量少于 20 ml 时拔除。术后应用抗生素 7～10 天。

2. 术后 8 周后可拄双拐下地活动，逐渐变为单拐，直至弃拐，但建议患者在步行较长距离时要拄单拐。术后注意早期活动膝关节，以免膝关节功能障碍。注意髋关节屈曲不超过 90°，不可跷二郎腿。

术后评估

1.影像学评估

术后 X 线片示：右侧髂骨已被切除，假体与残余的髂骨相关节（图 4-4-19）。术后 8 年复查，患者功能可，轻度跛行，假体切割髂骨，上移约 2 cm（图 4-4-20）。

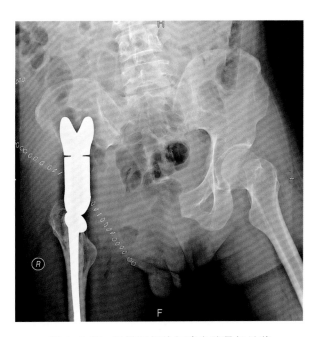

图 4-4-19　马鞍形假体与残余髂骨相关节

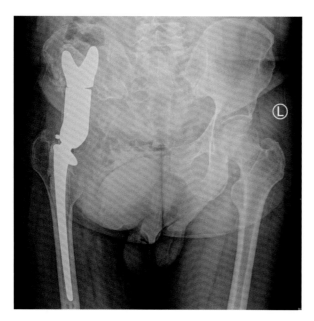

图 4-4-20 术后 8 年复查,假体切割髂骨,上移约 2 cm

2.标本评估

术后切除标本经福尔马林固定后,从外观和各向剖面,确认是否达到术前计划的外科边界(图4-4-21)。

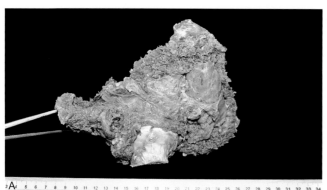

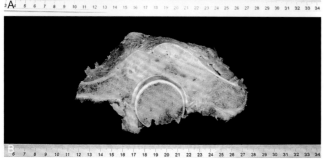

图 4-4-21 A.标本外侧面;B.标本纵剖面

3.病理评估

术后病理报告:软骨肉瘤。各截骨面未见肿瘤。

专家点评

Enneking 把骨盆环分为四个区,其中 II 区即髋臼区的原发恶性肿瘤较难重建。因为髋臼部恶性肿瘤广泛切除后下肢的承重功能丧失,需重建骨盆环的完整性。常用的手术方法有:髋关节融合术、人工半骨盆置换、股骨近端截骨修补髋臼人工关节置换术、旷置术、Saddle 人工关节置换术、人工骨盆置换术等。Saddle 人工关节置换术采用简单的假体结构重建髋臼缺损,但在使用过程中发现术后常出现假体与髂骨关节磨损切割,假体上移,故目前此重建方法已基本不再使用。

虽然此手术记录的重建方法目前已不再使用,但其切除部分仍有借鉴价值。髋臼部肿瘤的切除是难度很大的手术,术中失血量可能很大,甚至会引起低血容量性休克。为减少术中出血,应行术前栓塞。但栓塞血管的尺度需把握好,否则可能导致肌肉大量坏死,从而引发切口感染。

Saddle 人工关节置换术需保留足够厚的髂骨,并需在髂骨上磨出凹槽,凹槽需足够深以便于与马鞍形关节相吻合。为防止马鞍形关节脱位,我们用人工补片来把关节固定在髂骨上。后期可能会发生假体切割髂骨、髂骨骨折等并发症。为保持 Saddle 人工关节一定的张力,必须保持髂腰肌的完整性。同时保留了髂腰肌的完整性也保护了股神经和血管能维持一定的张力,不至于被拉长。

髋臼部肿瘤切除后进行人工半骨盆重建也是一种可提供骨盆稳定的方法,但由于人工材料不能与宿主骨愈合,长时间会导致人工关节折断等并发症。另一严重并发症是局部感染,发生率高,且不易控制。因此,还有待于假体设计的进一步发展。

(杨发军 丁 易)

第5节　髋臼恶性肿瘤广泛切除髋臼重建人工全髋关节置换术

手术指征

骨盆Ⅱ区或Ⅱ+Ⅲ区的骨原发恶性肿瘤（Enneking分期ⅠA、ⅠB、ⅡA期及化疗反应好的ⅡB、ⅢB期肿瘤）；部分转移性肿瘤。患者一般情况好，能耐受大手术。转移癌患者预计存活3个月以上。股动静脉和股神经未受侵。

病例资料

患者男性，65岁。因左髋疼痛1年，加重3个月入院。拍摄X线片、CT、MRI检查发现左髋臼溶骨性破坏，边界不清，骨皮质有破坏，伴有软组织肿块（图4-5-1～图4-5-3）。初步诊断为左髋臼恶性肿瘤。入院后行穿刺活检，病理结果为软骨肉瘤。PET-CT示无远隔转移，Enneking分期为ⅡB。完成术前化验检查后，行肿瘤广泛切除、髋臼重建、人工全髋关节置换术。

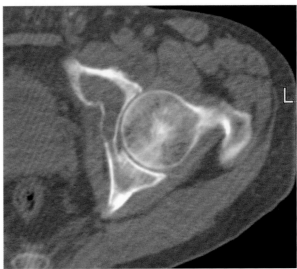

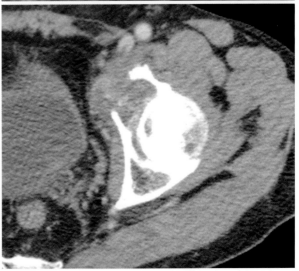

图 4-5-2　髋臼 CT 显示肿瘤范围及与周围结构关系

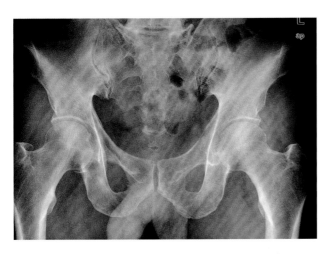

图 4-5-1　双髋关节正位片示左髋臼溶骨性破坏

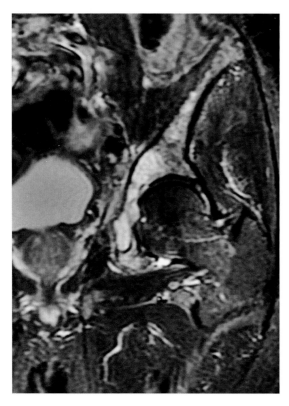

图 4-5-3　髋臼 MRI 显示肿瘤范围

局部解剖

1. 髋臼恶性肿瘤由于前方有髂腰肌阻挡，股血管和神经一般不受侵，而骨盆内壁紧邻膀胱和腹膜，没有其他软组织阻挡，所以对高级别肿瘤，要求对化疗敏感，在化疗的有效控制下，才能达到安全的外科边界。

2. 髋臼恶性肿瘤往往同时侵犯耻坐骨或髂骨。由于人工髋臼要固定于髂骨，需要髂骨受力，所以肿瘤不能侵犯髂骨太多，完整切除肿瘤后要保留足够的髂骨来固定人工髋臼，保留越多，髋臼越稳定；反之，容易松动。所以对于原发恶性肿瘤，对髂骨骨量要求要高一些。相反，转移癌的患者，适应证可以相对放松一些。

3. 在不影响外科边界的情况下，尽量保留耻骨或坐骨，重建髋臼时，髋臼支持架（Cage）固定点越多越稳定。

4. 如果肿瘤侵犯闭孔区，由于耻骨肌、闭孔外肌、内收肌群都是斜向附丽于股骨，切除肿瘤时，要靠近股骨切断这些肌肉，防止肌肉收缩导致的外科边界缩小。

5. 由于髋臼的结构复杂，术中截骨时要求有立体结构，可以先行髋关节脱位，再截骨，防止损失外科边界或边界扩大（图 4-5-4）。

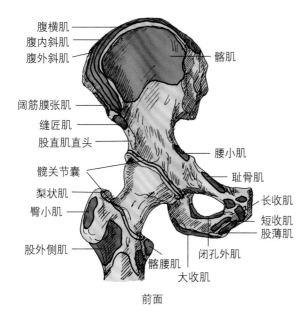

前面

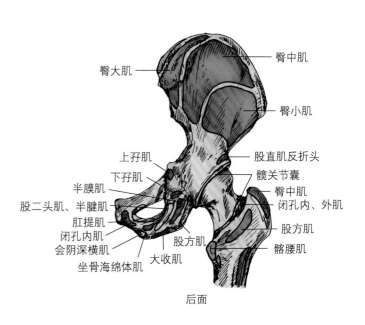

后面

图 4-5-4　骨盆、髋关节

术前规划

按照 Enneking 外科切除原则，对于ⅡB 期肿瘤，应行广泛的边界切除。此患者术前设计包括两部分内容：切除范围和重建方式。肿瘤位于髋臼顶和耻骨，软组织包块向前，比较小。所以切除范围为：近端经髋臼顶，内侧从耻骨联合切开，保留坐骨支及髋臼后柱。重建方式：用股骨头修补髋臼缺损部分，用髋臼支持架（Cage）重建髋臼后，行人工全髋关节置换（图4-5-5）。

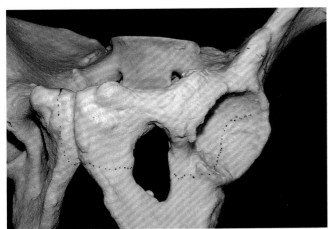

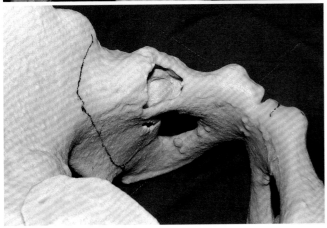

图 4-5-5　基于患者骨盆 CT 数据制作骨盆模型，标记骨盆切除范围

手术操作

1. 患者麻醉后取侧卧位，但腰部以下不要固定，患者可以平卧至 45°。取髂腹股沟入路，梭形切除活检道（图 4-5-6）。

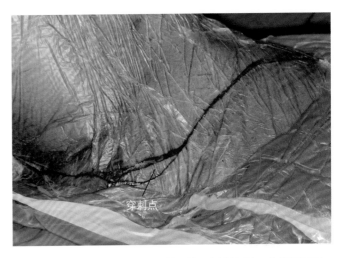

图 4-5-6　髂腹股沟入路，梭形切除活检道。向下延长切口，更好地显露坐骨

2. 切开前侧皮肤、皮下组织、深筋膜。切开腹肌，近端至髂骨翼，远端到对侧耻骨联合，分离股血管和神经，结扎分支，使其与髂腰肌分开，用湿纱布牵开，保护。同时向内侧牵开精索，保护。从内侧推开腹膜，用湿纱垫保护，结扎闭孔血管，切断（图 4-5-7～图4-5-10）。

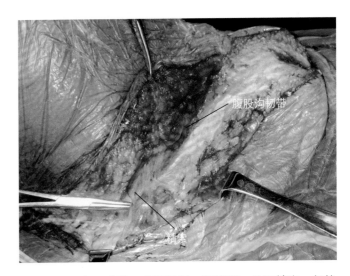

图 4-5-7　切开皮肤、皮下组织、深筋膜，分开精索、保护

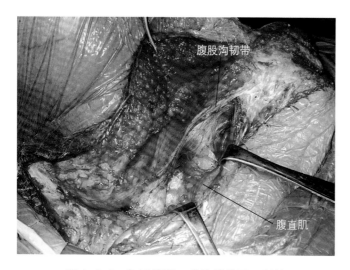

图 4-5-8　切开腹肌，将腹膜推开，保护

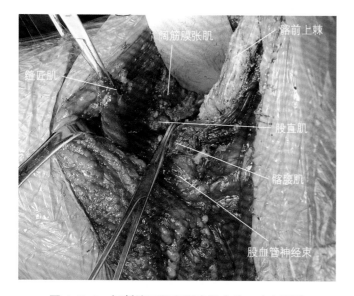

图 4-5-9　切断缝匠肌和股直肌直头，牵向远端

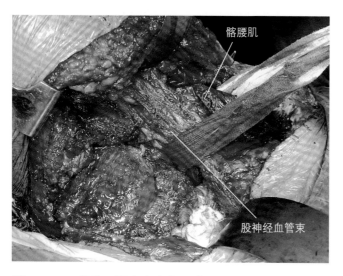

图 4-5-10　从髂腰肌上方分离股神经和血管，用湿纱布牵开、保护

3. 切开髋关节囊，髋关节脱位后，切除股骨头，显露髋臼（图 4-5-11、图 4-5-12）。

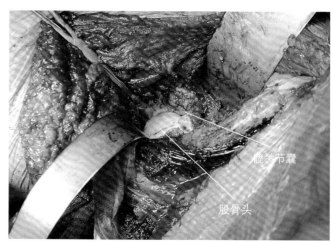

图 4-5-11　切开关节囊

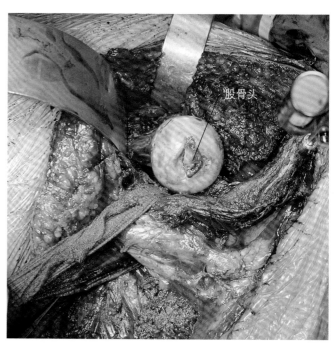

图 4-5-12　髋关节脱位

4. 切断附丽于耻骨和髋臼的耻骨肌、闭孔外肌、长收肌和短收肌，在髋臼顶和小粗隆两次切断髂腰肌。显露髋臼和耻骨（图 4-5-13）。

6. 将股骨头切为两半，分别固定于髋臼的前侧和内侧，修补髋臼的骨缺损（图 4-5-15）。先用克氏针临时固定，位置合适后改用螺钉固定。

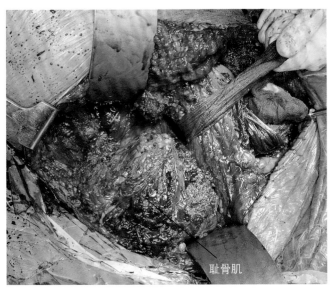

图 4-5-13　切断附丽于耻骨和髋臼的耻骨肌、闭孔外肌、长收肌和短收肌

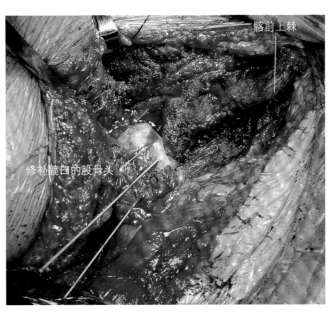

图 4-5-15　用股骨头修补髋臼

5. 根据术前设计的截骨线，分别从髋臼顶、耻骨联合、坐骨支截骨，保留髋臼后柱（图 4-5-14）。

7. 用髋臼锉打磨髋臼，用髋臼支持架（Cage）重建髋臼，Cage 的三个翼固定于髂骨和坐骨，同时用骨水泥加固，安装骨水泥人工髋臼。股骨侧安装人工股骨头（图 4-5-16 ~ 图 4-5-19）。

图 4-5-14　切除肿瘤，保留部分髋臼

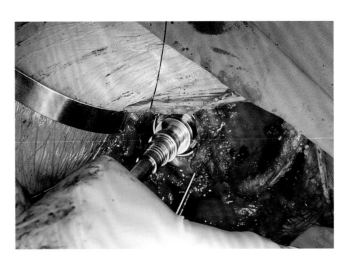

图 4-5-16　髋臼锉打磨髋臼

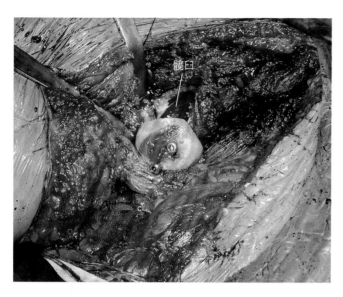

图 4-5-17 用螺钉固定股骨头，拔出克氏针

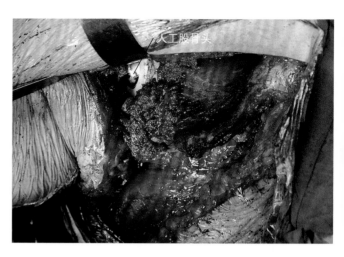

图 4-5-19 复位，张力适中，关节稳定

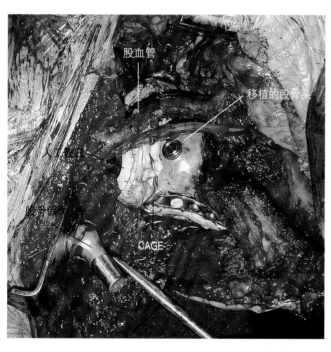

图 4-5-18 安装髋臼支持架（Cage）、髋臼及股骨假体

8. 彻底止血后，冲洗切口，髋关节复位。放负压引流管 2 根，缝合腹肌、深筋膜、皮下组织、皮肤（图 4-5-20）。患肢保持外展中立位。

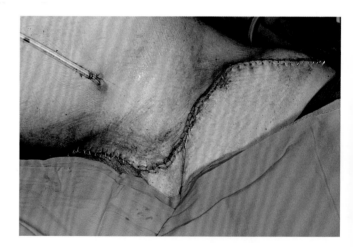

图 4-5-20 放引流管 2 根后，关闭切口

术后处理

术后常规抗生素预防感染，预防深静脉血栓。引流液计量，待全天（24小时）小于20 ml后拔除引流管。患肢穿矫形鞋，保持外展中立位6周。术后2周拆线。早期鼓励患者行股四头肌等长收缩练习。6周后逐步练习髋关节活动。

术后评估

1.影像学评估

术后拍摄髋关节X线片（图4-5-21）。术后5年复查X线片，内固定位置良好，无移位（图4-5-22）。

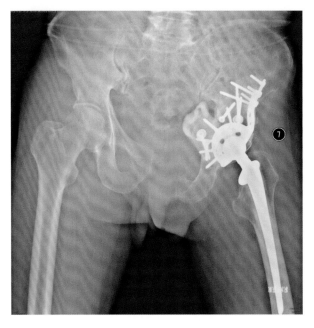

图4-5-22　术后5年复查X线片

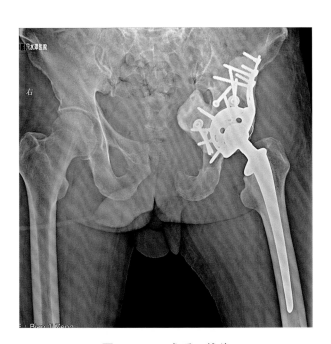

图4-5-21　术后X线片

2.标本评估

术后切除标本从外观和各向剖面，确认是否达到术前计划的外科边界（图4-5-23～图4-5-25）。

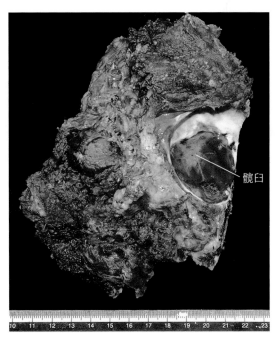

图4-5-23　标本前外侧

257

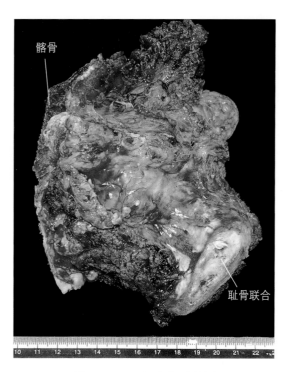

髂骨

耻骨联合

图 4-5-24　标本盆腔内侧

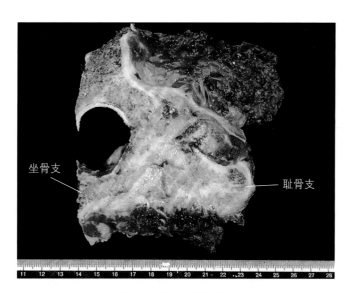

坐骨支

耻骨支

图 4-5-25　标本剖面

3. 病理评估

术后病理报告：软骨肉瘤。

专家点评

骨盆 II 区或 II + III 区的恶性肿瘤切除和重建都很困难，对骨肿瘤科医生都是一种挑战。术前的精确和详细设计是非常重要的，肿瘤切除的外科边界基于我们对影像学的认识，所以要认真阅读 X 线片、CT、MRI，来判断肿瘤的范围，从而确定切除的外科边界。制备患者的骨盆模型是一个非常好的方法。因为骨盆的形状不规则，模型可以使我们对骨盆的形状更有立体感，依据影像学确定的手术边界能具体表达，从而指导我们术中准确实施。

髋臼恶性肿瘤由于前方有髂腰肌阻挡，股血管和神经一般不受侵，而骨盆内壁紧邻膀胱和腹膜，没有其他软组织阻挡，所以对高级别肿瘤，要求对化疗敏感，在化疗的有效控制下，才能达到安全的外科边界。

髋臼恶性肿瘤往往同时侵犯耻坐骨或髂骨。由于人工髋臼要固定于髂骨，需要髂骨受力，所以肿瘤不能侵犯髂骨太多，完整切除肿瘤后要保留足够的髂骨来固定人工髋臼，保留越多，髋臼越稳定；反之，容易松动。所以对于原发恶性肿瘤，对髂骨骨量要求要高一些。相反，转移癌的患者，适应证可以相对放松一些。在不影响外科边界的情况下，尽量保留耻骨或坐骨。

如果肿瘤侵犯闭孔区，由于耻骨肌、闭孔外肌、内收肌群都是斜向附丽于股骨，切除肿瘤时，要尽量靠股骨切断，防止由于肌肉收缩而缩小了外科边界。

髋臼手术创面大，术中牵拉股动静脉，结扎许多分支，术后卧床时间长，所以深静脉血栓的预防非常重要。可以采取的措施有：足底泵，下肢抗血栓弹力袜，患者主动肌肉收缩，低分子量肝素注射，等等。

术后感染的预防，除常规抗生素使用外，要充分引流，多放引流管，防止死腔形成。术后引流充分、彻底。拔除引流后行 B 超或 CT 检查，若有积液，早期抽出，预防感染。

（鱼　锋）

第6节　骶骨肿瘤切除术

手术指征

骶骨良性肿瘤（骨巨细胞瘤、神经纤维瘤等）可以行囊内切除，恶性肿瘤（脊索瘤等）应该行边缘切除或广泛切除。常见的需要行骶骨切除的肿瘤是脊索瘤，Enneking 分期为 IB。其他还有软骨肉瘤等。

肿瘤侵犯骶 1，骶 1 切除后，如果破坏了骶髂关节，必要时需要重建骶髂关节的稳定性。

肿瘤位于骶 1 以下，手术可以保留骶 1，不影响骶髂关节的稳定性，不用重建骶髂关节。本节主要介绍不影响骶髂关节稳定性的骶骨肿瘤切除术。

病例资料

患者男性，47 岁。因大小便困难 3 年，腰骶部不适 6 个月就诊。拍摄腰椎 X 线片及 CT 诊断为腰椎间盘突出症，保守治疗未见好转，再做 MRI 发现骶骨肿瘤而住院。骶骨加强 CT、MRI 示骶 3、4、5 骨破坏，软组织包块向前突出，肿瘤血运丰富（图 4-6-1 ～ 图 4-6-3）。临床诊断为骶骨脊索瘤。入院后行穿刺活检，病理结果支持脊索瘤诊断。行骶骨肿瘤切除术。

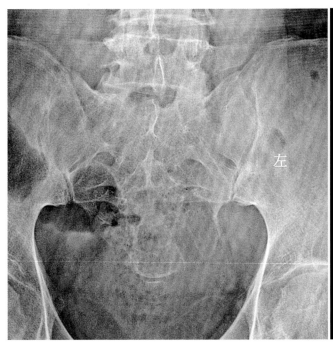
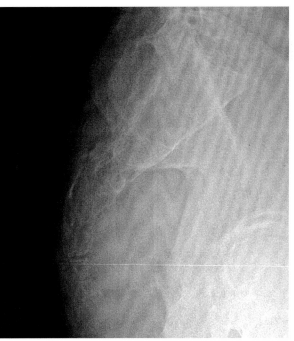

图 4-6-1　骶骨正、侧位 X 线平片，骶 3 以下骨破坏

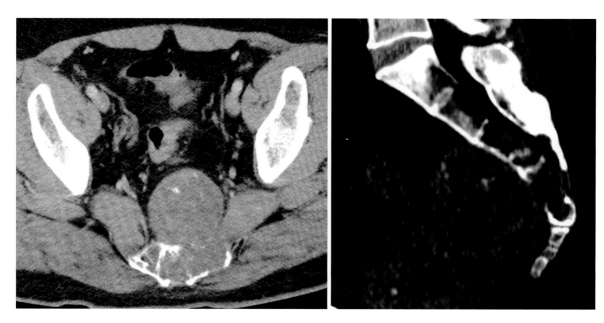

图 4-6-2　CT 示骶 3、4、5 骨破坏，向前的软组织包块

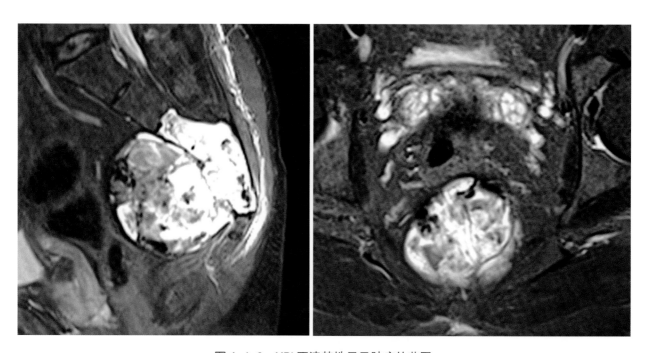

图 4-6-3　MRI 更清楚地显示肿瘤的范围

局部解剖

1. 骶骨肿瘤切除常用的是后正中纵切口，若肿瘤体积大，两端可以加用横切口。由于皮瓣向两侧要翻到髂骨水平，为防止皮瓣坏死，最好从深筋膜下剥离，减少皮瓣坏死的概率。

2. 若肿瘤向后没有破坏骨质，骶棘肌未受侵，可以将骶棘肌从骶骨剥离，牵向近端。骶骨切除后形成的空腔可以用骶棘肌填充。

3. 骶 4、5 神经根切除主要影响会阴部皮肤感觉和部分大小便功能，骶 1、2、3 神经根切除将直接影响大小便功能，骶 1 还参与坐骨神经的组成。所以骶 1、2、3 神经的损伤，将造成大小便功能障碍及坐骨神经部分损伤。术前需要对肿瘤的上界进行准确的判定，从而制定精确的手术边界：既要达到足够的外科边界，也要尽可能保留神经（图 4-6-4）。

4. 臀大肌、梨状肌、骶结节韧带、骶棘韧带在骶骨附丽处是肿瘤容易侵犯的地方，切除时要距附丽 1 cm 以上，确保此处有安全的外科边界。

5. 骶前往往有一层疏松组织，可以和直肠分离，此处要钝性分离，避免直肠损伤。

6. 切除肿瘤后空腔容易形成大血肿，术后引流要充分，大量血肿容易感染。长时间的平卧易造成皮瓣坏死，尽量避免。

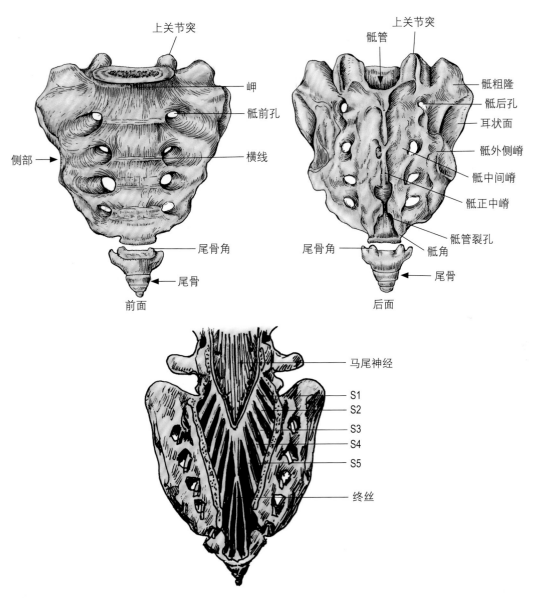

图 4-6-4　骶骨解剖

术前规划

按照 Enneking 外科切除原则，对于ⅠB 期肿瘤，应行广泛的边界切除。此病例向前突出的软组织包块与直肠间有一层疏松组织相间，可以经此疏松组织完整分离肿瘤，近端从骶 2 切除，保留骶 1、2 神经根，远端切除尾骨，两侧距骶骨 1 cm 切断肌肉和韧带，后方保留骶棘肌（图 4-6-5）。

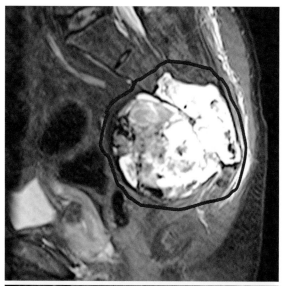

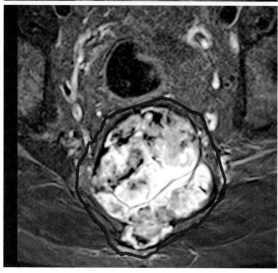

图 4-6-5　骶骨肿瘤切除范围

手术操作

1. 术前 24 小时内血管栓塞，减少术中出血。栓塞要超选，避免栓塞臀上动脉，减少术后皮瓣坏死（图 4-6-6）。

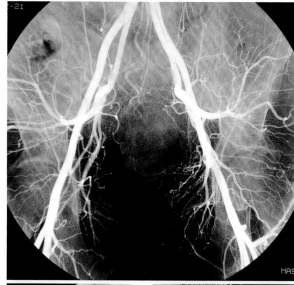

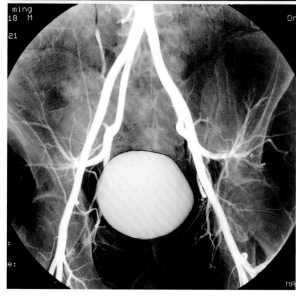

图 4-6-6　栓塞前、后影像

2. 患者麻醉后取侧卧位，要将前方一并消毒、铺巾，先经大麦氏切口切开皮肤、皮下组织、深筋膜，切开腹肌，从腹膜后显露腹主动脉、髂总动脉，用湿纱垫填塞，备用（图4-6-7、图4-6-8）。若术中有骶前血管出血，从后方无法止血时，可以从前方临时阻断腹主动脉或髂血管紧急止血。此步骤如果肿瘤不大可以先不用，也可以采用介入技术行腹主动脉临时阻断代替切开。

3. 切除肿瘤取后正中切口，起于腰5棘突，止于尾骨。根据肿瘤大小，可以在两端加横切口，如果肿瘤较小，尽量只用纵切口，以减少术后皮肤坏死。梭形切除活检道（图4-6-9）。如果肿瘤不大可以采用俯卧位。

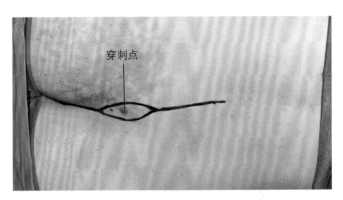

图4-6-9　骶后正中纵切口，近端至腰5，远端至尾骨尖。梭形切除活检道

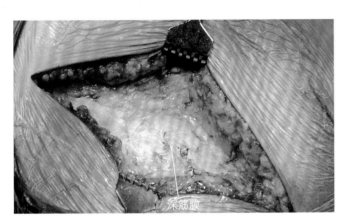

图4-6-7　麦氏切口，切开皮肤、皮下组织、深筋膜和腹肌

4. 切开皮肤、皮下组织、深筋膜，从深筋膜下向两侧掀起筋膜皮瓣，显露至双侧髂后上棘。远端显露至尾骨尖，近端显露至腰5棘突（图4-6-10）。

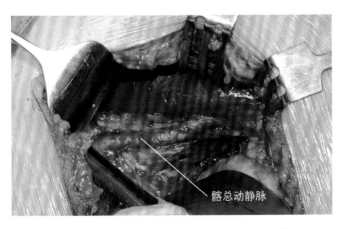

图4-6-8　从腹膜后显露腹主动脉和髂血管

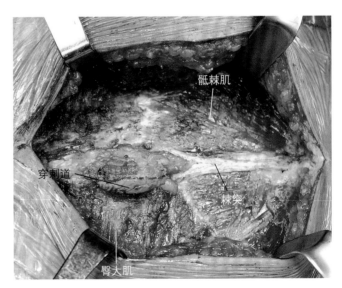

图4-6-10　向两侧掀起筋膜皮瓣，显露骶骨和尾骨

5. 背侧将骶棘肌从骶骨剥离，牵向近端（图4-6-11）；远端切断附丽于尾骨的韧带；两侧距骶骨1 cm切断附丽于骶骨的臀大肌。

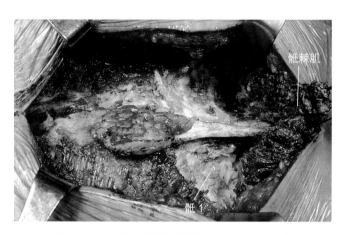

图4-6-11　将骶棘肌从骶骨剥离，牵向近端

6. 分别切断骶结节韧带、梨状肌、骶棘韧带；前方用湿纱布沿肿瘤外膜和直肠间钝性分离，纱垫保护；近端从骶2下界，先用咬骨钳打开椎板，显露椎管和骶神经，分离骶1、2神经根，在骶2水平以远结扎脊膜囊，再切断骶2椎体至骶骨前方，完整切除肿瘤（图4-6-12～图4-6-16）。

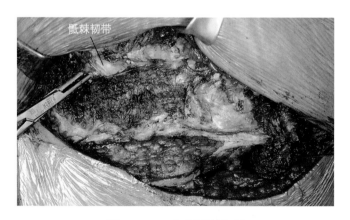

图4-6-12　切断骶棘韧带

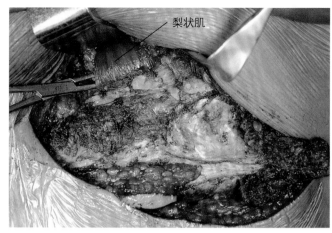

图4-6-13　切断梨状肌、保护坐骨神经

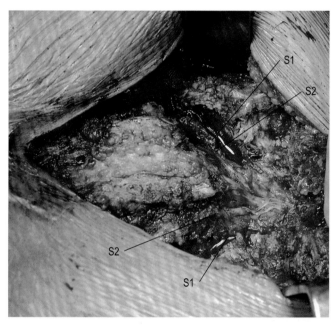

图4-6-14　打开椎板，显露椎管和骶神经，分离骶1、2神经根

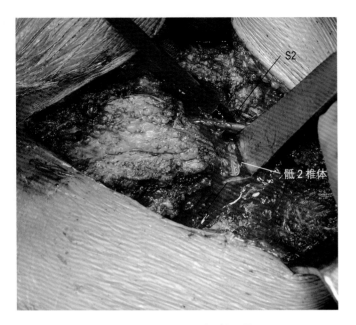

图 4-6-15 从骶 2 切断骶骨

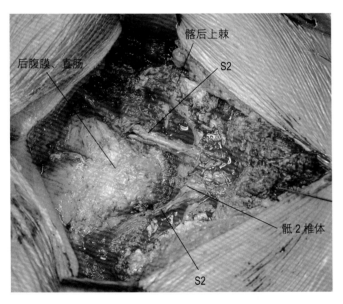

图 4-6-16 完整切除肿瘤

7. 彻底止血，将骶棘肌和两侧臀大肌缝合，放负压引流管 2 根，缝合深筋膜、皮下组织、皮肤（图 4-6-17）。

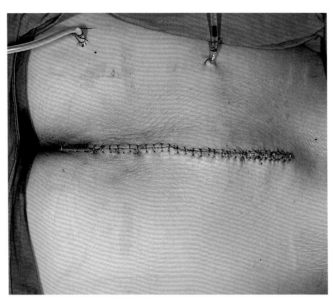

图 4-6-17 放负压引流管 2 根，逐层缝合

术后处理

患者麻醉清醒后（一般术后 4~6 小时），定时翻身，预防皮瓣坏死。术后监测生命体征，观察引流量，尤其注意切口是否有大出血。常规抗感染治疗，24 小时引流量少于 20 ml 后拔除引流。术后 2 周拆线。

术后评估

1.影像学评估

术后进行X线和CT检查，评估手术切除范围是否达到术前设计要求（图4-6-18、图4-6-19）。

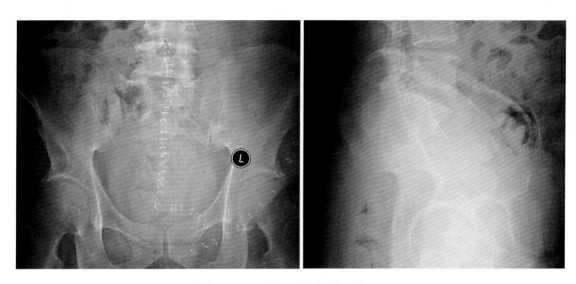

图4-6-18 术后正、侧位X线片

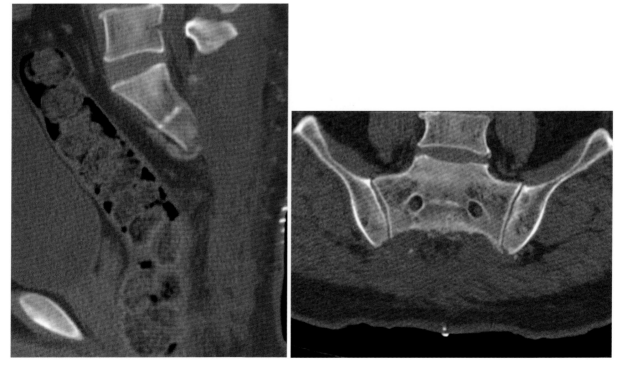

图4-6-19 术后CT

2. 标本评估

术后切除标本经福尔马林固定后，从外观和各向剖面，确认是否达到术前计划的外科边界（图 4-6-20 ~

图 4-6-23 ）。

3. 病理评估

术后病理报告：脊索瘤。

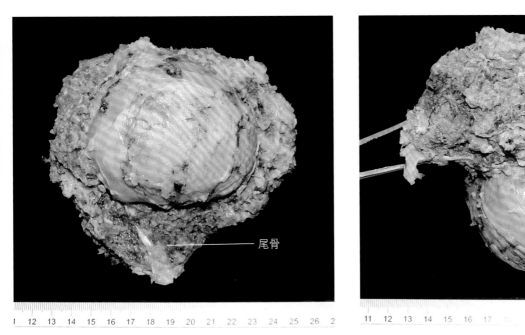

图 4-6-20　标本前面

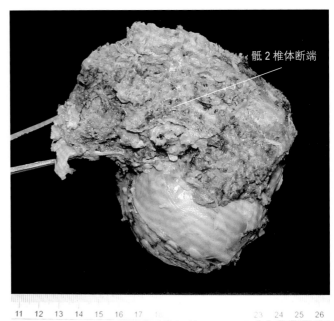

图 4-6-22　标本近端

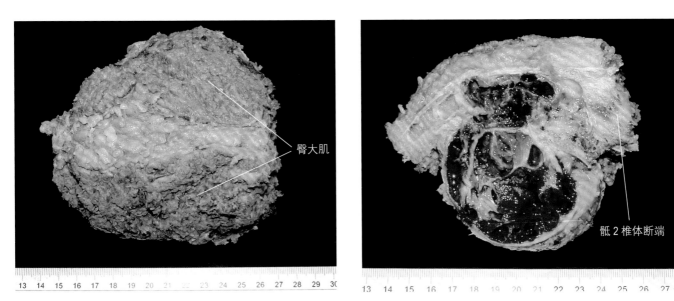

图 4-6-21　标本背面

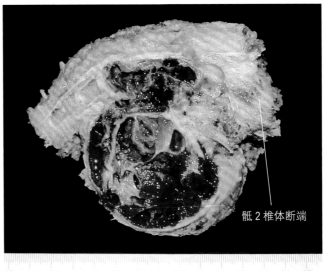

图 4-6-23　标本纵剖面

专家点评

骶骨常见的良性肿瘤是骨巨细胞瘤和神经纤维瘤，可以行囊内切除。最常见的恶性肿瘤是脊索瘤、转移癌等。脊索瘤由于对放化疗不敏感，手术是最有效的治疗手段，应行广泛切除。本节主要针对骶骨脊索瘤的手术进行讲解。骶骨脊索瘤多从下骶骨向近端浸润。对于上界只到骶3的病例，手术可以保留骶1、2、3神经根，同时也能保留骶髂关节的稳定性，这样术后既有骶髂关节的稳定性，又保留了大小便功能，肿瘤有良好的预后。而肿瘤已侵犯骶1、2的病例，大块切除势必造成所有骶骨的缺损，导致腰骶部不稳定和大小便功能障碍。手术需要重建腰骶部和骶髂部稳定性，但是大小便功能障碍将是永久性的，需要术前反复向患者交代，必要时可先行膀胱和直肠造瘘。只有患者完全接受，方可实施手术。为了保功能行囊内切除是不可取的。

术前24小时内血管栓塞，可以减少术中出血。栓塞要超选，避免栓塞臀上动脉，减少术后皮瓣坏死。

骶骨肿瘤切除以往多采用"工"字形切口，但直角处皮肤容易坏死，现常用后正中纵切口，若肿瘤体积大，为充分显露，再加用横切口。从深筋膜下剥离，可以减少皮瓣坏死的概率。若肿瘤向后未破坏骨质，骶棘肌未受侵，可将骶棘肌从骶骨远端剥离，牵向近端，保护。术前需要对肿瘤的上界进行准确的判定，从而制定精确的手术边界：既要达到足够的外科边界，也要尽可能保留神经。臀大肌、梨状肌、骶结节韧带、骶棘韧带在骶骨附丽处是肿瘤容易侵犯的部位，切除时要距附丽1 cm以上，确保此处有安全的外科边界。骶前肿块和直肠间有一层疏松组织，可以钝性分离，既不损伤直肠，也能完整分离肿物。血肿可造成感染，术后引流要充分。定时翻身，预防皮瓣压迫性坏死。

由于术后残留空腔，容易感染，术后要观察切口愈合情况，及早发现，早期清创，可以得到良好的愈合。骶骨肿瘤术后必须严密监测生命体征，观察引流量。切口大出血的常见表现是：引流量短期内增加，患者腹胀，叩诊为实音，有脉搏快、血压下降等休克症状。化验：血红蛋白进行性下降。若发现有出血，必须及时处理，包括：补液、输血，必要时夹闭引流管，若保守治疗无效，行血管造影、栓塞止血。手术探查止血风险较大，少用。

（鱼　锋）

第二篇

截肢术

第1节 肩胛带离断术

手术指征

1. 肱骨近端或肩胛骨的骨肉瘤、软骨肉瘤以及其他高度恶性骨肿瘤，累及臂丛神经和主要血管，无法行局部切除；或新辅助化疗无效、疾病进展；或合并病理骨折。

2. 肩胛部或腋窝部软组织肉瘤，累及臂丛神经和主要血管。

3. 骨或软组织肉瘤，行保肢手术失败并复发。

4. 某些肩胛带放疗后肉瘤。

5. 姑息性截肢，如肿瘤局部感染、出血等。

病例资料

患者男性，52岁。主因"右肩疼痛4个月，加重伴活动受限，发现包块、肿胀1个月"入院。患者右肩部增强 CT 及 MRI 示：右肩背部深筋膜深层巨大软组织肿块，边界不清，侵及三角肌、肩袖诸肌及肱骨近端。另外于腋窝部可见软组织肿块，与腋血管、臂丛神经关系密切（图 5-1-1、图 5-1-2）。术前穿刺活检病理示恶性纤维组织细胞瘤。

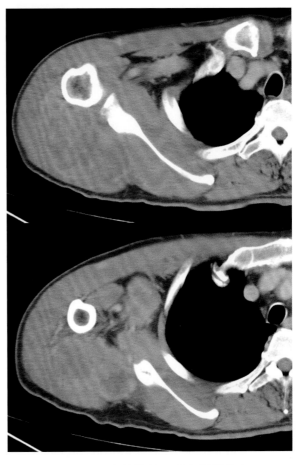

图 5-1-1 术前增强 CT 软组织强化窗

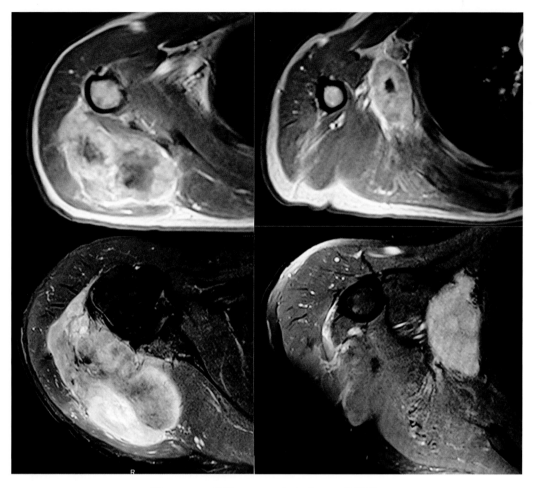

图 5-1-2　术前 MRI：T_1 加权像、T_2 抑脂像

局部解剖

1. 肩胛骨与躯干之间依靠斜方肌（锁骨肩峰端、肩峰和肩胛冈）、肩胛提肌（肩胛骨上角）、大小菱形肌（肩胛骨脊柱缘）、前锯肌（肩胛骨脊柱缘）连接，肱骨与躯干之间则依靠背阔肌（肱骨小结节嵴）、胸大肌（肱骨大结节嵴）、胸小肌（喙突）相连，因此在行肩胛带离断术时，上述肌肉均需被切断（图 5-1-3）。

2. 臂丛神经自斜角肌间隙走出后，位于锁骨下动脉及腋动脉上后外方，锁骨下及腋血管神经束经过锁骨中份和锁骨下肌后方而向下外走行，肩胛带离断术需于锁骨内中 1/3 交界处之后方处理血管神经，故需截断锁骨方可显露臂丛神经和锁骨下血管（图 5-1-4）。

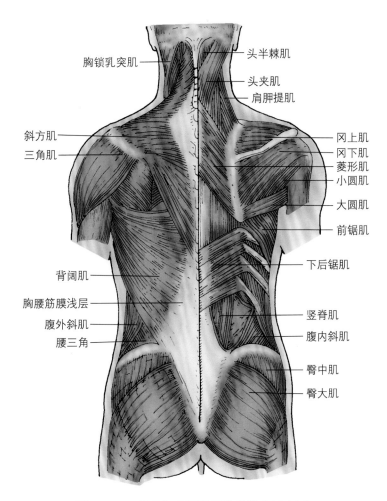

胸锁乳突肌
斜方肌
三角肌
背阔肌
胸腰筋膜浅层
腹外斜肌
腰三角

头半棘肌
头夹肌
肩胛提肌
冈上肌
冈下肌
菱形肌
小圆肌
大圆肌
前锯肌
下后锯肌
竖脊肌
腹内斜肌
臀中肌
臀大肌

图 5-1-3 背面与肩胛骨相连的肌肉示意图

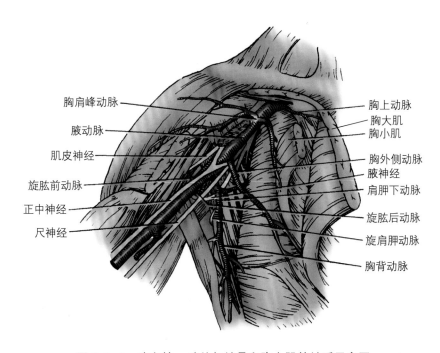

胸肩峰动脉
腋动脉
肌皮神经
旋肱前动脉
正中神经
尺神经

胸上动脉
胸大肌
胸小肌
胸外侧动脉
腋神经
肩胛下动脉
旋肱后动脉
旋肩胛动脉
胸背动脉

图 5-1-4 腋血管、臂丛与锁骨和胸大肌的关系示意图

术前规划

1. 肩胛带离断术为常规截肢手术的一种，其主要内容为切口设计，即手术切口可分为前、后两部分。后侧切口起自锁骨中内 1/3 交界处，向外侧绕肩峰、向远侧弧线向外至肩胛下角水平再转向内侧。穿刺活检道应被一并切除。前侧切口亦起自锁骨中内 1/3 交界处，向外至三角肌胸大肌间沟，再向远侧弧线向外经腋窝远侧至肩胛下角水平，与后侧切口汇合。

2. 该患者腋窝部可触及软组织肿物，与肿瘤主体并不相连，应在切除腋窝内容物时与肩胛带整体去除。

手术操作

1. 患者行全身麻醉后，取健侧卧位，患侧在上，消毒范围包括整个上肢，前侧至前中线，后侧超过后中线，近侧至耳下之颈项部，远侧至肋弓水平。手术切口分前、后两部分。

2. 后侧切口起自锁骨中内 1/3 交界处，向外侧绕肩峰、向远侧弧线向外至肩胛下角水平再转向内侧（图 5-1-5）。

3. 前侧切口亦起自锁骨中内 1/3 交界处，向外至三角肌胸大肌间沟，再向远侧弧线向外经腋窝远侧至肩胛下角水平，与后侧切口汇合（图 5-1-6）。

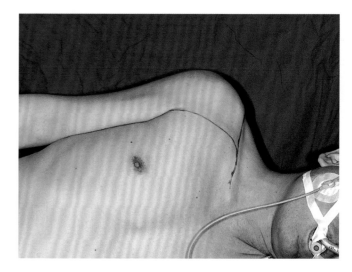

图 5-1-6　前侧切口

4. 先进行后侧手术。逐层切开皮肤、皮下组织及深筋膜，并向内侧掀起筋膜皮瓣至肩胛骨脊柱缘（图 5-1-7）。

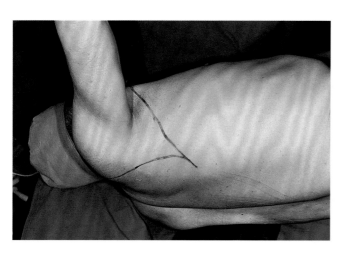

图 5-1-5　后侧切口

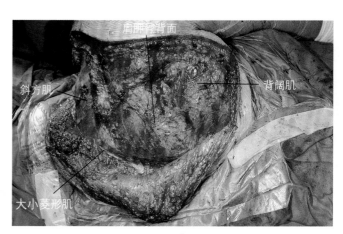

图 5-1-7　后侧掀起筋膜皮瓣至肩胛骨脊柱缘

5. 于锁骨、肩峰及肩胛冈切断斜方肌止点并掀向内侧，如果肿瘤位于肩胛骨，则应经肌腹切断斜方肌（图5-1-8）。

7. 再进行前侧手术。逐层切开皮肤、皮下组织及深筋膜，显露胸大肌、胸小肌（图5-1-10）。

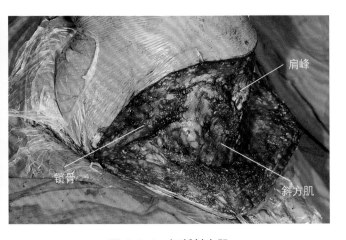

图 5-1-8 切断斜方肌

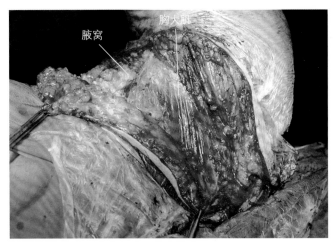

图 5-1-10 前侧显露胸大肌

6. 切断肩胛提肌和大小菱形肌于肩胛骨脊柱缘，切断前锯肌于肩胛骨脊柱缘及肩胛下角，即可掀起肩胛骨脊柱缘及下角。同样若肿瘤位于肩胛骨，则应经肌腹切断上述诸肌（图5-1-9）。

8. 于切口水平切断胸大肌和胸小肌，再于后侧在切口水平切断背阔肌，充分游离腋窝四壁，将腋窝肿物及腋窝内容物（脂肪及淋巴结群）整体留于将要离断的肩胛上肢带上（图5-1-11）。

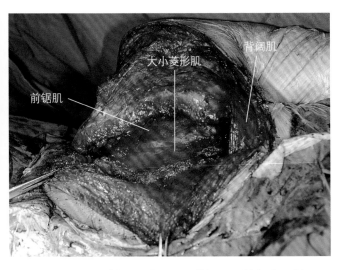

图 5-1-9 切断大小菱形肌和前锯肌，掀起肩胛骨

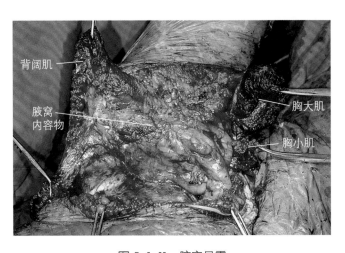

图 5-1-11 腋窝显露

9.分离锁骨中段并剥离骨膜，于中内 1/3 交界处以线锯锯断锁骨（图 5-1-12）。

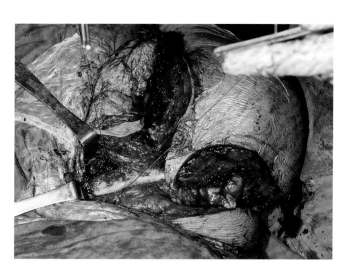

图 5-1-12　锯断锁骨

10.再于后侧显露臂丛神经并分别切断，显露、分离锁骨下动静脉并分别切断、双重结扎，遂离断上肢带（图 5-1-13）。

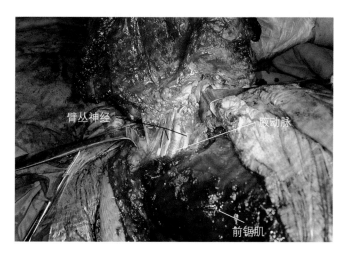

图 5-1-13　显露并分离腋动静脉（锁骨下动静脉）和臂丛神经

11.将大小菱形肌与前锯肌残端缝合覆盖胸壁（图 5-1-14）。

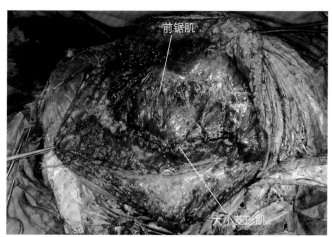

图 5-1-14　缝合大小菱形肌与前锯肌残端

12.充分止血、冲洗切口，放置切口负压引流管 1 根，逐层对合残端软组织缝合，封闭切口（图 5-1-15）。

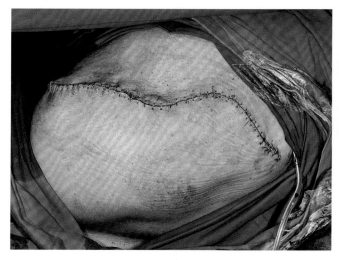

图 5-1-15　缝合切口、放置引流管

术后处理

1.术后放置切口负压引流管 1 根，待全天（24 小时）引流量少于 20 ml 时拔除。术后应用抗生素 7 天。

术后卧床1~2周后，训练下地行走，需注意行走时身体的平衡性训练。

2. 需要术后化疗的患者，如化验检查无异常，可于术后2周（切口愈合拆线后）开始进行化疗。如果切口延迟愈合，一般应待切口愈合后再开始化疗，因为化疗对切口愈合会有一定的影响。

术后评估

1. 影像学评估

见图5-1-16。

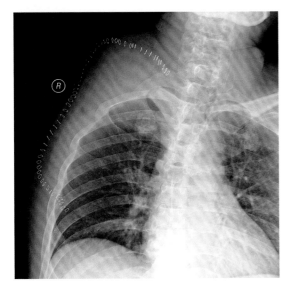

图 5-1-16　术后正位X线片

2. 标本评估

术后切除标本应纵向剖开，确认是否达到安全的外科边界（图5-1-17）。

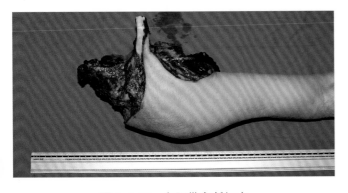

图 5-1-17　肩胛带离断标本

3. 病理评估

术后病理报告：恶性纤维组织细胞瘤。

专家点评

肩胛带离断术是主要适用于肱骨近端或肩胛骨的高度恶性骨肿瘤（如骨肉瘤、软骨肉瘤和尤因肉瘤）、肩胛带或腋窝部的软组织肉瘤的截肢性手术。尽管目前肩胛带恶性肿瘤的保肢手术已成为主流，但当肿瘤侵犯软组织范围较广、累及血管和臂丛、发生病理骨折以及出现感染或破溃等情况，无法进行保肢手术时，肩胛带离断术仍然可以作为局部肿瘤控制的标准手术。

骨与软组织肿瘤手术的核心就是外科边界，可以根据肿瘤所在的解剖位置来相应扩大肩胛带离断术的范围，包括肌肉切断的位置、皮瓣长短的设计等。例如，如果肿瘤位于肩胛骨且软组织肿块较大，则可以减少后侧皮瓣而增加前侧皮瓣的长度；另外在切断连接于肩胛骨的肌肉时，应远离其在肩胛骨的起止点，甚至"牺牲"整块肌肉来覆盖肿瘤，以达到安全的外科边界；如果皮瓣长度不足以覆盖切口，还可以依靠游离植皮、局部转移皮瓣等方法，而绝不应以牺牲边界来换取切口的闭合。

肩胛带离断术的核心内容就是将肩胛带自躯干分离。肩胛带与躯干的连接部分包括锁骨、臂丛及锁骨下血管、起止点在肩胛骨或肱骨与躯干之间的肌肉，辨识以上结构的解剖位置和特点是手术的关键所在。

肩胛带离断术通常有两种操作步骤：一种是先做前侧切口，先切断锁骨，从锁骨下肌下分离、切断并处理腋动静脉和臂丛神经，然后再切断前侧肌肉，最后再做后侧操作。另一种是像本例描述的，先做后侧手术，再切断前侧锁骨和肌肉，待仅余腋动静脉和臂丛神经时，将肩胛上肢带推向前方，此时可清楚地看到根干水平的臂丛神经和其包裹的腋动静脉，分别切断处理后，离断肩胛带。我们认为后法较前法处理血管神经简单、清楚，供大家参考。

（王　涛　郝　林）

第 2 节 肩关节离断术

手术指征

1. 肱骨或上臂恶性肿瘤，肿瘤和主要神经血管关系密切；或者化疗反应差；或者切除后切口无法覆盖，无保肢条件。

2. 肿瘤或反应区已达肱骨中上水平，上臂截肢无法满足广泛的外科边界。

3. 肿瘤未侵犯肩关节。

病例资料

患者男性，43 岁。左上臂软组织肉瘤术后反复复发，肿瘤切除背阔肌皮瓣转移术后，再次出现包块 3 个月。MRI 检查示左上臂肿瘤范围广，累及皮下，反应区范围广。病理为黏液性纤维肉瘤。查体见背阔肌皮瓣转移术后切口，上臂远端外侧可见包块，肘关节活动受限。由于肿瘤累及范围广，且为多次复发，无保肢条件，行肩关节离断术（图 5-2-1～图 5-2-3）。

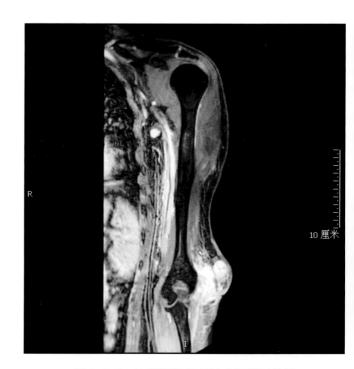

图 5-2-2　T_2 抑脂像提示肿瘤冠状面范围

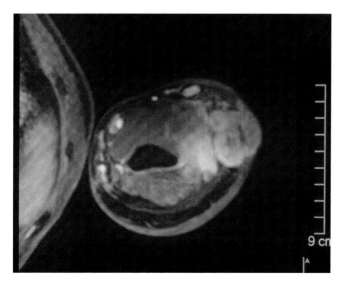

图 5-2-1　T_1 增强 MRI 提示肿瘤横断面范围

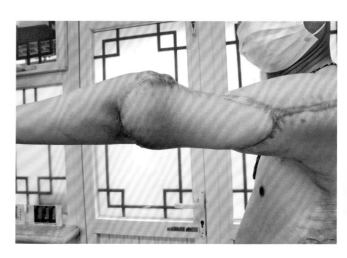

图 5-2-3　手术前上臂后侧照片可显示前次背阔肌转移后切口

局部解剖

1. 肱骨肿瘤如无保肢条件，可以选择的截肢方式包括上臂截肢、肩关节离断和肩胛带离断3种（截肢平面递增）。其选择的依据是，截肢水平（骨和软组织）必须距肿瘤的反应区至少5 cm，以此来决定截肢平面，在肿瘤学安全的前提下，尽量选择最低的截肢平面。

2. 肩关节离断需要离断从肩胛骨、锁骨及躯干到肱骨的所有肌肉，包括三角肌、胸大肌、肱二头肌、喙肱肌、肩胛下肌、背阔肌、大圆肌、小圆肌、冈上肌、冈下肌、肱三头肌长头（图5-2-4）。大多数肌肉都选择从肱骨侧附丽进行切断。

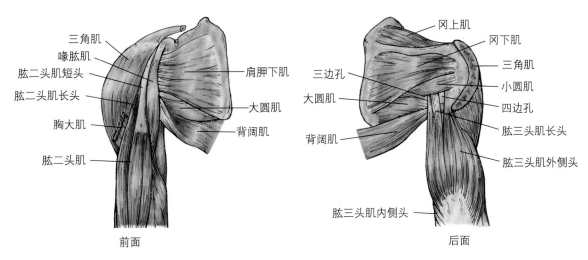

前面

后面

图 5-2-4　肩关节后面和前面观

术前规划

按照 Enneking 外科切除原则，对于恶性肿瘤，应行广泛的边界切除。此病例由于肿瘤范围广泛，侵犯皮下，多次复发，前次已行背阔肌肌皮瓣转移术，无保肢条件，肿瘤反应区已达上臂中上段，故行肩关节离断术。

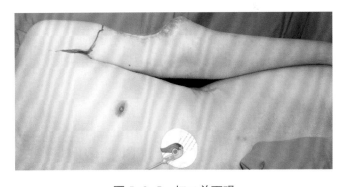

图 5-2-5　切口前面观

手术操作

1. 患者麻醉后取侧卧位，手术切口包括2个：第一个为从喙突前方开始，沿三角肌前缘至三角肌止点内侧，向上沿三角肌内后缘至腋后皱襞终止。第二个切口沿腋窝，连接前后沿三角肌缘的切口（图5-2-5～图5-2-7）。

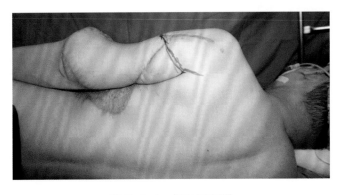

图 5-2-6　切口后面观

279

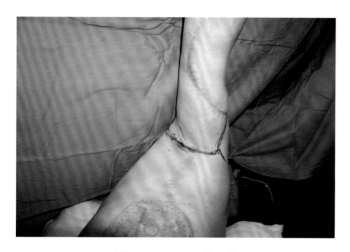

图 5-2-7 切口腋面观

2. 切开前侧皮肤、皮下组织、深筋膜，在三角肌和胸大肌间隙找到头静脉。切断头静脉并结扎（图5-2-8～图5-2-9）。

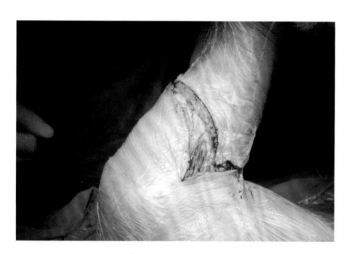

图 5-2-8 切口前面观，依次为切口各层，注意避免直接切断头静脉

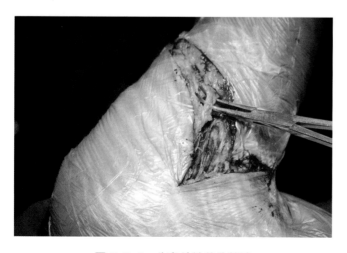

图 5-2-9 分离并结扎头静脉

3. 分离三角肌，并切断三角肌前侧部分，显露胸大肌，从肱骨侧附丽处切断（图5-2-10、图5-2-11）。

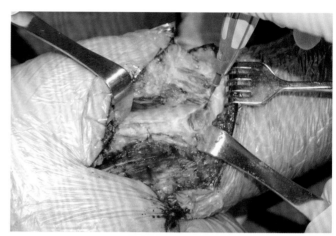

图 5-2-10 分离并找到胸大肌和三角肌之间的间隙

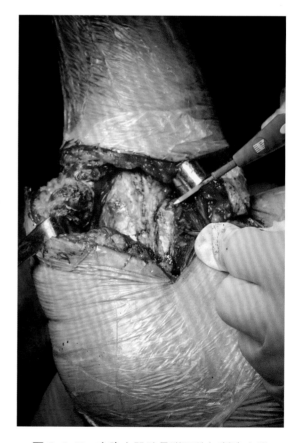

图 5-2-11 在胸大肌肱骨附丽处切断胸大肌

4.分离显露肱二头肌长头，并从近肩关节侧切断，然后分离出肱二头肌短头，并经肌腹切断（图5-2-12～图5-2-14）。

5.显露并结扎腋血管，包括动脉和静脉，快刀分别切断并结扎正中神经、肌皮神经、桡神经和尺神经（图5-2-15～图5-2-17）。

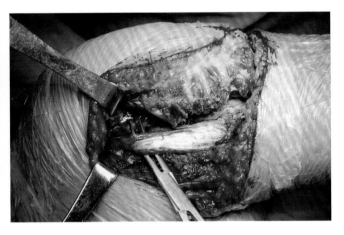

图 5-2-12　显露肱二头肌长头

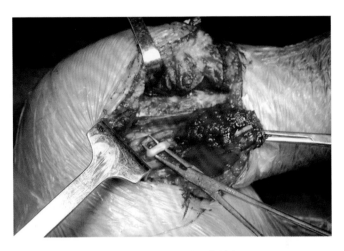

图 5-2-15　显露正中神经

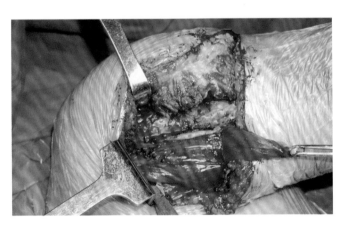

图 5-2-13　显露肱二头肌短头

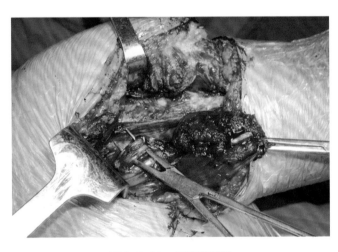

图 5-2-16　显露腋静脉

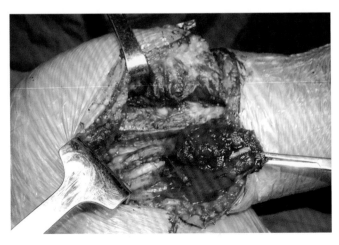

图 5-2-14　切断肱二头肌短头

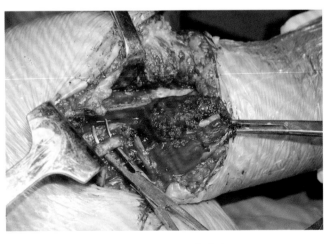

图 5-2-17　显露腋动脉

6. 在三角肌肱骨附丽处切断三角肌，显露后侧的背阔肌，同样在肱骨附丽处切断，然后显露大圆肌并切断（图 5-2-18～图 5-2-21 ）。

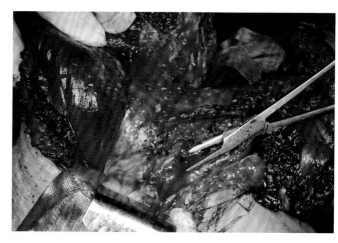

图 5-2-21 分离并切断大圆肌

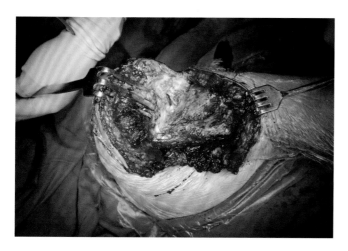

图 5-2-18 切断三角肌止点

7. 最后分离并切断肩袖，包括肩胛下肌、冈上肌、冈下肌和小圆肌（图 5-2-22～图 5-2-24 ）。

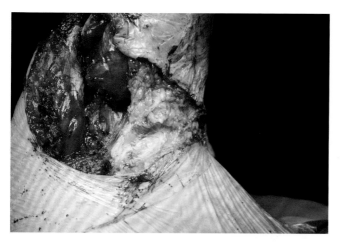

图 5-2-19 沿腋窝切口依次切口皮肤、皮下组织，显露深层组织

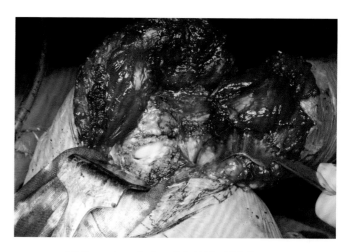

图 5-2-22 分离、显露并切断肩胛下肌

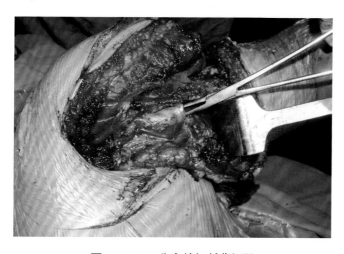

图 5-2-20 分离并切断背阔肌

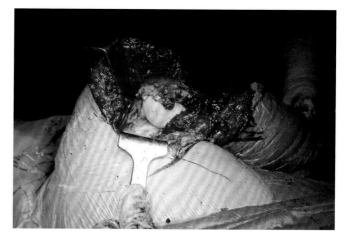

图 5-2-23 切断肩胛下肌后，可看到后侧肩袖

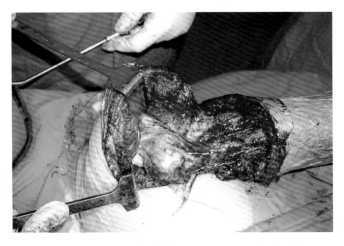

图 5-2-24　显露并切断冈上肌、冈下肌和小圆肌

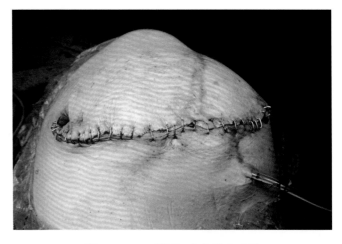

图 5-2-27　采用订皮机缝合皮肤

8. 将残余的肌肉缝合到一起，填充在肩盂腔内（图 5-2-25 ～ 图 5-2-27）。

术后处理

1. 术后常规应用抗生素预防感染，引流液计量，24 小时小于 20 ml 后拔除引流管，平卧至少 1 周。

2. 术后 2 周拆线。

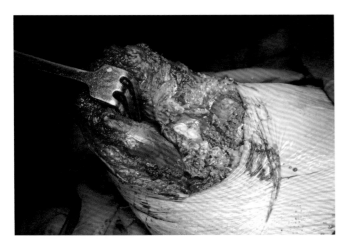

图 5-2-25　肢体离断后，残余的肌肉需要覆盖并填充肩盂腔

术后评估

1. 影像学评估

术后常规进行患处的 X 线检查（图 5-2-28）。

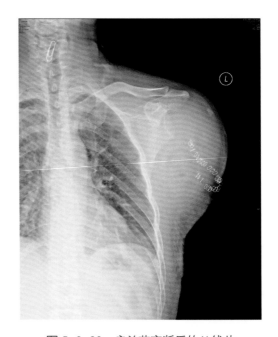

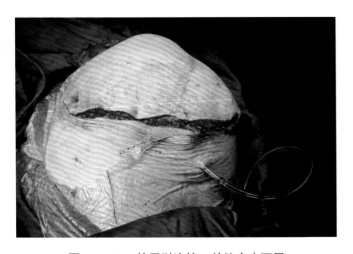

图 5-2-26　放置引流管，并缝合皮下层

图 5-2-28　肩关节离断后的 X 线片

2. 标本评估

对截肢标本进行照相，评估肿瘤的大体边界（图5-2-29、图5-2-30）。

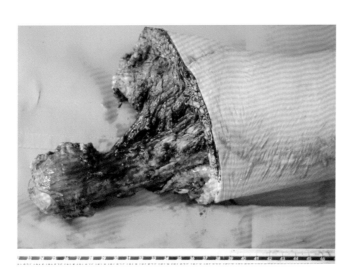

图 5-2-29 离断肢体前面观

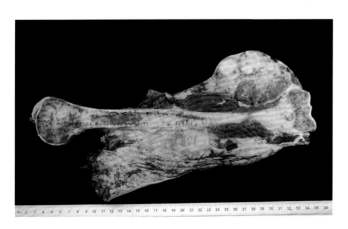

图 5-2-30 离断肢体矢状位剖面图

3. 病理评估

术后病理报告：黏液性纤维肉瘤。送检淋巴结均为反应性增生、未见肿瘤细胞。切除边缘未见肿瘤。

专家点评

大多数肩关节离断截肢是为了治疗不能保肢的恶性骨或软组织肿瘤。有时候也用于动脉供血不足的情况，在严重创伤或感染的一些病例，也可能用到该截肢术式。根据肿瘤的具体范围，截肢的范围和皮瓣也可以进行修改，比如改成前后不等长皮瓣，但需要注意，不能因为覆盖问题而忽视了肿瘤边界。

幻肢痛在截肢患者中发生率很高，可以由有经验的麻醉师进行相关阻滞治疗。很少有患者习惯于使用肩关节截肢后假体。

（徐海荣）

第3节　上臂截肢术

手术指征

1. 前臂及肘关节周围恶性肿瘤。

2. 肿瘤累及前臂或肘关节的主要神经、血管，手术中无法分离或无法重建。

3. 肿瘤巨大，切除后残留组织无法直接覆盖切口，也无法通过软组织转移获得良好的覆盖。

病例资料

患者女性，74岁。主因发现右肘部肿物3个月入院。患者自3个月前无明显诱因发现右肘部肿胀、疼痛、活动受限。未治疗。症状逐渐加重。1个月前在当地医院行影像学检查，发现右肱骨远端病变。为进一步治疗入院。患者X线片显示右肱骨远端溶骨性破坏，病变内密度不均，有钙化，骨皮质破坏，可见骨膜反应及软组织肿块。CT、MRI可显示病变范围（图5-3-1 ～ 图5-3-3）。患者入院后行穿刺活检，病理报告为：软骨肉瘤。患者及家属要求截肢治疗。

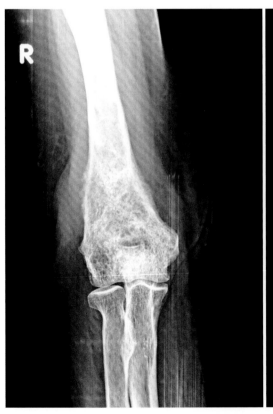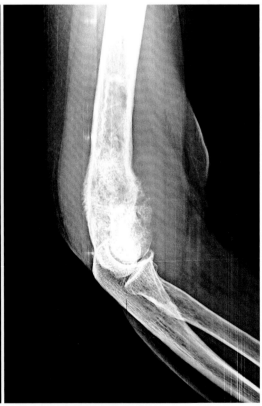

图 5-3-1　正、侧位 X 线片示肱骨远端软骨肉瘤

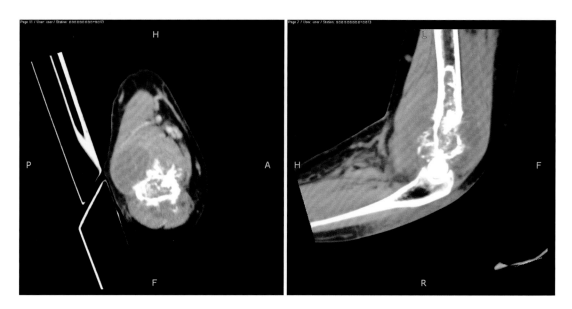

图 5-3-2　CT 显示肿瘤范围及与周围结构关系

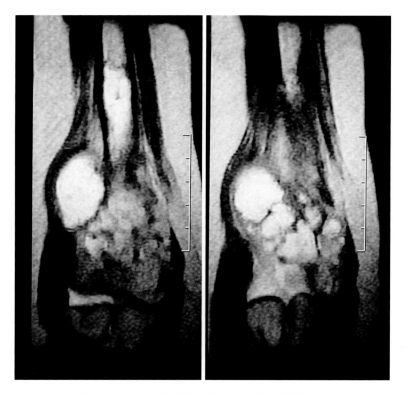

图 5-3-3　MRI 显示肿瘤范围及与周围结构关系

局部解剖

1.上臂截肢需要切断的主要肌肉包括：前群的肱二头肌、喙肱肌、肱肌，后群的肱三头肌。

2.上臂截肢需要切断的血管为：皮下的头静脉、贵要静脉，深层的肱动静脉。

3.上臂截肢需要切断的神经为：正中神经、尺神经、桡神经和肌皮神经（图5-3-4）。

4.上臂截肢后后群肱三头肌肌腹较大，能够提供较好的覆盖，因此一般使用肱三头肌翻转后覆盖肱骨残端。

5.为减少术中出血，可使用截肢平面近端止血带。

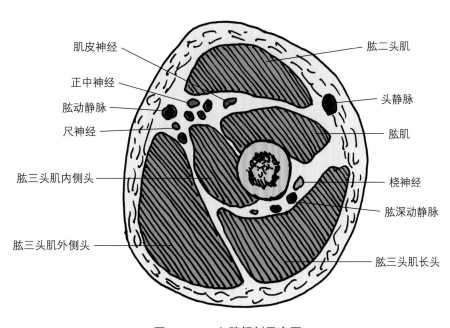

图 5-3-4　上臂解剖示意图

术前规划

按照 Enneking 外科切除原则，对于恶性肿瘤应行广泛切除，切口部分应在反应区外的正常组织中进行。一般根据术前影像学检查确定肿瘤范围，切口最下端需要距离肿瘤 5 cm。截骨平面距离皮瓣最下端，为截骨处上臂直径的一半（约周长的 1/6）。

手术操作

1.切口一般采用前后等长皮瓣切口。根据术前影像学检查确定手术切口最下端，距离肿瘤 5 cm 以上。截骨平面距离皮瓣最下端，为截骨处上臂直径的一半（约周长的 1/6）。在上臂截骨平面内外侧对称部位标记，画出前后等长皮瓣（图5-3-5）。

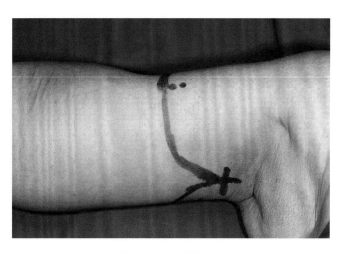

图 5-3-5　手术切口

2.患者平卧位，上臂外展位。沿前侧切口切开皮肤、皮下组织，分离并结扎贵要静脉和头静脉（图5-3-6）。切开深筋膜，从深筋膜深层向上分离，翻开皮瓣至截骨水平（图5-3-7）。

3.在肱二头肌内侧分离显露肱动静脉、正中神经和尺神经（图5-3-8）。分别将血管神经切断并结扎。于切口下端切断肱二头肌、喙肱肌，外侧切断肱肌及部分三角肌止点（因本病例截肢平面较高，上端有部分三角肌止点需要切断）。将切断肌肉向上翻开，显露肱骨截骨部位。

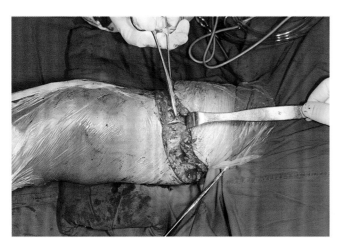

图5-3-6　浅层切开

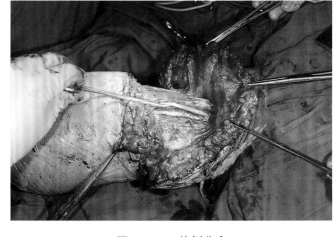

图5-3-8　外侧分离

4.沿着后侧皮瓣下端切断肱三头肌，向上端翻开，显露桡神经（图5-3-9）。

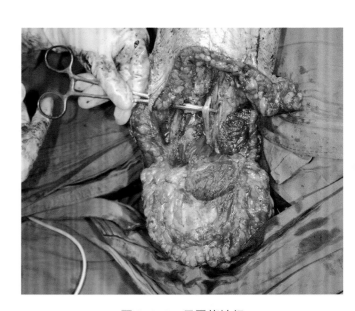

图5-3-7　翻开皮瓣

图5-3-9　显露桡神经

5. 切断并结扎桡神经及伴行血管。切开后侧骨膜显露肱骨。用线锯从术前确定截骨平面切断肱骨。离断肢体（图 5-3-10 ）。

7. 缝合皮下组织及皮肤，放置引流条（图 5-3-12 ）。

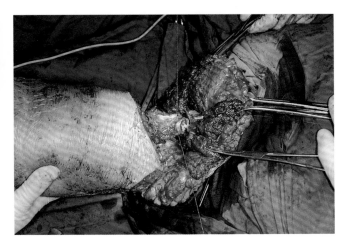

图 5-3-10 截断肱骨，离断肢体

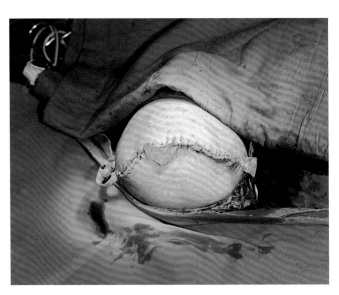

图 5-3-12 缝合切口，放置引流条

6. 为将肌肉固定于肱骨残端，在肱骨残端打孔。将肱三头肌与前侧肱肌、肱二头肌、喙肱肌缝合，并固定于肱骨残端（图 5-3-11 ）。

术后处理

1. 术后放置引流条 4～6 根，术后 24 小时拔除引流。拔除引流后用弹力绷带轻轻加压包扎患肢末端，并使其塑形成圆锥状。术后卧床 2 周。2 周后下地正常活动。

2. 术后患者应长期随诊，局部进行 B 超和 X 线检查，明确是否有肿瘤复发。全身需要按照肿瘤学要求，检查是否有转移灶存在。

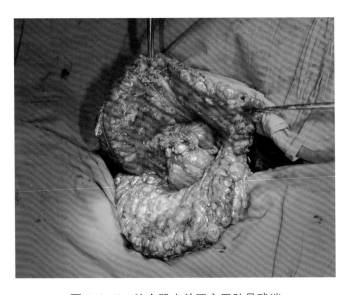

图 5-3-11 缝合肌肉并固定于肱骨残端

术后评估

1.影像学评估

见图 5-3-13。

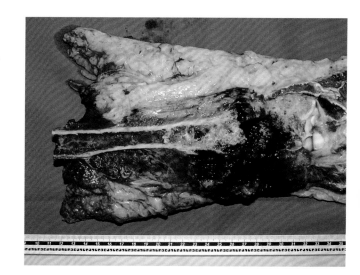

图 5-3-14　标本剖面

3.病理评估

术后病理报告：软骨肉瘤。

专家点评

上臂截肢术除应用于前臂、肘关节等部位肿瘤的治疗，也可以用于创伤、感染、周围血管疾病等疾病的治疗。

上臂截肢术后患者如安装假肢需要配备肘关节扣锁装置和肘部转盘，为了保证安装假肢后双上肢长度相等，截肢部位最下端至少距离肘关节 3.8 cm。上臂截肢平面如果位于腋窝水平以上，其功能与肩关节离断相同。因此，常规上臂截肢平面位于肘关节上 3.8 cm 以上至腋窝水平以下。

对于因肿瘤截肢患者，必须考虑安全的外科边界，一般皮瓣边缘距离肿瘤需要至少 5 cm。

（李　远　牛晓辉）

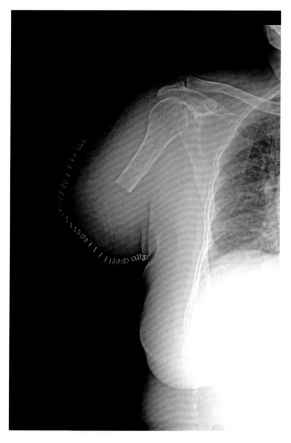

图 5-3-13　术后 X 线片

2.标本评估

术后切除标本纵向剖开，观察肿瘤与周围正常组织关系，确认是否达到术前计划的外科边界（图 5-3-14）。本患者术后标本显示，肿瘤边缘距离切口都在 5 cm 以上。

第4节 肘关节离断术

手术指征

1. 手、腕部恶性肿瘤及前臂远端恶性肿瘤，行前臂截肢不能达到广泛切除边界的。

2. 肿瘤累及前臂主要神经、血管，手术中无法分离或无法重建。

3. 前臂肿瘤巨大，切除后残留组织无法直接覆盖切口，也无法通过软组织转移获得良好的覆盖。

病例资料

患者女性，47岁。因发现右腕部软组织肿物4年，

反复手术，术后多次复发入院。患者4年前无明显诱因发现右腕部软组织肿物，约2 cm×2 cm，有压痛，不影响活动。3年前在当地医院就诊，行手术切除，术后诊断为：恶性肿瘤。未进行进一步治疗。1年前发现肿瘤复发，再次于当地医院行切除术。半年前患者再次发现右前臂肿物复发，为进一步治疗入院。

入院后行常规检查，肺CT正常，全身PET-CT显示除右前臂外其余未见异常。X线片、CT、MRI显示右前臂肿瘤复发（图5-4-1、图5-4-2）。入院后对患者前2次手术术后病理切片进行会诊明确诊断为：滑膜肉瘤。

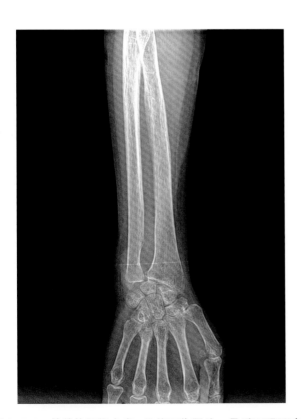

图5-4-1 前臂软组织肉瘤。X线正位平片，骨质无明显破坏

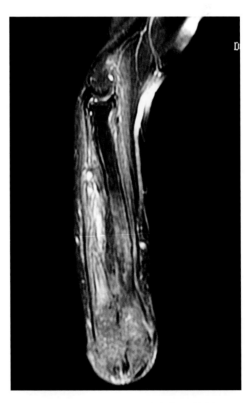

图5-4-2 MRI显示肿瘤范围较长

局部解剖

1. 肘关节离断需要截断的血管神经包括：肱动静脉、正中神经、尺神经、桡神经。需要截断及为了覆盖残端而涉及的肌肉包括：肱三头肌、肱二头肌、肱肌、肱桡肌、桡侧腕长伸肌、桡侧腕短伸肌和起自肱骨内上髁的前臂屈肌总腱（图 5-4-3）。

2. 肘关节离断后肱骨远端的膨大部分可以给假肢的容纳提供良好的把持条件。

3. 肘关节离断后肱骨远端的膨大部分可以把肱骨的旋转传递到假肢。

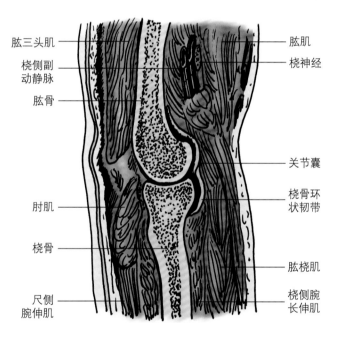

图 5-4-3　肘关节周围解剖图

术前规划

按照 Enneking 外科切除原则，对于软组织恶性肿瘤，应行广泛切除。此病例右前臂软组织肿瘤，多次术后复发，病理诊断明确为滑膜肉瘤。对此患者应行广泛切除。MRI 显示病变最近端距离肘关节 8 cm，此距离不适于行前臂截肢，决定行肘关节离断术。

肘关节离断，为关闭切口，一般采用前后等长皮瓣，皮瓣上端位于肱骨内、外髁。后侧皮瓣下端位于尺骨鹰嘴下端 2.5 cm；前侧皮瓣下端位于肱二头肌肌腱止点下端（图 5-4-4）。

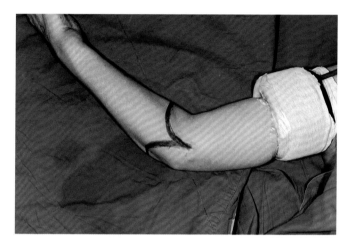

图 5-4-4　肘关节离断切口设计

手术操作

1. 患者臂丛神经麻醉满意后，平卧位，患肢外展位，上臂根部气囊止血带控制出血（图 5-4-5）。

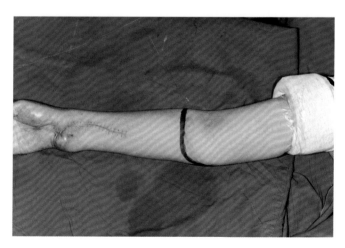

图 5-4-5　手术体位

2.按术前设计切口切开皮肤、皮下组织、深筋膜，结扎头静脉。从深筋膜深层分离，将前、后侧皮瓣向上端翻开至肱骨髁水平以上（图 5-4-6）。分离切断肱二头肌腱膜。从肱骨内上髁切断前臂屈肌总腱起点，向下翻开（图 5-4-7）。

3.显露肱二头肌内侧的血管神经束，在肘关节上端分离切断并双重结扎、缝扎肱动静脉。切断并结扎正中神经（图 5-4-8）。

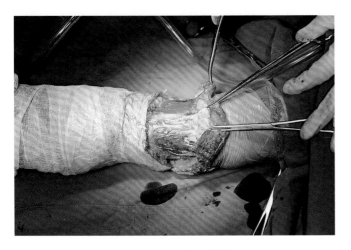

图 5-4-6 翻开皮瓣

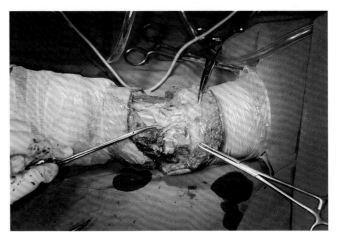

图 5-4-8 显露血管神经束

4.在肱骨内上髁后侧尺神经沟内找到尺神经，切断并结扎（图 5-4-9）。

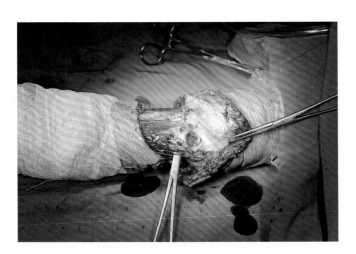

图 5-4-7 显露前臂屈肌总腱

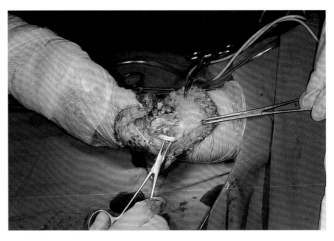

图 5-4-9 显露尺神经

5. 分离找到肱二头肌在桡骨上的止点，将其切断并向上翻开（图 5-4-10）。

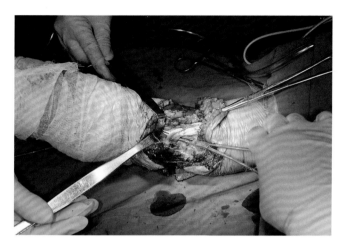

图 5-4-10　显露肱二头肌止点

6. 找到肱肌在尺骨粗隆的止点，将其切断并向上翻开（图 5-4-11）。在肱肌和肱桡肌间找到桡神经，从肘关节上端切断并结扎桡神经（图 5-4-12）。

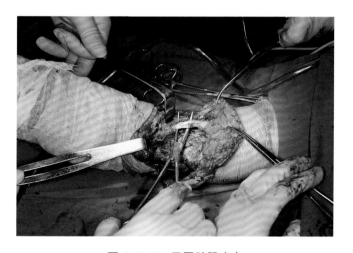

图 5-4-11　显露肱肌止点

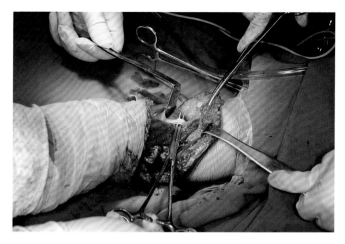

图 5-4-12　显露桡神经

7. 距离关节面 6.3 cm，横行切断桡侧腕长伸肌、桡侧腕短伸肌、肱桡肌（图 5-4-13）。

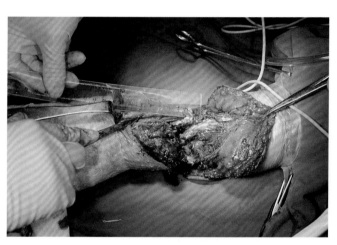

图 5-4-13　处理肌肉

8. 从后侧切断肱三头肌在尺骨鹰嘴的止点。切断后关节囊（图5-4-14）。切断前关节囊，离断肢体，松止血带止血（图5-4-15）。

9. 将肱三头肌肌腱与肱二头肌肌腱与肱肌肌腱缝合（图5-4-16）。

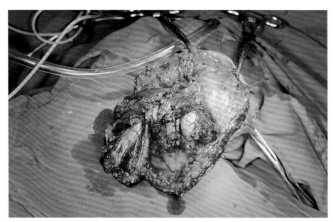

图5-4-16　肌肉固定

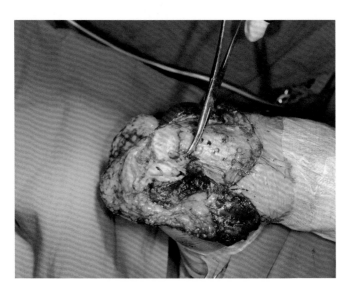

图5-4-14　显露肱三头肌止点

10. 将遗留在肱骨外上髁的伸肌与内上髁的屈肌腱残端缝合，覆盖肱骨残端（图5-4-17）。切口放置负压引流管1根。缝合皮下组织、皮肤（图5-4-18）。

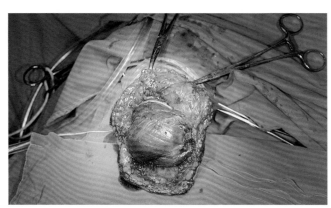

图5-4-17　覆盖残端

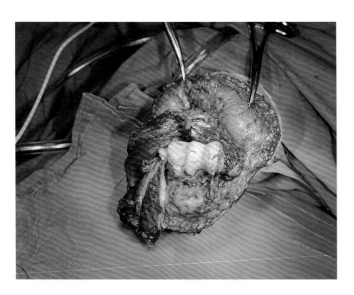

图5-4-15　离断肢体

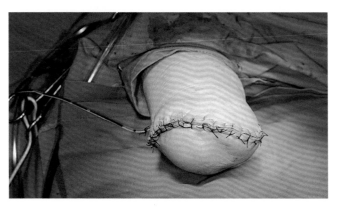

图5-4-18　关闭切口

术后处理

1. 术后放置负压引流管 1 根，待全天（24 小时）引流量少于 20 ml 时拔除。术后应用抗生素 7～10 天。术后卧床 10～14 日。术后 2 周拆线。

2. 需要术后化疗的患者，如化验检查无异常，可于术后 2 周（切口愈合拆线后）开始化疗。如切口延迟愈合，一般应等到切口愈合后再开始化疗，因为化疗对于切口愈合有一定影响。

术后评估

1. 影像学评估

见图 5-4-19。

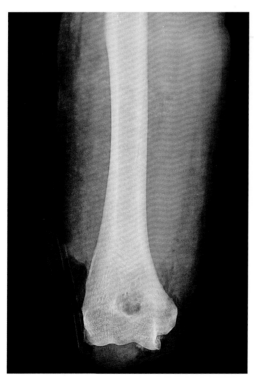

图 5-4-19　术后正位 X 线片

2. 标本评估

术后切除标本观察（图 5-4-20），及术后病理评估，断端无肿瘤。

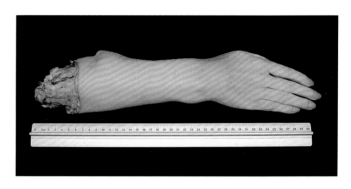

图 5-4-20　术后标本

3. 病理评估

术后病理报告：软骨肉瘤。

专家点评

前臂及手部肿瘤巨大或累及血管神经束无法保肢时可采用截肢手术治疗。手术治疗恶性骨与软组织恶性肿瘤，需要达到广泛切除外科边界，一般截肢手术设计时切口距离肿瘤 5 cm。因此肘关节离断一般用于前臂中部以下的恶性肿瘤治疗。

目前肘关节离断假肢采用侧方铰链的设计，由于肱骨内、外髁部膨隆宽大，有利于假肢的悬吊及将旋转等控制力有效传递到下端。而肘关节以上截肢，肱骨的旋转通过假肢肘关节旋转盘来完成，不能直接传递到假肢，控制能力较差。因此，如果可以保留肘关节，肘关节离断是理想的截肢部位。

目前对于截肢手术，为保证残端良好的功能，一般采用肌肉固定术、肌肉成形术等方法，使肌肉重新获得附着点，维持肌张力，使其能够发挥原有的功能。肘关节离断是将肱三头肌肌腱与肱二头肌肌腱、肱肌残端缝合，维持前后组肌肉张力平衡，并将肱骨内上髁残留屈肌断端与肱骨外髁部的伸肌群肌膜相缝合，覆盖肱骨远端，适合现代全面接触和全面承重式假肢接受腔的装配。

（李　远　牛晓辉）

第1节　常规半骨盆截肢术

1. 骨盆原发恶性骨肿瘤，或恶性软组织肿瘤累及骨盆，肿瘤范围广，无法行局部切除或行局部切除后无法达到广泛的外科边界者。

2. 股骨近端肿瘤，范围广泛或血管神经受侵，需行截肢但髋关节离断不能达到广泛的外科边界者。股骨近端病理性骨折，造成广泛的局部污染者。

3. 因肿瘤侵犯或原手术入路污染，皮肤软组织覆盖困难，难以完成保肢手术者。

4. 髋关节受累的巨大肉瘤。

5. 有些病例虽然在理论上行半骨盆截肢和内半骨盆切除可获得基本相同的外科边界，但前者在手术安全性及外科边界获得方面都较后者更易达到。

病例资料

患者女性，20 岁。右髋部滑膜肉瘤术后 87 个月，再次发现局部肿块入院。患者于 2003 年 3 月出现右髋部疼痛，活动受限，夜间痛明显，曾在当地医院行局部切除术，术后病理报告为：滑膜肉瘤。术后给予多柔比星和顺铂化疗 6 次，并行局部放疗。2004 年 6 月再次复发，又在当地行局部切除术。术后再给予多柔比星和顺铂化疗 6 次。2009 年 12 月因局部复发再次行局部切除术，术后多柔比星和顺铂化疗 3 次。至 2010 年 3 月，胸部 CT 示：双肺多发小结节。之后行异环磷酰胺、吉西他滨化疗 7 次。2010 年 12 月胸部 CT 示：左肺单发小结节；右髋关节处又出现局部包块。门诊以右髋部滑膜肉瘤术后复发收入院。入院后

行各项术前影像学检查，影像学示：肿瘤与股血管关系紧密（图 6-1-1）。

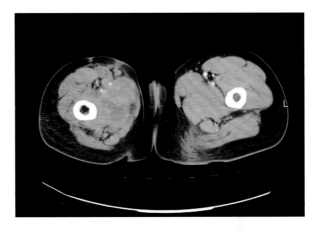

图 6-1-1　肿物与股血管关系密切，血管被肿块包绕

局部解剖

1. 骨盆环由双侧的髋骨和骶骨通过耻骨联合和双侧的骶髂关节连接而成。髂骨内侧有髂肌覆盖，外侧有臀肌覆盖，对骨的原发肿瘤起到屏障作用，从而能达到广泛的外科边界。

2. 臀上血管和组成坐骨神经的腰骶干紧贴骶髂关节前缘通过，供应臀大肌和臀中肌的血运。

3. 由于臀上和臀下血管均起自髂内血管，当行半骨盆截肢术时，结扎了髂总血管，应切除臀大肌，而只掀起筋膜瓣；当结扎髂外血管而保留髂内血管时，可掀起臀大肌肌皮瓣（图 6-1-2）。

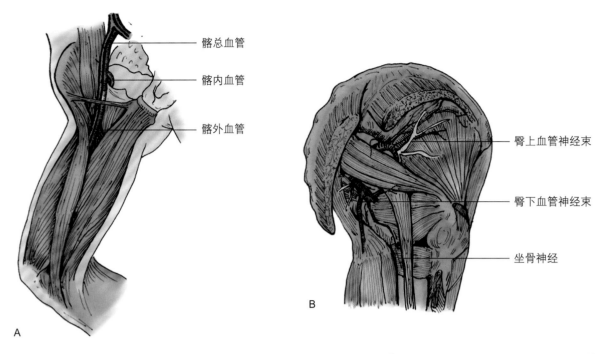

图 6-1-2　A. 髂总血管分出髂内血管和髂外血管，髂内血管再分出臀上、臀下等血管；B. 臀部后侧解剖图，臀上血管出梨状肌上孔，供应臀大肌及臀中肌

术前设计

由于患者肿瘤多次局部复发，且这次肿瘤复发与股血管关系密切，非截肢不能达到广泛的切除边界。因肿瘤接近髋关节，只有半骨盆截肢术才能达到广泛的边界切除（图 6-1-3）。因此决定行常规后侧皮瓣的半骨盆截肢术。此患者病变位于骨盆水平以下，可以采用改良半骨盆截肢，通过髂骨翼截骨，即可获取良好的外科边界（图 6-1-4）。

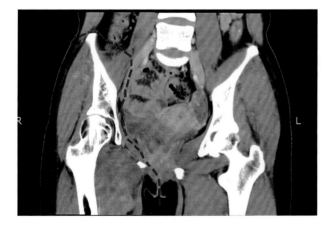

图 6-1-3　半骨盆截肢的切除范围

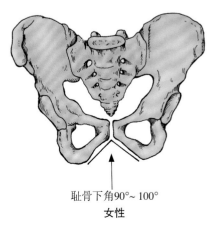

耻骨下角90°~ 100°
女性

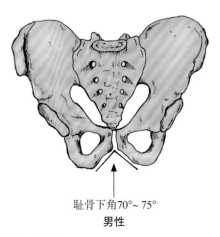

耻骨下角70°~ 75°
男性

图 6-1-4　预计截骨部位

手术操作

1.患者健侧卧位，可以向前后摇摆。切口分三个部分：①髂腹股沟切口（图6-1-5）；②后侧切口（图6-1-6）；③会阴部切口（图6-1-7）。

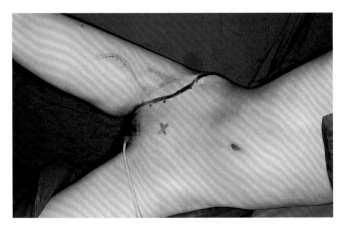

图 6-1-5 髂腹股沟切口

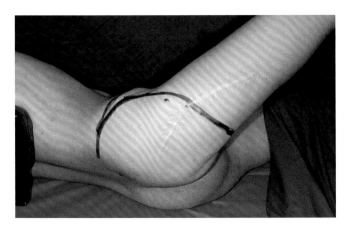

图 6-1-6 后侧切口

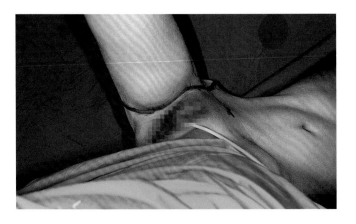

图 6-1-7 会阴部切口

2.髂腹股沟入路，切开皮肤、皮下组织，显露出腹外斜肌腱膜（图6-1-8）。

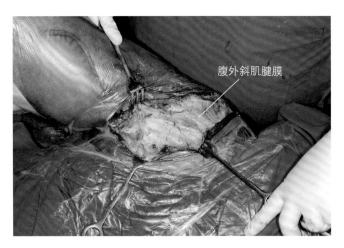

图 6-1-8 显露出腹外斜肌腱膜

3.切开腹肌，显露出腹膜外间隙（图6-1-9）。

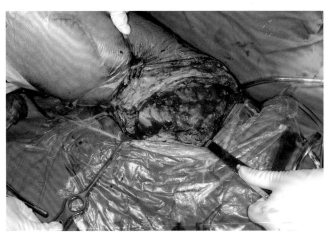

图 6-1-9 显露出腹膜外间隙

4. 显露出髂外血管，给予双重结扎、缝扎后切断（图 6-1-10）。

6. 在同一水平分离腰大肌，并切断（图 6-1-12）。向上翻开腰大肌近端，显露坐骨切迹，沿预计截骨线切断髂肌显露髂骨预定截骨线。

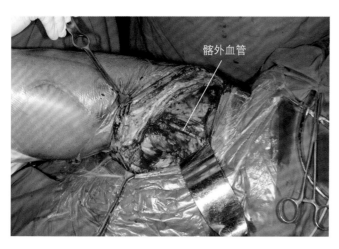

图 6-1-10　显露出髂外血管

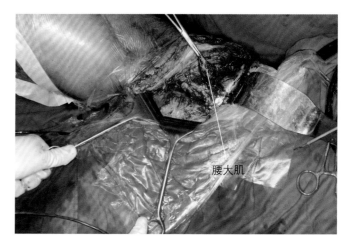

图 6-1-12　切断腰大肌

5. 在髋臼水平，髂肌和腰大肌间分离，显露出股神经，给予切断（图 6-1-11）。

7. 沿耻坐骨支切开会阴部肌肉（图 6-1-13）。显露出耻骨联合，在保护好尿道等会阴部组织的前提下，切断耻骨联合（图 6-1-14）。

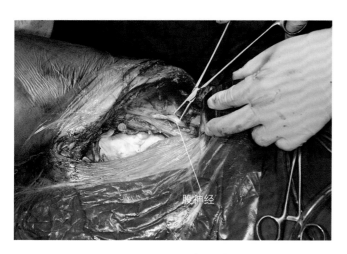

图 6-1-11　显露出股神经

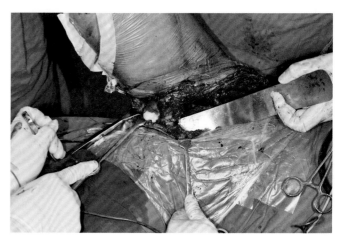

图 6-1-13　切开会阴部肌肉

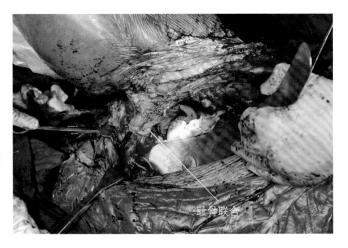

图 6-1-14 切断耻骨联合

9. 切断起自髂骨的臀中肌，显露出坐骨神经，结扎并切断（图 6-1-17）。

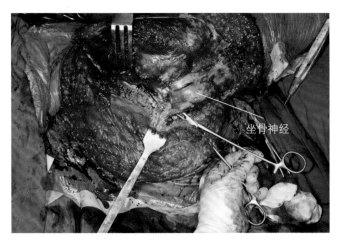

图 6-1-17 显露出坐骨神经

8. 后侧切口，切开皮肤、皮下组织，显露出深筋膜（图 6-1-15）。掀起臀大肌肌皮瓣（图 6-1-16）。

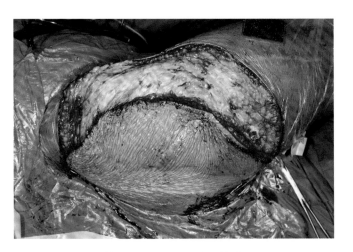

图 6-1-15 显露出深筋膜

10. 显露出梨状肌，在中间切断（图 6-1-18）。

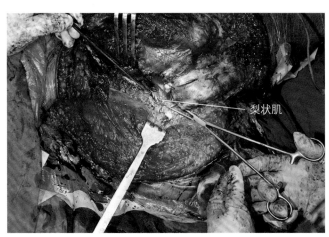

图 6-1-18 切断梨状肌

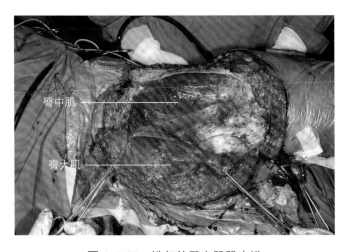

图 6-1-16 掀起的臀大肌肌皮瓣

11. 沿坐骨大切迹，套入线锯，切断髂骨（图 6-1-19）。

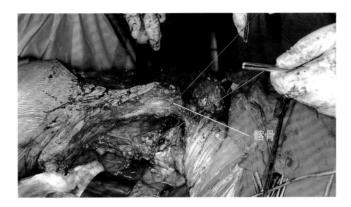

图 6-1-19　切断髂骨

12. 离断整个肢体（图 6-1-20）。

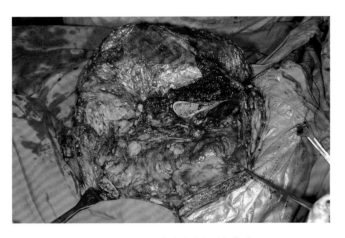

图 6-1-20　肢体离断后的残端

13. 止血，冲洗切口，清点器械、敷料无误后，放置引流管。将臀大肌与前侧腹肌残端缝合，关闭切口（图 6-1-21）。

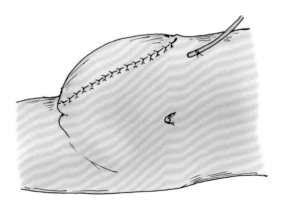

图 6-1-21　臀大肌皮瓣覆盖切口

术后处理

1. 术中放置引流管 1～2 根，等切口日引流量小于 20 ml 时，拔出切口引流管。术后应用抗生素 7～10 天。

2. 半骨盆截肢对患者造成巨大的精神创伤，因此术前和术后的心理疏导工作很重要，有条件的医院可让心理医生参与进来。

3. 术后 6～8 周患者可以装配义肢，半骨盆截肢的患者佩戴义肢可以行走。

术后评估

1. 影像学评估

术后 X 线片（图 6-1-22）。

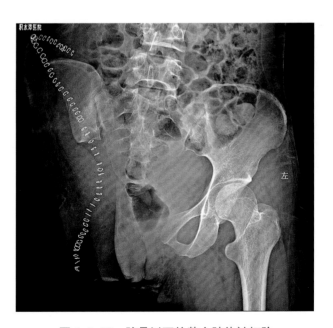

图 6-1-22　髂骨以下的整个肢体被切除

2. 标本评估

通过评判截肢标本的各个面及剖面，评判手术是否达到了广泛切除的边界（图 6-1-23 ~ 图 6-1-25）。

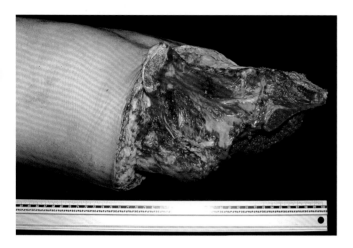

图 6-1-23　截肢断面

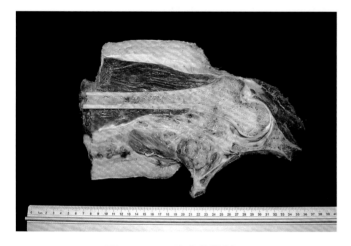

图 6-1-24　肿瘤的纵剖面

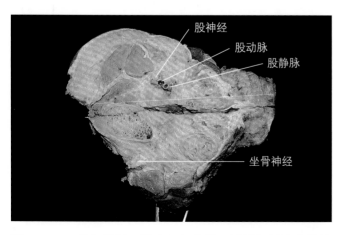

图 6-1-25　横切面示：肿瘤与股血管、股神经以及坐骨神经的关系

3. 病理评估

术后病理报告：滑膜肉瘤。

专家点评

半骨盆截肢术按髂骨截骨的不同位置可分为三种：第一，标准的半骨盆截肢术，即通过耻骨联合和骶髂关节。第二，改良的半骨盆截肢术，即通过耻骨联合和髂骨翼。第三，扩大的半骨盆截肢术，即通过耻骨联合和骶骨翼的截肢术（图 6-1-26）。

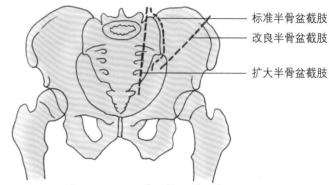

图 6-1-26　三种半骨盆截肢术各自不同的截骨平面

后侧皮瓣的半骨盆截肢术是用臀大肌肌皮瓣来覆盖切口。臀大肌的血液供应来自于臀上血管和臀下血管。半骨盆截肢术时结扎了髂外血管，而保留了髂内血管，这样臀大肌的血液供应充分，可保留臀大肌。当结扎的血管在髂总血管时，臀大肌的血液供应受到影响，可能会发生坏死。因此当结扎髂总血管时，最好用臀部的筋膜瓣来覆盖切口。

会阴部切口应在内收肌与坐骨会阴部肌肉之间进入，沿耻骨下支到坐骨结节，不要误入内收肌内，也不要误入会阴部肌肉内，否则会引起出血。尿道和前列腺部的静脉迂曲扩张，血液供应丰富，当静脉丛破裂时，会引起大出血，在止血时一定要缝扎止血。

男性患者行半骨盆截肢可能会引起性功能障碍，原因很复杂。为减少这种并发症，应在骶神经发出阴部神经后的部位截断骶神经，并给予患者心理辅导。

（杨发军　丁易）

303

第2节　前侧皮瓣半骨盆截肢术

手术指征

1. 髂骨及髋臼恶性肿瘤在臀部有较大软组织包块侵及皮肤、皮下组织。

2. 臀部较大软组织恶性肿瘤侵犯皮肤、皮下组织或反应区到达皮下。

3. 臀部或髋部恶性肿瘤复发需行半骨盆截肢，原手术切口污染臀部软组织，使得常规后侧皮瓣无法取得安全外科边界。

4. 臀部皮肤软组织因放疗等原因无法做常规后侧皮瓣使用。

5. 前侧皮瓣半骨盆截肢术的必要条件是骨盆前方髂血管至股血管及前方骨盆、大腿软组织未受侵。

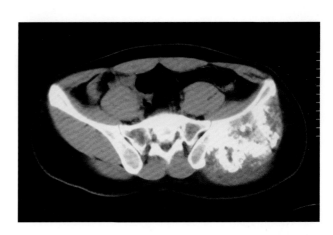

图 6-2-1A　患者初次手术前 X 线片，显示左髂骨肿瘤，内有大片状钙化骨化影

病例资料

患者男性，30 岁。主因"左髂骨软骨肉瘤术后两次复发，臀部巨大软组织肿块"，门诊以"左髂骨软骨肉瘤术后复发"收入院。患者 5 年前因左臀部肿物当地医院影像检查诊断为髂骨肿瘤（图 6-2-1A、B），在当地医院行肿瘤局部切除（未广泛切除髂骨），术后病理为软骨肉瘤 I 级。3 年前，患者因肿瘤局部复发（图 6-2-2A、B），再次于当地医院行肿瘤局部切除（仍未广泛切除），术后病理片经我院病理科会诊为：软骨肉瘤 II 级。

患者本次入院 1 年前，局部肿物再次复发并逐渐长大，至入院前左臀部已隆起巨大包块，明显疼痛，髋关节活动严重受限。当地医院拍摄 X 线片及 CT 检查后，考虑为"髂骨肿瘤复发伴巨大软组织肿块"，转来我院门诊收入院。

入院查体：患者拄单拐跛行，左侧股四头肌明显萎缩。左侧臀部明显肿胀，皮下可触及质硬巨大软组

图 6-2-1B　患者初次手术前 CT，显示自髂骨外板向臀肌内生长较大肿块，内有大片状钙化骨化影

织肿块，边界不清，压痛明显。肿块表面皮肤颜色发红，无破溃及静脉曲张，臀后侧皮肤两条原手术瘢痕（图 6-2-3A）。左髋关节各向活动均受限。

影像所见：骨盆 X 线片示左髂骨上部原手术后部分缺损，髂骨及髋臼外侧溶骨性破坏，破坏区边界不清，质地不均匀。髂骨、髋臼及股骨近端外侧巨大软

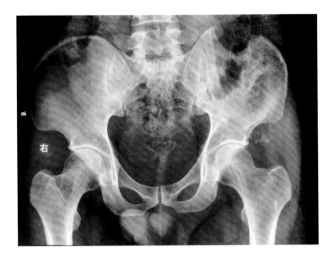

图 6-2-2A　初次手术未行广泛切除，术后复发，二次手术前 X 线片

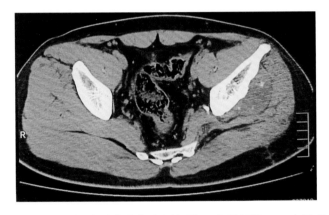

图 6-2-2B　初次手术未行广泛切除，术后复发，二次手术前 CT 片

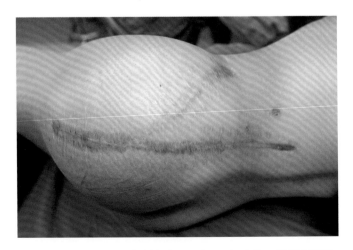

图 6-2-3A　本次术前体位像，臀部巨大肿块，臀后部两条原手术通道瘢痕

组织肿块影，内有大片状钙化。CT、MRI 可见：髂骨外板皮质异常增厚及破坏，软组织肿块包裹整个髂骨、髋臼、髋关节囊及股骨大转子外侧。少部分肿块绕过坐骨大切迹进入骨盆内。肿块已达深筋膜下，内有散在大量钙化影。MRI 示髂骨和髋臼信号异常（图 6-2-3B～D）。

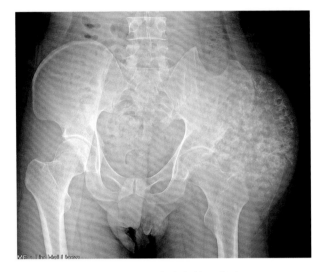

图 6-2-3B　本次术前 X 线片

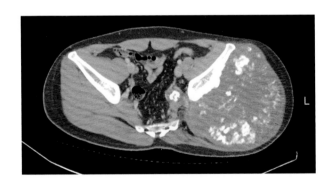

图 6-2-3C　本次术前 CT 片

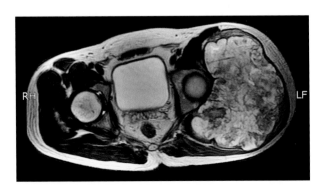

图 6-2-3D　本次术前 MRI

患者全身骨扫描除左髂骨、髋臼区域放射性浓聚外，其余各骨未见异常。

患者无特殊相关病史，常规全身查体未见明显异常。常规化验未见异常，红细胞沉降率、CRP 正常，碱性磷酸酶水平正常。

局部解剖

1. 臀部是恶性肿瘤好发部位，常见为臀部软组织肉瘤和生长于髂骨外板的骨恶性肿瘤。该部位较为隐匿，症状出现较晚，常在肿瘤生长较大后才被发现。

2. 当肿瘤向后方生长较大时，可穿过臀大肌侵及皮下甚至皮肤。根据 Enneking 原则，为达到广泛切除，需"牺牲"臀后部所有软组织。此时需要用很大的、血运充分的皮瓣或肌皮瓣进行覆盖。

3. 股四头肌体积大而长，股动静脉束走行其间，将其连同皮肤向后翻转恰能覆盖整个臀后部。但其必要条件是在髂总、髂外和股血管这一血管通路上，均未受到肿瘤侵犯（图 6-2-4）。

4. 臀后侧软组织血供主要来自于髂内血管，在盆腔内分离时可先结扎切断髂内血管，以减少后方操作时出血。

5. 髂骨肿瘤当软组织包块较大时，常常会超过坐骨大切迹占据坐骨大孔，甚至于包过骶髂关节达到骶骨边缘区域。此时在该区域截骨时，应充分显露骶髂关节及骶骨前后区域，从骶骨区截骨（建议截骨线选在骶前孔的稍外方），这样可完整切除肿瘤而不至于造成骶髂关节处肿瘤破损。

术前规划

经临床、影像、组织学三结合讨论，患者髂骨软骨肉瘤诊断明确，且为两次术后复发。因肿瘤巨大，软组织肿块已侵及并包绕髋关节和股骨大转子，部分肿瘤从坐骨大切迹进入骨盆，髂骨外侧软组织肿块突破臀肌范围达到深筋膜，其反应区已至皮下，臀后部皮肤有两道原手术切口。为将肿瘤切除范围达到广泛的外科边界，故切除肿瘤同时应做到：①肿瘤连同臀后部皮肤一并切除。②经骶骨截骨，将骶髂关节一并切除。考虑到骨盆内软组织肿块较小，髂总动静脉直至股动静脉周围均无肿瘤侵及，遂考虑行半骨盆截肢术的同时，用大腿前方带股血管束的股四头肌肌皮瓣，覆盖臀后部的皮肤软组织缺损区，即所谓前侧皮瓣半骨盆截肢术（图 6-2-5）。

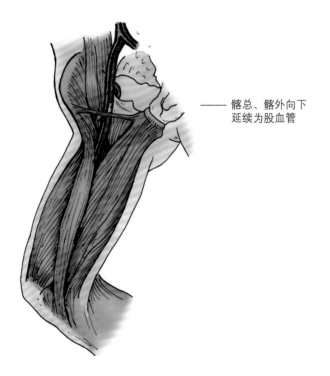

—— 髂总、髂外向下延续为股血管

图 6-2-4　髂总、髂外和股血管血管通路及大腿肌肉

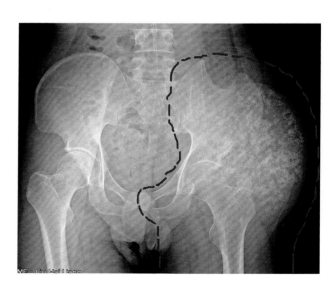

图 6-2-5A　切除范围

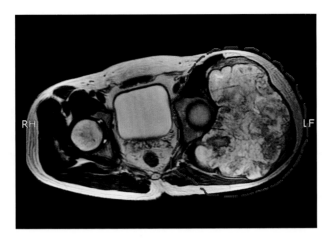

图 6-2-5B 切除范围

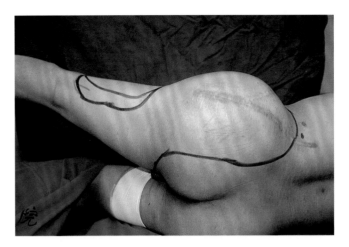

图 6-2-6B 手术切口后方显示

手术操作

（注：手术过程图片部分取自其他同类手术患者资料。）

1.手术在气管插管全身麻醉下进行。患者侧卧位，消毒范围上界达乳头水平，包括躯干及骨盆的腹背侧、会阴部及整个患侧下肢。前方切口沿髂嵴向下至髂前上棘，转向大腿外侧至髌上囊上缘水平横过前方至大腿内侧，沿内侧中线向上至大腿根部，绕过会阴、肛门至臀后正中旁。后方切口绕过髂后上棘至骶后正中，向下并与绕至臀后的前方切口相连（图 6-2-6A、B）。

2.首先切开骨盆处前方切口，切开腹壁肌肉并将腹膜推向对侧，显露腹膜后结构。结扎切断髂内动静脉，游离髂外动静脉至腹股沟水平，骶髂关节水平切断腰大肌和前方组成股神经的神经根（图 6-2-7，此图为其他手术显露该部位时的照片）。

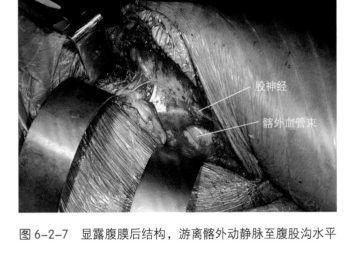

图 6-2-7 显露腹膜后结构，游离髂外动静脉至腹股沟水平

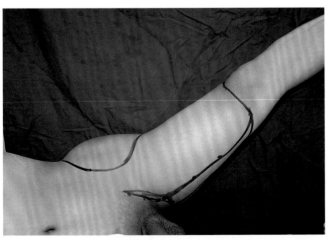

图 6-2-6A 手术切口前方显示

3. 从髂前上棘向下，切开阔筋膜，从股外侧肌后缘游离至股骨干，横过髌上囊上缘切断股四头肌，在大腿内侧从骨薄肌后缘向深部游离，从股血管神经束的深方游离经股内侧肌后缘至股骨干（图6-2-8）。

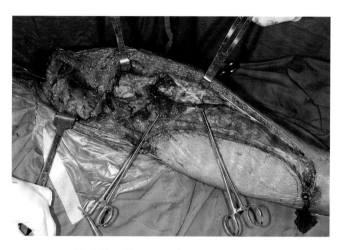

图6-2-8　从髂前上棘至大腿外侧切开股四头肌肌皮瓣外缘

4. 下端水平股骨内后侧结扎切断股动静脉（图6-2-9）。

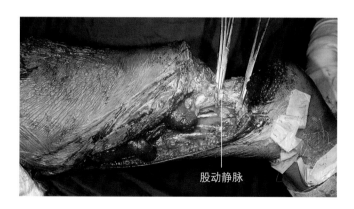

股动静脉

图6-2-9　下端水平股骨内后侧结扎切断股动静脉

5. 结扎股深血管束后，整体掀起大腿前方股四头肌为主的、股动静脉为血管蒂的肌皮瓣直至腹股沟水平（图6-2-10）。

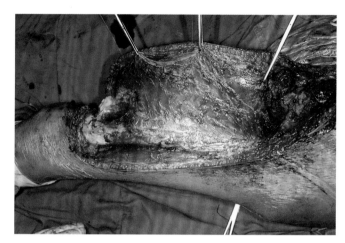

图6-2-10　整体掀起大腿前方股四头肌为主的、股动静脉为血管蒂的肌皮瓣

6. 皮瓣下方游离耻骨联合及耻骨支，盆内结扎切断闭孔血管神经束，切开耻骨联合（图6-2-11）。

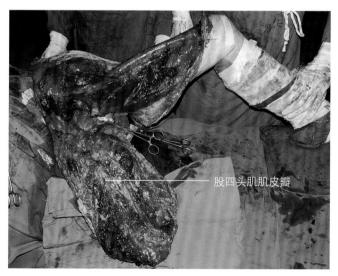

股四头肌肌皮瓣

图6-2-11　游离耻骨联合及耻骨支，盆内结扎切断闭孔血管神经束，切开耻骨联合

7. 臀后部游离骶棘肌显露患侧骶骨后部，切断骶棘韧带和梨状肌，游离开骶前组织，结扎处理臀上、下血管束，套入钢丝锯从骶前孔外侧水平截断骶骨（图6-2-12、图6-2-13）。

8. 盆内切断骶结节韧带、闭孔内肌、盆底肌肉和其他相连组织，取下半骨盆及下肢（图6-2-14）。骨蜡封闭骶骨松质骨断面（图6-2-15）。

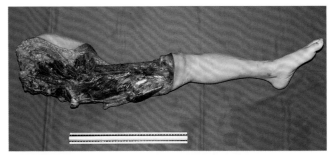

图 6-2-14 切除的半骨盆及下肢

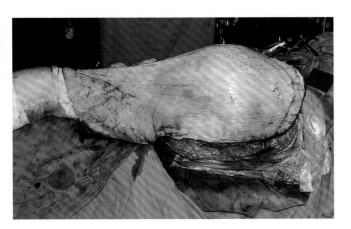

图 6-2-12 臀后部切口及显露

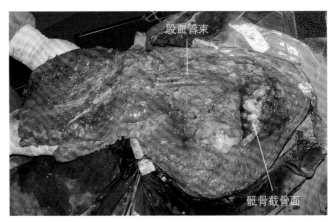

图 6-2-15 截肢残端及股四头肌肌皮瓣

9. 止血后用前方股四头肌肌皮瓣包裹覆盖后方缺损区，放置引流后逐层缝合切口（图6-2-16）。

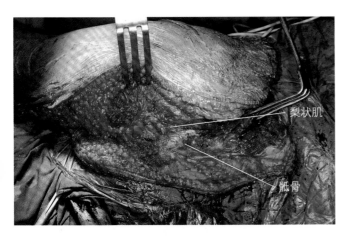

图 6-2-13 臀后显露骶骨后部

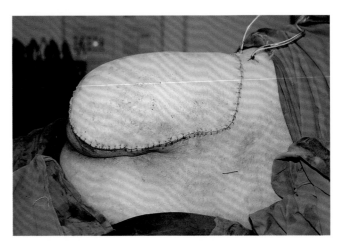

图 6-2-16 前方股四头肌肌皮瓣包裹覆盖后方缺损区

术后处理

1. 放置引流管 1～2 根充分引流，待全天（24 小时）引流量少于 20 ml 时拔除。

2. 保持会阴部清洁，抗生素使用 1 周以上，2 周愈合拆线，绝对卧床至软组织愈合后下地活动。

3. 每 3 个月定期复查，复查应包括：骨盆 X 线片、骨盆增强 CT、软组织 B 超、肺部 CT，以排除局部复发和肺转移。

术后评估

1. 影像学评估

见图 6-2-17。

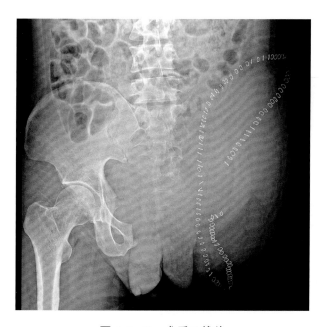

图 6-2-17　术后 X 线片

2. 标本评估

术后切除标本经福尔马林固定后，从外观和各向剖面，确认是否达到术前计划的外科边界（图 6-2-18）。

3. 病理评估

切除肿瘤组织送病理，病理回报为：软骨肉瘤Ⅱ级。截肢切口边缘无肿瘤。

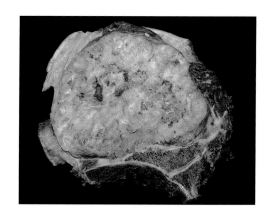

图 6-2-18　标本剖面

专家点评

半骨盆截肢术是治疗骨盆和股骨近端恶性肿瘤的常用手术方法。手术分为两种方式，一为常规做法，或称后侧皮瓣覆盖法，即用臀后侧的整体臀大肌皮瓣（或整体臀部皮瓣）覆盖创面。另一种方法应用较少，当各种原因造成臀大肌皮瓣（或整体臀部皮瓣）无法使用，且前方髂血管至股血管及前方骨盆、大腿软组织未受侵时，应用前方带股血管蒂的股四头肌肌皮瓣覆盖臀后部创面，即所谓前侧皮瓣半骨盆截肢术。

当肿瘤侵犯臀部皮肤、皮下组织或反应区到达皮下，原手术切口污染臀部软组织，或臀部皮肤因放疗等原因无法做后侧皮瓣使用时，应用前侧皮瓣半骨盆截肢显然更易取得较好的外科边界。另外，当肿瘤侵及骶髂部时，切除臀后部组织更便于显露及操作。有时肿瘤超过坐骨大迹占据坐骨大孔，切除肿瘤时可能会影响到臀后皮瓣血运，此时前侧皮瓣更为有利。

股四头肌肌皮瓣取至髌骨上缘水平，此皮瓣翻转至臀后部，可覆盖至髂骨翼最上端甚至更高的区域。肌皮瓣不宜牵拉过紧，以免影响血运。手术时，应先翻起股四头肌肌皮瓣并游离至腹股沟韧带及耻骨联合以上水平，再行耻骨联合的游离和切开以及坐骨支的剥离，便于操作。当后侧切口切至肛门周围时，应离开肛门 3 cm 以上，以减少术后污染和便于保护肛门括约肌。

在满足适应证情况下，前侧皮瓣半骨盆截肢较常规后侧半骨盆截肢更便于操作和覆盖，便于获得更好的外科边界。

（郝　林）

第3节　髋关节离断术

手术指征

1.股骨恶性肿瘤，肿瘤和主要神经血管关系密切，或者化疗反应差，无保肢条件。

2.肿瘤或反应区已达股骨中上水平，大腿截肢无法满足广泛的外科边界。

3.肿瘤未侵犯髋关节。

病例资料

患者男性，52岁。右大腿疼痛、肿胀12年，刮除术后6个月。拍摄X片及CT检查示右股骨远端溶骨性破坏，有巨大软组织肿块，伴股骨远端病理骨折。术后病理为股骨远端低度恶性骨肉瘤。查体见右股骨远端肿胀，可见静脉曲张，膝关节活动受限。由于肿瘤巨大，软组织包块已达大腿中段，行刮除术后，神经血管周围污染，无保肢条件，行髋关节离断术（图6-3-1～图6-3-3）。

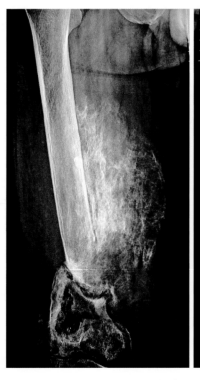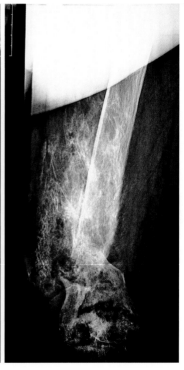

图 6-3-1　股骨远段低度恶性骨肉瘤，正、侧位平片

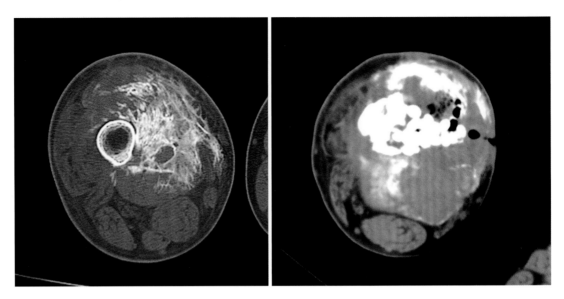

图 6-3-2　股骨 CT

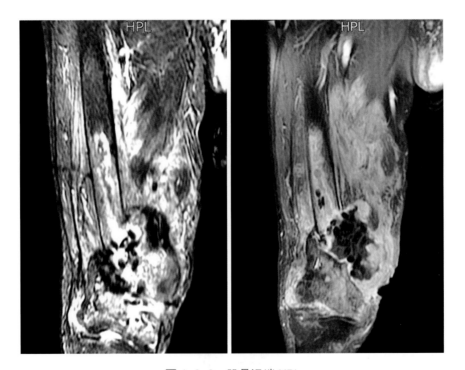

图 6-3-3　股骨远端 MRI

局部解剖

　　股骨肿瘤无保肢条件，可以行大腿截肢，也可以行髋关节离断，有时只能行半骨盆截肢。截肢水平（骨和软组织）必须距肿瘤和反应区至少 5 cm，以此来决定截肢平面。髋关节离断切断阔筋膜张肌和臀大肌水平为大粗隆以远 8 cm 处，髂腰肌在小粗隆切断，所以肿瘤反应区必须在此水平 5 cm 以远（图 6-3-4A、B）。如果肿瘤反应区已达此水平，只能选择半骨盆截肢。

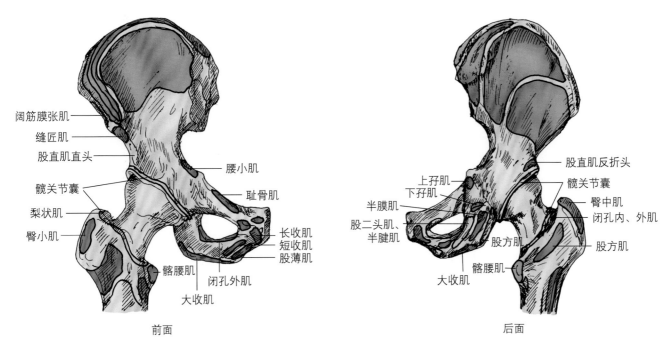

前面　　　　　　　　　　　　　　　　　　后面

图 6-3-4　骨盆、髋关节

术前规划

按照 Enneking 外科切除原则，对于恶性肿瘤，应行广泛的边界切除。此病例由于肿瘤范围广泛，侵犯主要神经血管，无保肢条件，肿瘤反应区已达大腿中上段，行髋关节离断术。

手术操作

1. 患者麻醉后取平卧位，患臀垫高 30°。手术切口为标准的网球拍样切口：起于髂前上棘，内侧距腹股沟韧带 5 cm，外侧距大粗隆 8 cm，后侧距坐骨结节 5 cm（图 6-3-5）。

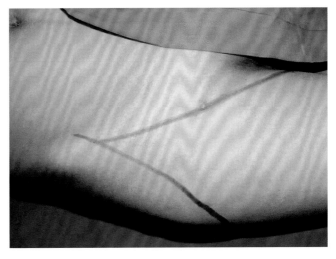

图 6-3-5　髋关节离断网球拍样切口

2. 切开前侧皮肤、皮下组织、深筋膜，在腹股沟韧带远端显露股动静脉和股神经。切断股动静脉，双重结扎、缝扎。快刀切断股神经（图 6-3-6、图 6-3-7）。

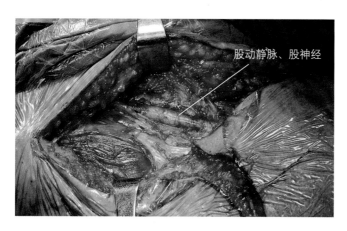

图 6-3-6　显露股动静脉和股神经

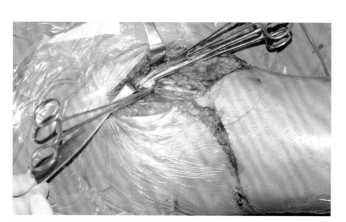

图 6-3-7　切断股动静脉，双重结扎、缝扎，快刀切断股神经

3. 从髂前上棘切断缝匠肌，牵向远端，至小粗隆水平（图 6-3-8）。

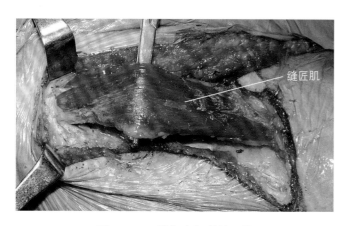

图 6-3-8　从起点切断缝匠肌

4. 从髂前下棘切断股直肌直头，显露前关节囊（图 6-3-9）。

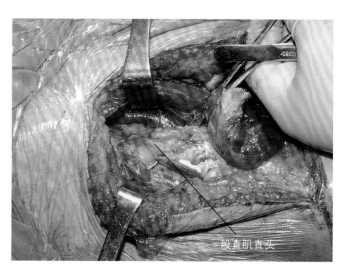

图 6-3-9　从起点切断股直肌直头

5. 切开内侧皮肤、皮下组织、深筋膜。在起点依次切断附丽于耻骨的耻骨肌、长收肌、短收肌、股薄肌、大收肌。切断闭孔动静脉、结扎。切断闭孔神经。经肌腹切断闭孔外肌（图 6-3-10 ～ 图 6-3-13）。

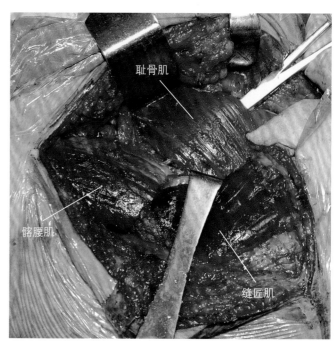

图 6-3-10　从起点切断耻骨肌

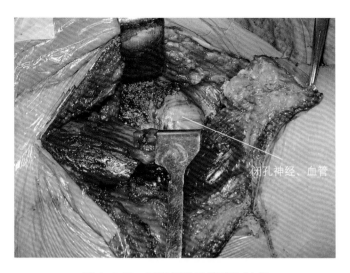

图 6-3-11 显露闭孔动静脉和神经

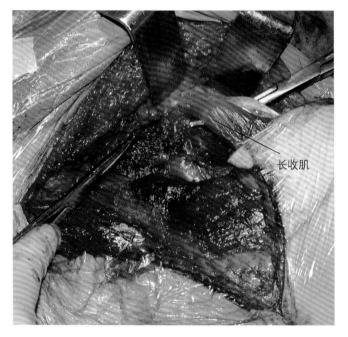

图 6-3-12 从起点切断长收肌

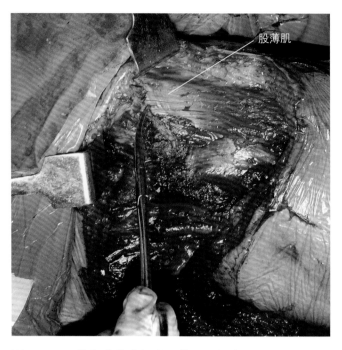

图 6-3-13 从起点依次切断小收肌、短收肌、大收肌、股薄肌

6. 切开外侧皮肤、皮下组织、深筋膜，在皮瓣回缩水平切断阔筋膜张肌。向近端分离阔筋膜张肌显露大粗隆。从大粗隆切断臀中肌。切断外旋肌（图 6-3-14、图 6-3-15）。

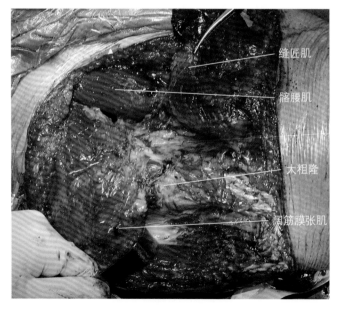

图 6-3-14 切断阔筋膜张肌、臀大肌后，显露大粗隆

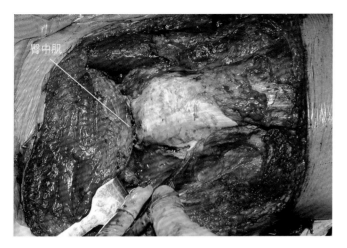

图 6-3-15　从止点切断臀中肌

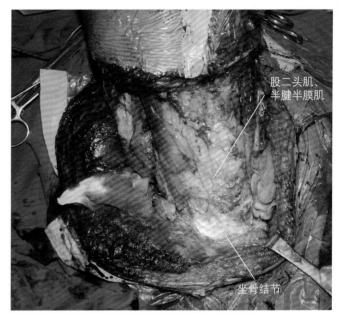

图 6-3-17　从起点切断股二头肌、半腱半膜肌

7. 切开后侧皮肤、皮下组织，向近端显露坐骨结节，从坐骨切断股二头肌和半腱半膜肌。结扎坐骨神经滋养血管，快刀切断坐骨神经（图 6-3-16、图 6-3-17）。

8. 从小粗隆切断髂腰肌后，切开关节囊，切断圆韧带，离断肢体。彻底止血（图 6-3-18）。

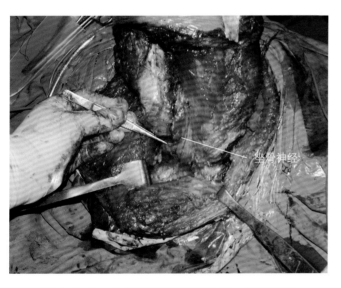

图 6-3-16　结扎坐骨神经滋养血管、快刀切断

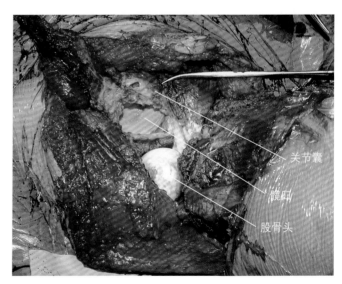

图 6-3-18　切开关节囊，切断圆韧带

9. 将阔筋膜张肌、髂腰肌和外旋肌、闭孔外肌以及关节囊缝合，消灭髋臼周围空腔，放负压引流管后，逐层缝合（图6-3-19、图6-3-20）。

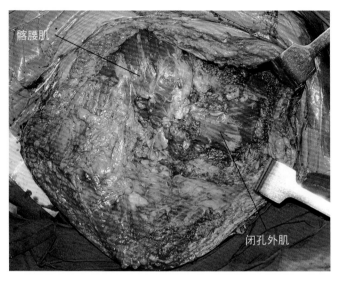

图6-3-19　将阔筋膜张肌、髂腰肌、闭孔外肌、外旋肌缝合，消灭髋臼处空腔

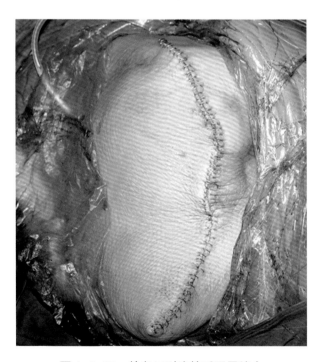

图6-3-20　放负压引流管后逐层缝合

术后处理

术后常规抗生素预防感染。引流液计量，24小时小于20 ml后拔除引流管。平卧至少1周。2周拆线。

术后评估

1. 标本评估

术后切除标本纵向剖开，确认是否达到安全的外科边界（图6-3-21）。

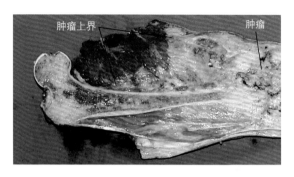

图6-3-21　标本纵向剖开，肿瘤及反应区距切缘最少5 cm

2. 病理评估

术后病理报告：骨肉瘤。

专家点评

髋关节离断的主要适应证是股骨恶性肿瘤，肿瘤侵犯主要神经血管，或者化疗反应差，无保肢条件。截肢平面的选择，取决于肿瘤（包括肿瘤反应区）的上界。恶性肿瘤要求广泛的外科边界，所以截肢处（包括骨和软组织）距肿瘤上界至少5 cm。髋关节离断标准切口为网球拍样切口：起于髂前上棘，内侧距腹股沟韧带5 cm，外侧距大粗隆8 cm，后侧距坐骨结节5 cm。切断阔筋膜张肌和臀大肌水平为大粗隆以远5 cm处，髂腰肌在小粗隆切断，所以肿瘤反应区必须在此水平5 cm以远。如果肿瘤或反应区已距此少于5 cm，则应选择半骨盆截肢。

手术切口起点从髂前上棘向内移1 cm，可以避免术后髂前上棘过高造成皮肤切口疼痛。闭孔外肌经肌腹切断，防止闭孔血管回缩，造成止血困难。其他肌肉从起止点切断，术中出血少。

髋关节离断后髋臼用残留的髂腰肌、闭孔外肌、外旋肌群等填塞，术后引流彻底，防止血肿、感染。

（鱼　锋）

第 4 节　大腿截肢术

手术指征

1. 下肢恶性肿瘤。随着影像学手段及外科技术的提高，保肢手术应用越来越普遍，广泛切除后局部复发率较低。但对于那些肿瘤巨大、邻近主要神经血管束的肿瘤，保肢手术无法实现广泛的外科边界或切除后无法进行重建时，仍需要行截肢术。

2. 大腿以远周围血管性疾病造成肢体缺血性坏死（如糖尿病导致的肢体缺血坏死）。

3. 创伤导致严重肢体结构损伤，无法修复重建（如严重的创伤导致肢体主要血管无法修复而缺血坏死或无法进行重建）。

4. 药物或其他手术方法治疗无效的下肢急慢性感染。

5. 下肢神经损伤后导致营养性溃疡及先天畸形（如先天性肢体发育不良）。

病例资料

患者男性，33 岁。主因"右小腿疼痛发现包块 12 个月"入院。患者 12 个月前无明显诱因出现右小腿近端外侧疼痛，7 个月前当地医院诊断为右腓骨近端骨巨细胞瘤，行右腓骨近端切除外侧副韧带重建术。术后定期复查，3 个月前切口周围再次出现包块，考虑肿瘤复发。就诊我院时原有影像学资料丢失，遂复查影像学检查。X 线片可见腓骨近端切除，小腿近端稍肿胀。胫骨内可见重建侧副韧带的锚钉（图 6-4-1）。CT 及 MRI 检查发现右腓骨缺如处出现了肿块，基质不均匀，中心可见骨化。肿块邻近胫骨，胫前及胫后动静脉与肿物关系密切（图 6-4-2、图 6-4-3）。再次行切开活检，病理考虑为低度到中度恶性梭形细胞肉瘤。胸部 CT 未发现异常。

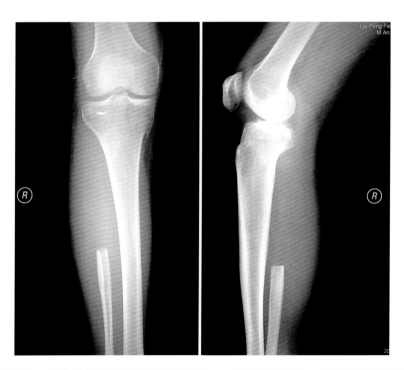

图 6-4-1　右胫腓骨正、侧位 X 线片可见腓骨近端切除，小腿近端稍肿胀。胫骨内可见重建侧副韧带的锚钉

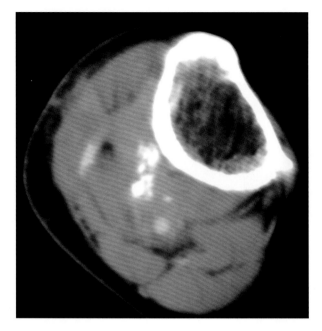

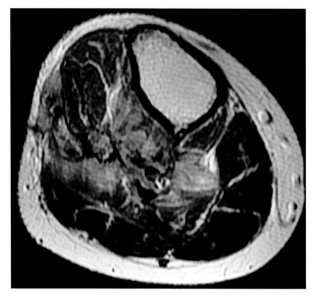

图 6-4-3 MRI 横断面

图 6-4-2 CT 横断面发现右腓骨缺如处出现了肿块，基质不均匀，中心可见骨化，肿块邻近胫骨，胫前及胫后动静脉与肿物关系密切

局部解剖

1. 大腿的主要肌肉包括股四头肌、腘绳肌和内收诸肌，不同的水平切断的肌肉有所不同（图 6-4-4）。根据截骨平面的高低，大腿截肢分为经股骨上段、经股骨中段、经股骨下段和股骨髁上截肢四类。

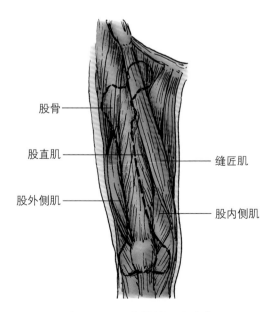

图 6-4-4 大腿的肌肉分布

（标注：股骨、股直肌、股外侧肌、缝匠肌、股内侧肌）

2. 在不同水平，股血管的位置及分支有所不同。在大腿上段股动脉行于股骨的前方，中段行于股骨的内侧，下段则行于股骨的后方。主要分支为股深动脉，沿长收肌深面下行，位于股骨后方，同时还有旋股内侧动脉、旋股外侧动脉及 3~4 支穿动脉等分支。大腿截肢时股动静脉需要双重结扎，以防线头脱落，这一步也是该手术中需要特别注意的。

3. 大腿截肢涉及神经主要为坐骨神经和股神经。坐骨神经是人体内最粗的神经，神经伴行营养血管，切断后需要结扎。

术前规划

根据患者的影像学检查及病理诊断，外科分期为 IB 期。依据 Enneking 外科切除原则，应行广泛的边界切除。前次手术污染范围广，累及小腿各个间室，复发的肿瘤累及胫前及胫后血管束，保肢手术无法达到广泛切除的外科边界，需行大腿截肢术。

患者原手术切口瘢痕上端达大腿中下 1/3，为达到广泛切除，一般设计软组织切缘应距瘢痕上端 5 cm 以上，截骨平面在此基础上更靠上端，故此患者需行股骨中段截肢。设计切口首先在瘢痕上 5 cm 做前后等长皮瓣，前后皮瓣切口交汇于大腿截骨平面处内外

319

面的中点。前后皮瓣交点为截骨平面水平，截骨平面距离皮瓣边缘距离 = 截骨平面的周径 /2π（图 6-4-5）。

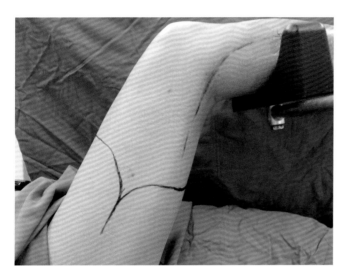

图 6-4-5 设计切口及截骨平面

手术操作

1. 患者麻醉满意后取仰卧位，大腿下段截肢可使用台下止血带，而大腿中上段截肢则需使用台上止血带（图 6-4-6）。

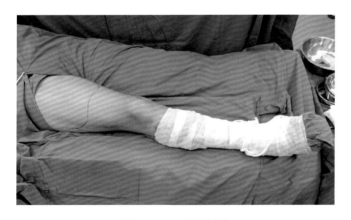

图 6-4-6 消毒铺单

2. 沿皮瓣标记线切开皮肤、皮下组织及深筋膜，结扎并切断大隐静脉（图 6-4-7）。把此筋膜瓣向上端游离至截骨面水平，显露大腿前方股四头肌和缝匠肌（图 6-4-8）。

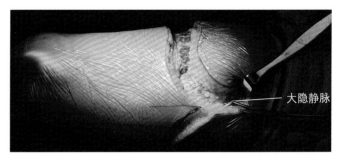

图 6-4-7 结扎大隐静脉

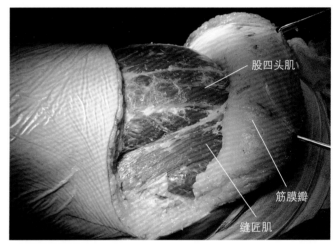

图 6-4-8 掀起筋膜瓣

3. 切断缝匠肌（图 6-4-9），向上下两侧牵开，显露收肌管。

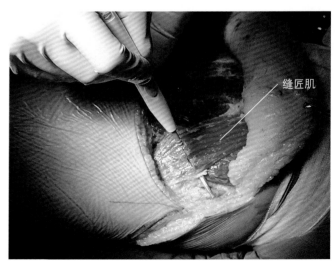

图 6-4-9 切断缝匠肌

4. 打开收肌管，分离显露股动脉、股静脉及股神经。于截骨水平分别结扎缝扎并切断股动脉和股静脉（图 6-4-10），切断股神经。

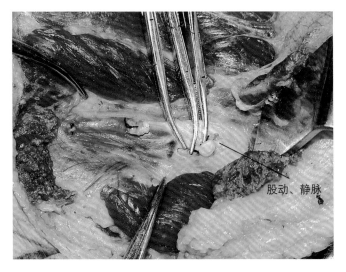

图 6-4-10 双重结扎股动、静脉

5. 沿筋膜瓣回缩后水平切断股四头肌显露股骨，至截骨水平（图 6-4-11）。

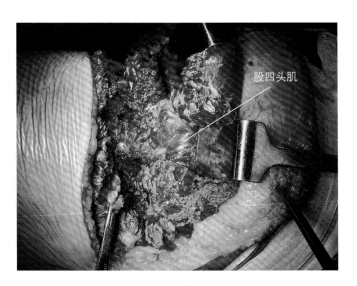

图 6-4-11 切断股四头肌

6. 线锯锯断股骨。骨锉修整磨平其前外方（图 6-4-12）。

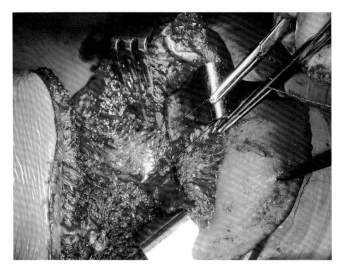

图 6-4-12 横断股骨

7. 沿筋膜瓣回缩后水平切断内收肌和腘绳肌。于腘绳肌下方分离出坐骨神经，注射利多卡因后于截骨水平切断并结扎坐骨神经（图 6-4-13）。

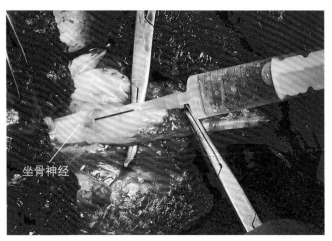

图 6-4-13 注射利多卡因后切断坐骨神经

8. 冲洗，松止血带后严密止血。于股骨断端钻孔。适度牵引内收肌和腘绳肌后使用缝线固定于股骨残端（图 6-4-14）。

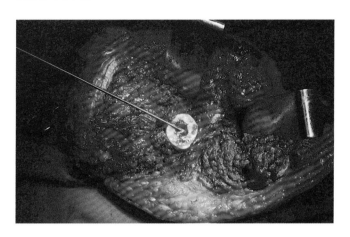

图 6-4-14 股骨断端钻孔，固定肌肉

9. 把股四头肌与大腿后方的肌肉筋膜修整后对缘缝合（图 6-4-15）。

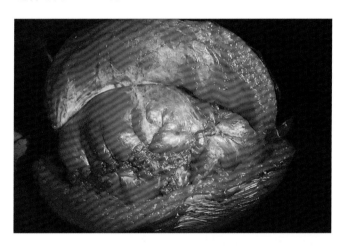

图 6-4-15 肌肉成形术

10. 缝合深筋膜、皮下组织及皮肤，关闭切口，放置引流条（图 6-4-16）。

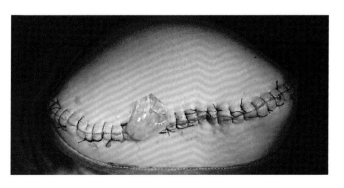

图 6-4-16 缝合切口，放置引流条

术后处理

1. 术后切口应适度加压包扎，床边应放置止血带。术后 24～48 小时拔除引流条，术后首次换药时应注意止痛处理。

2. 术后 1 周更换弹力绷带加压包扎，利于残端塑形。

3. 术后 7～14 天可逐步开始功能锻炼，进行髋关节内收后伸。

4. 术后 2 周拆线。

术后评估

1. 影像学评估

见图 6-4-17。

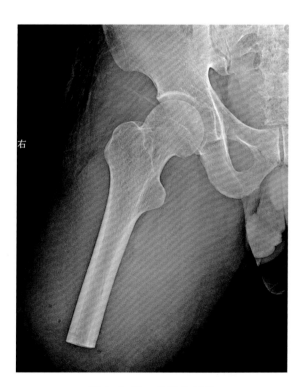

图 6-4-17 术后 X 线片

2. 标本评估

标本横断面显示主要神经血管束被肿瘤包裹（图 6-4-18 ）。术后病理示截肢水平无肿瘤。

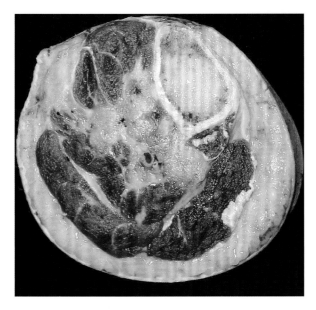

图 6-4-18　标本横断面

3. 病理评估

术后病理报告：梭形细胞肉瘤。

专家评述

大腿截肢通常用于大腿远端及膝关节以远的进展期恶性肿瘤的治疗。主要是因为肿瘤累及主要神经血管或者切除后重建困难。截肢手术仍存在囊内切除的可能，仍会存在复发的可能。术前需要仔细评估肿瘤的范围，来确定截肢的平面，保证截肢是在间室外或者反应区外进行，这样可以达到根治性或广泛性的外科边界，从而实现低的局部复发率。

大腿截肢后残端要足够长，这样力臂才能足够大带动假肢。如病变位于小腿及小腿以远，则股骨截骨水平可在关节面上端 9 ~ 10 cm，截骨距离关节面太近不利于假肢的安装。而距离小粗隆以下 5 cm 之内的截肢后安装假肢的功能与髋离断后的类似。

截肢平面的确定取决于肿瘤的范围。此时需要注意肿瘤在骨内的范围及软组织的范围。如肿物在软组织内的范围高于骨内的范围，则首先确定皮肤及软组织内的切缘（距离肿物的最小距离要达到 5 cm ），同时确定此切缘水平的大腿半径，从软组织切缘向上端移动 1 个半径的距离则是截骨平面。如肿物在骨内的范围高于软组织内的范围，则首先确定股骨截骨平面（距离病变髓腔 5 cm ），同时确定截骨平面大腿的半径，从股骨截骨平面向下端移动 1 个半径的距离即为软组织切缘。

通常皮瓣设计为前后等长，如患者既往有手术史，累及部分皮瓣，则可考虑设计前后不等长或不规则皮瓣以实现残端的覆盖。术前皮瓣设计长度要合理，避免出现过松或过紧的情况。过松，软组织肥赘，影响外观和假肢功能；过紧，容易出现软组织坏死。术后功能锻炼要及时，避免出现髋关节前屈和外展挛缩畸形。儿童患者在截肢后骨骼继续增长，可顶压局部软组织，必要时可能需要再次手术短缩股骨，在初次手术时可相对提高截骨平面。

术中把内收肌和腘绳肌固定在股骨残端，有助于术后肌肉力量的恢复。但对于因为缺血性疾病而进行的截肢，最好不进行肌肉固定，以免增加残端缺血。术后应用假肢患者可获得良好的行走功能，但由于膝关节的缺失，佩戴假肢行走时能量消耗将大大增加，对于心脏的要求也有所提高，老年患者需要格外注意。

大腿截肢后常见的并发症包括血肿、感染、切口坏死、关节挛缩和疼痛等。彻底止血、减少切口张力、及时的功能锻炼有助于减少以上四种并发症的发生。近期疼痛主要为切口疼痛，而远期幻肢痛则病因不清，服用卡马西平等药物可能有助于疼痛的缓解。

（徐立辉　张　清）

第 5 节　膝关节离断术

手术指征

1. 足踝部恶性肿瘤及小腿远端恶性肿瘤，小腿截肢不能达到广泛切除。

2. 足踝部恶性肿瘤及小腿远端恶性肿瘤，累及小腿主要神经、血管，手术中无法分离或无法重建。

3. 足踝部或小腿肿瘤巨大，切除后残留组织无法直接覆盖切口，也无法通过软组织转移获得良好的覆盖。

病例资料

患者男性，28 岁。主因"右小腿疼痛半年加重 1 周"入院。患者入院后行 X 线、CT、MRI 检查，发现右胫骨中段骨破坏，内部密度不均，骨皮质破坏，可见软组织肿块（图 6-5-1、图 6-5-2）。行穿刺活检，病理报告为：恶性纤维组织细胞瘤。患者因经济原因要求截肢治疗。

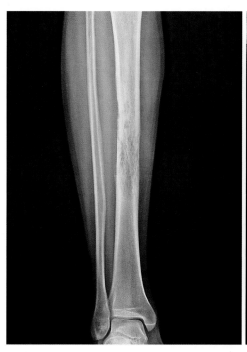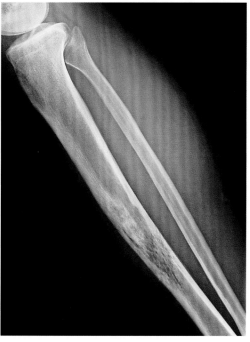

图 6-5-1　胫骨恶性纤维组织细胞瘤正、侧位 X 线片

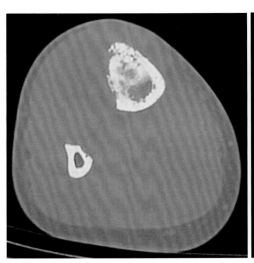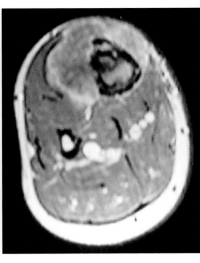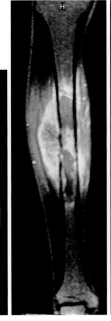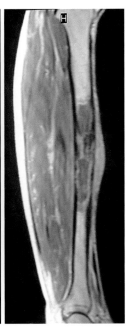

图 6-5-2 CT 和 MRI 显示肿瘤范围及与周围结构关系

局部解剖

1. 膝关节离断后股骨远端的膨大部分可以提供较大的负重面，可以提供足以负重的软组织及皮肤覆盖（图 6-5-3）。

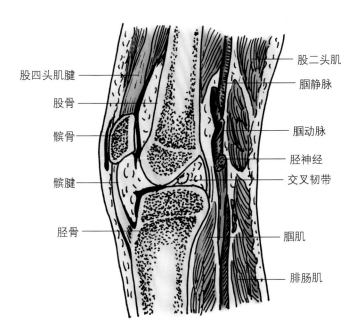

图 6-5-3 膝关节周围解剖图

股四头肌腱
股骨
髌骨
髌腱
胫骨

股二头肌
腘静脉
腘动脉
胫神经
交叉韧带
腘肌
腓肠肌

2. 膝关节离断可以重建股四头肌下端的附丽，保持股四头肌张力，使截肢后的残肢更容易控制。

3. 膝关节离断可以提供比大腿截肢更长的残肢。

4. 股骨干下端膨大部分可以使假肢的安装更稳定。

术前规划

按照 Enneking 外科切除原则，对于恶性骨肿瘤，应行广泛切除。此病例诊断明确，病变位于胫骨中部，根据影像学资料，患者病变上缘距离膝关节 11 cm。我们一般要求恶性骨肿瘤截肢时，切口距离肿瘤需要 5 cm 以上，对此患者小腿截肢显然范围不足，故此患者截肢平面定为膝关节离断。

手术操作

1. 膝关节离断一般采用前侧长、后侧短的前后皮瓣。前侧皮瓣最下端距髌骨下缘的距离，为髌骨下缘处腿周径的 1/3。后侧皮瓣的最下端，距腘窝的距离为髌骨下缘处腿周径的 1/6。皮瓣的上端在胫骨平台平面（图 6-5-4）。

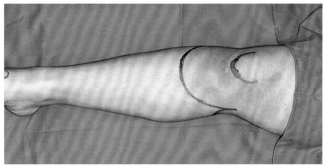

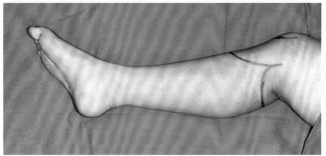

图 6-5-4　膝关节截肢切口设计

3. 前外侧从深筋膜深层分离。前侧皮瓣中包括髌腱和鹅足腱止点，将前侧皮瓣向上翻开至膝关节水平（图 6-5-6）。

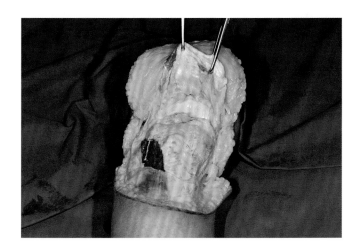

图 6-5-6　前侧筋膜瓣

2. 患者脊椎麻醉（腰麻）满意后取平卧位，大腿根部上气囊止血带控制出血。切开皮肤、皮下组织、深筋膜，前内侧皮瓣下直接切开胫骨骨膜至胫骨，从胫骨表面向上分离（图 6-5-5）。

4. 继续将筋膜瓣向上翻开，从胫骨侧切断前方和侧方关节囊，显露交叉韧带（图 6-5-7）。

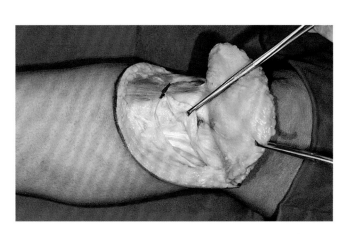

图 6-5-5　前侧皮瓣

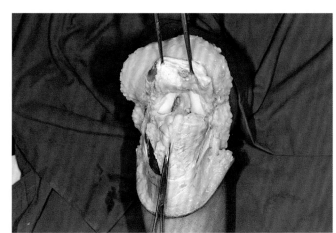

图 6-5-7　显露交叉韧带

5. 从胫骨侧切断交叉韧带（图6-5-8）。

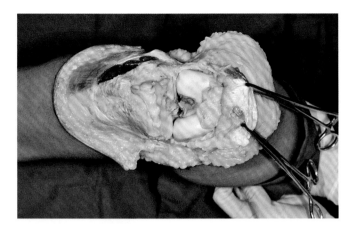

图 6-5-8　切断交叉韧带

6. 切断股二头肌在腓骨头上的止点，分离、切断并结扎腓总神经（图6-5-9）。

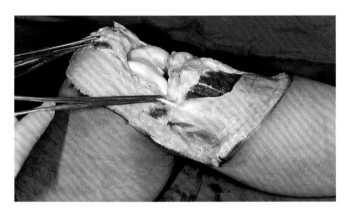

图 6-5-9　分离、切断腓总神经

7. 从半月板上方切开后关节囊，显露腓肠肌内外侧头（图6-5-10）。

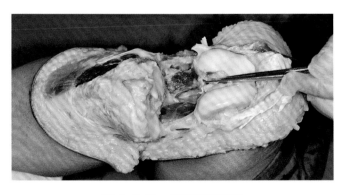

图 6-5-10　切断后关节囊

8. 切断腓肠肌内外侧头，显露腘动静脉和胫神经（图6-5-11）。

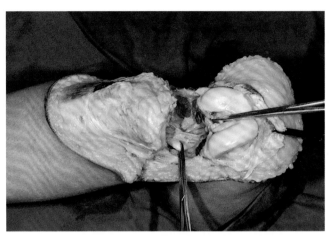

图 6-5-11　显露神经血管束

9. 分离、切断并结扎胫神经，分离、切断并双重结扎腘动静脉（图6-5-12）。

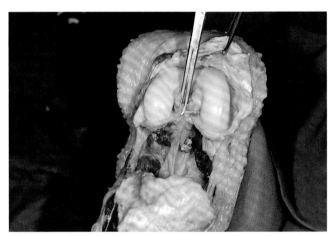

图 6-5-12　处理神经血管束

327

10. 沿后侧皮瓣边缘切开皮瓣，离断小腿（图 6-5-13）。

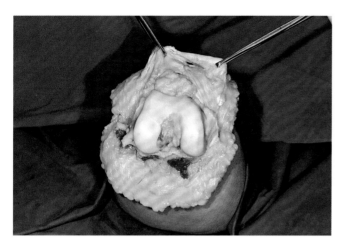

图 6-5-13 离断肢体

11. 松止血带，止血，冲洗。将髌韧带缝合于交叉韧带。将腓肠肌残端缝合于髁间切迹（图 6-5-14）。

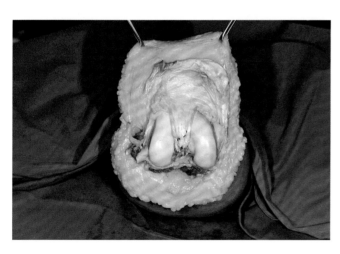

图 6-5-14 固定髌韧带

12. 置入引流管。缝合深筋膜、皮下组织及皮肤（图 6-5-15）。

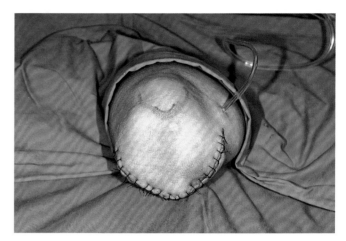

图 6-5-15 关闭切口

术后处理

1. 术后放置负压引流管 1 根，待全天（24 小时）引流量少于 20 ml 时拔除。拔除引流后用弹力绷带轻轻加压包扎患肢末端，但要防止下端皮瓣缺血坏死。术后应用抗生素 7 ~ 10 天。术后卧床 2 周。2 周后扶双拐下地活动。

2. 术后患者应长期随诊，局部行 B 超和 X 线检查，明确是否有肿瘤复发，全身需要按照肿瘤学要求，检查是否有转移灶存在。

术后评估

1. 影像学评估

术后常规拍摄正、侧位 X 线片（图 6-5-16）。

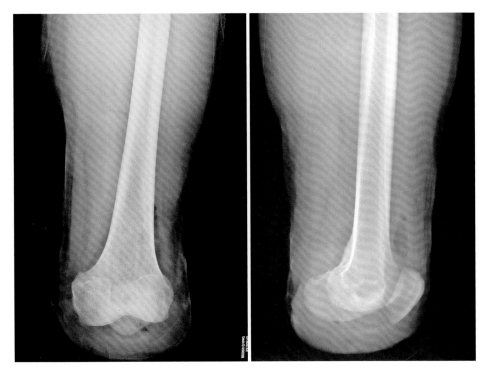

图 6-5-16 术后正、侧位 X 线片

2.病理评估

术后病理报告：急性纤维组织细胞瘤。

专家点评

膝关节周围是恶性骨肿瘤的好发部位，大多数膝关节周围的恶性肿瘤，行膝关节离断术不能达到广泛切除的外科边界。而对于踝关节及更下端的恶性肿瘤，往往通过小腿截肢就可以达到广泛切除的外科边界。因此，因肿瘤需要进行膝关节离断的患者并不多。

膝关节离断术除应用于恶性肿瘤的治疗，也可以用于创伤、感染、周围血管疾病等疾病的治疗。膝关节离断可以提供一个面积较大的负重面，有利于假体的安装；相对于大腿截肢，膝关节离断又明显缩短了假肢长度，为术后获得良好的假肢功能提供了基础。

膝关节离断手术中不要切除髌骨或将髌骨与股骨髁融合。不用处理股骨髁和髌骨关节面软骨。如髌骨已和股骨髁紧密粘连在满意的位置上，则不必进一步处理。如果有膝关节滑膜增生，可以行滑膜切除术。如滑膜已萎缩，失去分泌功能，不必切除滑膜。

（李　远　牛晓辉）

第6节 小腿截肢术

1. 足踝部恶性肿瘤治疗。
2. 小腿远端恶性肿瘤治疗。
3. 肿瘤累及足踝部或小腿远端血管神经束，无法分离。
4. 足踝部或小腿远端肿瘤广泛切除后，无足够软组织覆盖；或无法通过软组织转移获得可接受的软组织覆盖。

病例资料

患者女性，39岁。2年前开始出现右足底行走时疼痛。在当地医院就诊，发现右足底小的软组织肿物，行手术切除。切除后病理报告为滑膜肉瘤。再次于当地医院行扩大切除。术后行 AI（多柔比星＋异环磷酰胺）方案化疗4次。1个月前患者再次自觉右足底行走时疼痛，行 MRI 检查发现肿瘤复发（图6-6-1）。

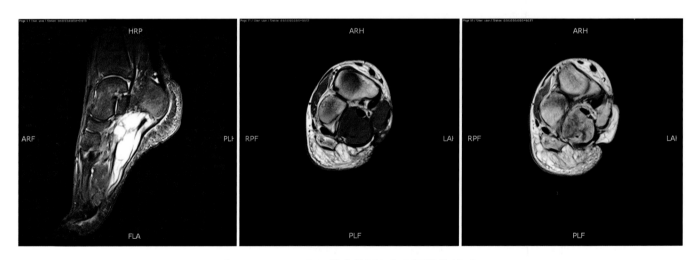

图 6-6-1 MRI 显示肿瘤范围及与周围结构关系

局部解剖

1. 小腿截肢需要涉及的解剖结构有胫骨、腓骨；胫骨前肌、趾长伸肌、腓骨长短肌、胫骨后肌、趾长屈肌、蹬长屈肌、比目鱼肌、腓肠肌；胫前动静脉、胫后动静脉、腓动静脉；腓深神经、腓浅神经、胫神经（图 6-6-2）。

2. 成年人理想的截骨平面位于胫骨平台关节面下 12.5 ~ 17.5 cm。

3. 截肢平面距离胫骨关节面距离小于 5 cm，其残端完全没有功能，应选用膝关节离断。对于短于 12.5 cm 的残端，安装假肢有一定困难。如果残端短于 8.8 cm，需要切除部分肌肉及腓骨。

4. 由于肿瘤原因采用小腿截肢，一般可以采用前后等长皮瓣。

5. 小腿远端 1/3，腓肠肌肌肉与肌腱交界处下端，血液供应差，软组织覆盖不足，不是理想的截肢平面。容易出现切口愈合不良。即使术后切口愈合，穿戴假肢后容易造成肢体皮肤磨损。

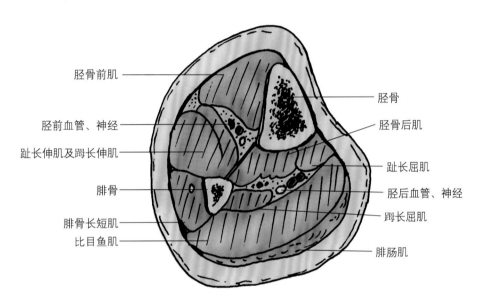

图 6-6-2　小腿中部解剖示意图

胫骨前肌　　　　　　　　　　胫骨
胫前血管、神经　　　　　　　胫骨后肌
趾长伸肌及蹬长伸肌　　　　　趾长屈肌
腓骨　　　　　　　　　　　　胫后血管、神经
腓骨长短肌　　　　　　　　　蹬长屈肌
比目鱼肌　　　　　　　　　　腓肠肌

术前规划

按照 Enneking 外科切除原则，对于软组织恶性肿瘤，应行广泛切除。此例患者右足软组织肿瘤，术后复发，病理诊断明确为滑膜肉瘤。对此患者应行广泛切除。MRI 显示肿瘤位于足底中部，与足部骨紧邻，并包绕足底血管神经束和肌腱，如局部手术需要切除肿瘤相邻的骨、血管、神经、肌腱，切除后无法重建使患者能够正常负重。因此决定行小腿截肢术。因患者是足部肿瘤，尽量保留患者小腿长度。设计截骨平面距离膝关节 17 cm。

手术操作

1. 设计截骨平面距离膝关节 17 cm。皮瓣下端距离截骨距离为截骨处小腿直径的一半（约周长的 1/6）。在小腿截骨平面内、外侧对称部位标记，使前后皮瓣长度相同（图 6-6-3）。

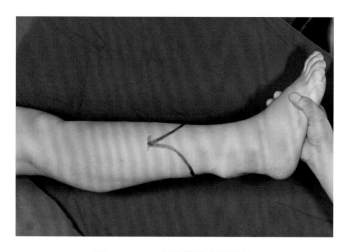

图 6-6-3 小腿截肢范围设计

2. 患者腰麻满意后，平卧位，大腿根部上台下止血带控制出血。沿前侧切口，切开皮肤、皮下组织、深筋膜。胫骨嵴处直接切开骨膜至胫骨。将前部皮瓣连同深筋膜、胫骨内侧骨膜作为整体向上翻开，至截骨平面。后侧皮瓣切开深筋膜，但不在深筋膜与肌肉之间分离（图 6-6-4）。

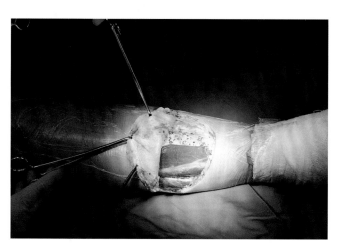

图 6-6-4 前侧皮瓣

3. 距离胫骨截骨平面 0.6 cm 切断小腿前侧间隙的胫前肌、趾长伸肌、跗长伸肌、腓骨长短肌（图 6-6-5）。

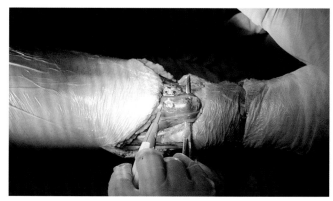

图 6-6-5 切断前侧间隙肌肉

4. 将切断的胫前肌、趾长伸肌、跗长伸肌、腓骨长短肌向下翻开，显露腓深神经、胫前血管，分别切断并双重结扎（图 6-6-6）。

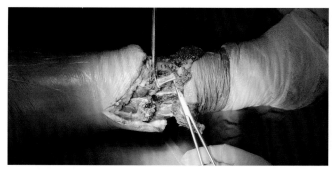

图 6-6-6 结扎胫前血管

5. 显露胫骨、腓骨截骨平面，腓骨截骨平面位于胫骨截骨平面上端 1.2 cm。用线锯横行锯断腓骨（图 6-6-7）。

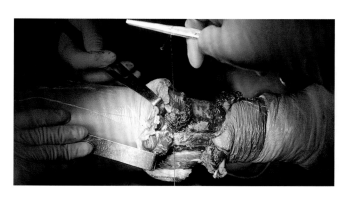

图 6-6-7 锯断腓骨

6. 用线锯从后向前横行锯胫骨，至胫骨前侧皮质向胫骨近端斜行锯，至距离截骨平面约 2 cm 处锯断胫骨。使胫骨截骨端形成楔形（图 6-6-8）。

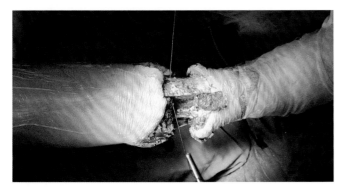

图 6-6-8 锯断胫骨

7. 向前牵开小腿远端显露小腿后侧肌肉。从截骨面水平切断胫骨后肌（图 6-6-9）。

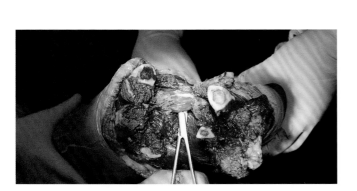

图 6-6-9 切断胫骨后肌

8. 在胫骨后肌后方找到胫神经，将其切断并结扎（图 6-6-10）。

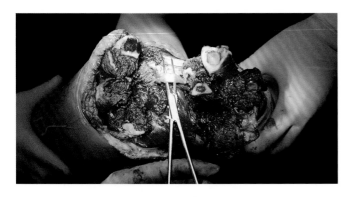

图 6-6-10 切断胫神经

9. 分离显露胫后动静脉、腓动静脉，将其切断并双重结扎缝扎（图 6-6-11）。

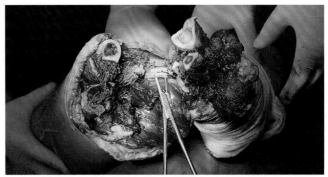

图 6-6-11 处理胫后动静脉

10. 从截骨平面向后侧皮瓣边缘斜行切断腓肠肌及比目鱼肌，离断肢体（图 6-6-12）。

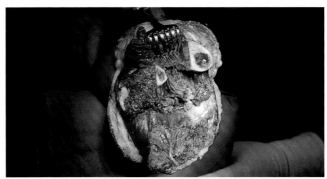

图 6-6-12 切断后侧肌肉

11. 用骨锉修整截骨端使其光滑，冲洗切口。松止血带止血。将比目鱼肌与腓肠肌向前翻转，覆盖截骨端，并将其与前侧皮瓣的深筋膜和骨膜缝合（图 6-6-13）。

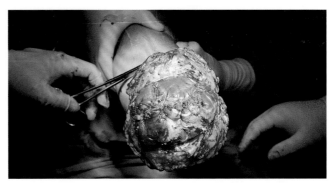

图 6-6-13 肌肉成形

12. 缝合皮下组织及皮肤。置入橡皮条引流（图 6-6-14）。

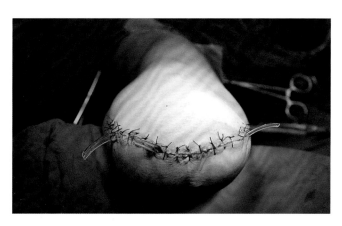

图 6-6-14 关闭切口

术后处理

1. 术后放置引流条4～6根，24小时后拔除。拔除引流条后用弹力绷带轻轻加压包扎患肢末端，并使其塑形成圆锥状。术后卧床2周。2周后下地正常活动。

2. 需要术后化疗的患者，如化验检查无异常，可于术后2周（切口愈合拆线后）开始化疗。

3. 术后患者应长期随诊，局部行B超和X线检查，明确是否有肿瘤复发。全身需要按照肿瘤学要求，检查是否有转移灶存在。

术后评估

1. 影像学评估

见图 6-6-15。

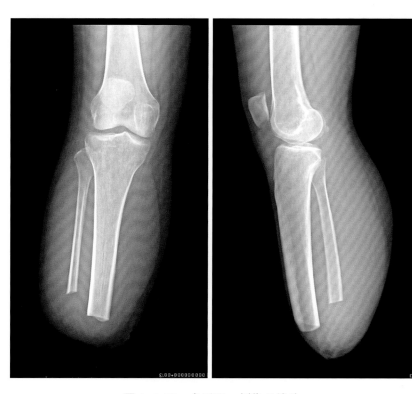

图 6-6-15 术后正、侧位X线片

2.标本评估

术后切除标本外观观察，断端无肿瘤。将标本冠状面剖开，可见足底肿瘤，小腿远端无肿瘤（图6-6-16、图6-6-17）。

3.病理评估

术后病理报告：滑膜肉瘤。

专家点评

小腿截肢术除应用于足踝部恶性肿瘤的治疗，也可以用于创伤、感染、周围血管疾病等疾病的治疗，特别是周围血管疾病的治疗。小腿截肢患者，安装假肢后能获得良好的行走功能，90%以上的膝关节以下截肢患者，可以安装良好的假肢。

部分行小腿截肢患者术后膝关节不能伸直，影响术后功能。这可能有两个原因：其一，小腿截肢术中为了良好覆盖残端骨质和术后获得良好的负重面，需要将后侧腓肠肌瓣与前侧骨膜缝合，进行肌肉成形。但术后部分患者感觉残端牵拉性疼痛，这可能是因为肌肉成形后的张力造成。有些患者为了缓解疼痛，将膝关节置于屈曲位。其二，肌肉成形后前后侧肌力不平衡，也可能造成膝关节屈曲畸形。为避免膝关节屈曲畸形，术后应将患者膝关节置于伸直位。还有一种方法是截肢术后，在手术台上用"U"形石膏将患肢固定于膝关节伸直位。石膏一般在残肢的前后，长度超过膝关节。石膏使用至术后3周，肌肉愈合为止。

（李　远　牛晓辉）

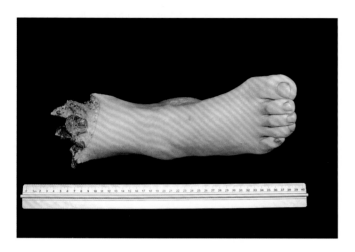

图6-6-16　术后标本外观

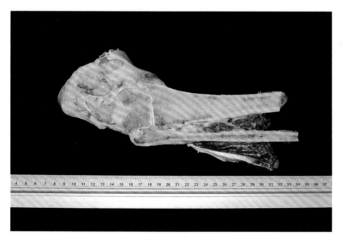

图6-6-17　术后标本冠状面剖开

第 7 节 Boyd 截肢术

手术指征

1. 前足骨与软组织恶性肿瘤，肿瘤位于跟骨及距骨以远。保肢手术无法达到所需的外科边界者。

2. 前足严重开放性损伤，不能保留者。

病例资料

患者女性，25 岁。因"左足疼痛 3 个月"入院。查体左足肿胀，有压痛。拍摄 X 线片、CT 及 MRI 显示左足部肿瘤（图 6-7-1）。行穿刺活检提示为软骨肉瘤，肿瘤范围大，主要累及前足，无保肢条件。

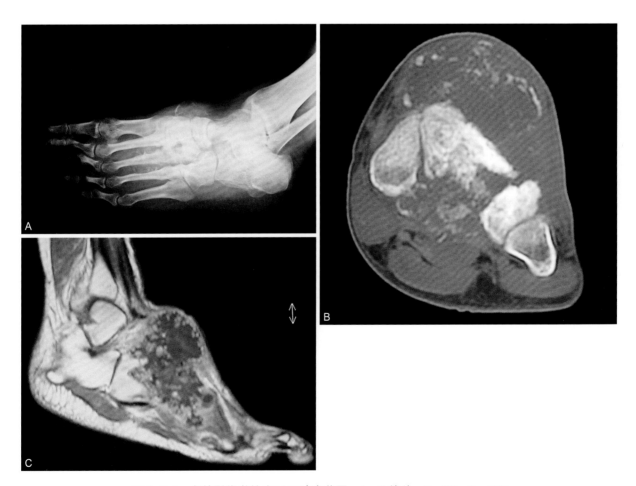

图 6-7-1 术前影像学检查显示肿瘤范围。A：X 线片；B：CT；C：MRI

应用解剖

1. Boyd 截肢术是保留跟骨的足部截肢。术中仅保留足骨中的跟骨，截除距骨及以远的所有骨性结构。然后再去除胫骨、腓骨，跟骨表面的软骨，将跟骨前推，与胫骨及腓骨进行融合（图 6-7-2）。

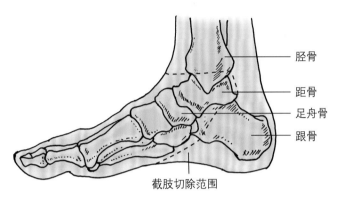

图 6-7-2　Boyd 截肢切除范围示意图

标注：胫骨、距骨、足舟骨、跟骨、截肢切除范围

2. 踝部皮下脂肪少，皮肤紧贴在软组织上，如果于胫骨远端进行截肢采用踝部前方皮肤作为皮瓣容易出现皮瓣愈合问题。因此足部恶性肿瘤一般不采用小腿远端截肢或踝关节离断。足底皮肤耐压耐磨、能吸收震荡，因此行此部位手术时可选择较长的跖侧皮瓣的 Boyd 截肢。

3. 伸肌支持带位于踝关节前方，伸肌腱位于支持带深面，从内向外分别为胫前肌腱、踇长伸肌腱和趾长伸肌腱，足背动脉位于伸肌腱的深面，行该手术时需结扎此动脉。

4. 从内踝下行的胫神经在足底分支为足底内侧神经和足底外侧神经，血管于足底分支为足底内侧动静脉和足底外侧动静脉，手术时神经予以切断，血管进行结扎。

术前规划

患者穿刺活检为足部恶性肿瘤，肿瘤范围大，如果行局部切除需要切除部分距骨、足舟骨、骰骨、部分距骨及大部分伸趾肌腱，手术难以达到安全的外科

边界，且切除后无良好方法重建。由于此患者肿瘤主要位于中前足，为达到广泛外科边界适宜行 Boyd 截肢术（图 6-7-3），术后佩戴支具能获得良好的功能。

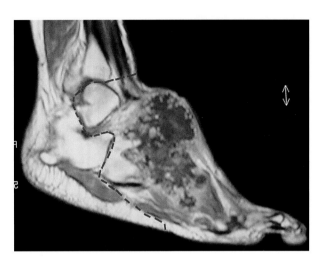

图 6-7-3　术前手术设计图

手术操作

（说明：手术图片采用标本操作。）

1. 患者麻醉后取平卧位，在止血带下进行，以减少出血。皮肤切口从外踝尖开始，于距舟关节平面越过足背到内踝下方一横指处，然后转向下远端，在距骨基底部经过足底再向上、向近端回到外踝尖（图 6-7-4A ~ C）。

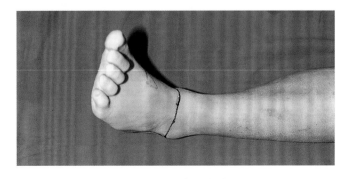

图 6-7-4A　足背部皮肤切口

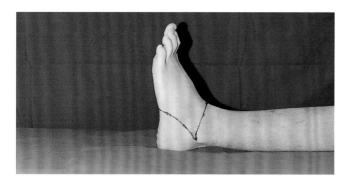

图 6-7-4B　足侧方皮肤切口

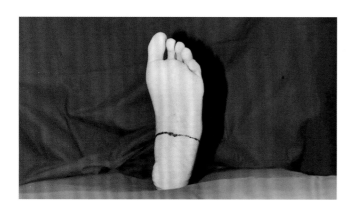

图 6-7-4C　足跖部皮肤切口

2.切开前方的皮肤及皮下组织，显露胫前肌腱、踇长伸肌腱、趾长伸肌腱（图 6-7-5）。

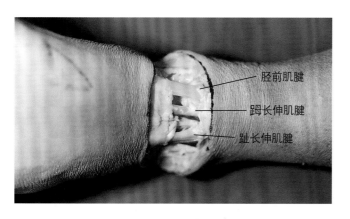

胫前肌腱

踇长伸肌腱

趾长伸肌腱

图 6-7-5　显露肌腱

3.将胫前肌腱、踇长伸肌腱、趾长伸肌腱逐一切断，结扎足背动脉，显露踝关节前方的关节囊（图 6-7-6）。切开踝关节前方关节囊，跖屈踝关节，可显露出距骨、胫距关节（图 6-7-7）。

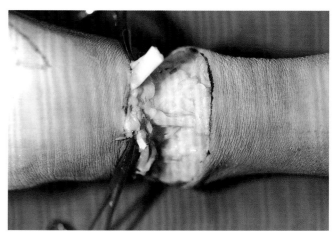

图 6-7-6　切断肌腱

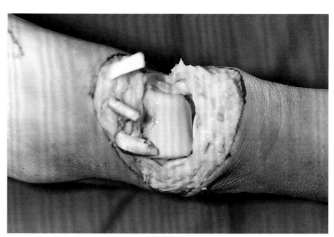

图 6-7-7　切开关节囊

4. 沿外侧切口切开皮肤及皮下组织，显露出腓骨短肌肌腱（图 6-7-8）。

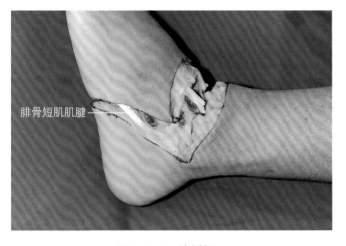

图 6-7-8　外侧切口

5. 沿跖侧切口逐层切开皮肤及皮下组织，切除足底的内外侧神经，结扎足底内侧动静脉和足底外侧动静脉，显露足跖侧的肌肉、肌腱，逐一切断（图 6-7-9）。

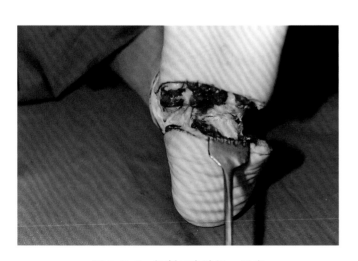

图 6-7-9　切断足底神经、肌肉

6. 沿外侧切口行深层分离，清楚显示腓骨长、短肌肌腱（图 6-7-10）。将腓骨长、短肌肌腱牵出并高位切断（图 6-7-11）。

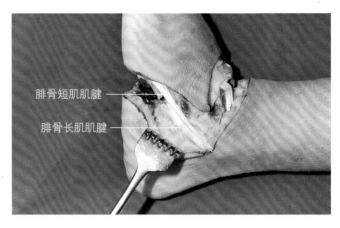

图 6-7-10　显露腓骨长、短肌肌腱

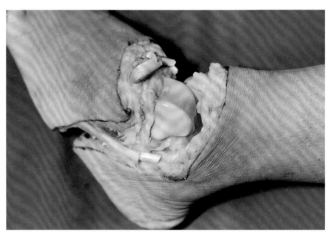

图 6-7-11　高位切断腓骨长、短肌肌腱

7. 将跟距关节离断后截除前足，显露保留的跟骨（图 6-7-12）。

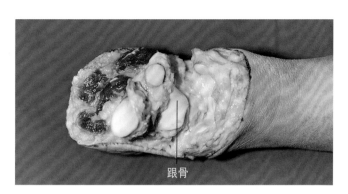

图 6-7-12　离断前足，显露跟骨

8. 在腓骨结节前方将跟骨前部横行切断，切除胫骨远端、腓骨远端、跟骨表面的软骨，为融合做准备（图 6-7-13）。

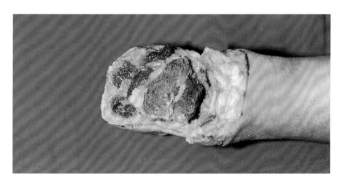

图 6-7-13　切除软骨

9. 将跟骨按照与踝关节的关系向前推，嵌入要融合的位置，使跟骨的下表面与地面平行（图 6-7-14）。

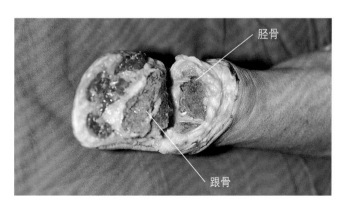

图 6-7-14　跟骨前移

10. 用斯氏针将跟骨与胫骨固定，进行融合（图 6-7-15）。

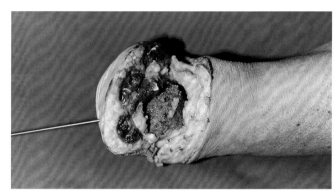

图 6-7-15　融合

11. 逐层缝合切口，放置引流。将斯氏针剪短，折弯（图 6-7-16）。

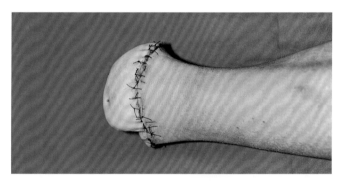

图 6-7-16　缝合切口后，因标本操作，未放置引流管

术后处理

1. 术后 2 周拆线，术后 4 周拔除斯氏针。

2. 术后 8 周内残端禁止负重，行石膏固定，直至骨质完全融合后逐渐负重。

术后评估

1. 影像学评估

术后常规拍摄 X 线片，显示斯氏针位置及融合情况（图 6-7-17）。术后 4 个月复查 X 线片，跟骨已经与胫腓骨愈合（图 6-7-18）。

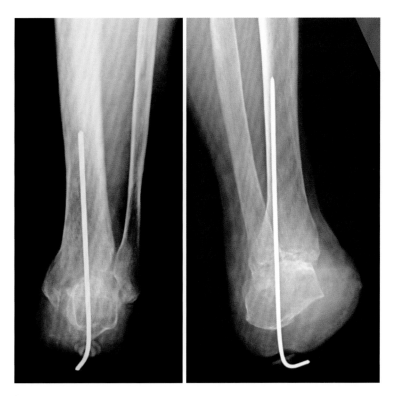

图 6-7-17 术后 X 线片

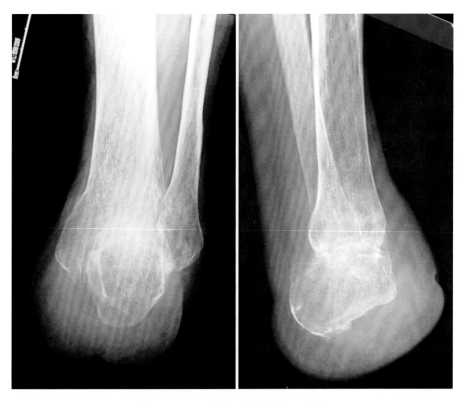

图 6-7-18 术后 4 个月复查 X 线片

2.标本评估

术后切除标本从外观和各向剖面，确认达到术前计划的外科边界（图6-7-19）。

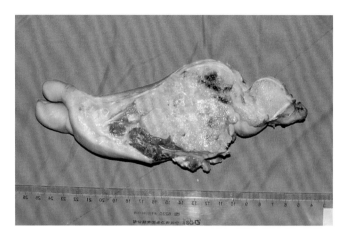

图6-7-19　切除后标本剖面

专家点评

踝部截肢常用的术式有Syme截肢和Boyd截肢。Boyd截肢由于皮瓣较厚，愈合一般较好。Syme截肢出现残端愈合问题的风险略高，主要原因在于足跟垫后移和过度修剪皮瓣造成的皮肤坏死。另外，Syme截肢的残端较臃肿，使用的义肢也较臃肿，如果出于美观考虑可行Boyd截肢术来弥补。Boyd截肢术能在踝部形成良好的负重残端，消除了Syme截肢术后常发生的跟垫后移问题。行Boyd截肢术需切除距骨、跟骨前移、跟胫融合，手术复杂程度较Syme截肢术大，但此法残肢长度和负重残端的宽度优于Syme截肢术。

踝部截肢后应考虑到残端负重的要求，Boyd截肢成功的关键在于跟骨和胫骨的固定融合。融合前首先要切除跟骨前部及胫骨、腓骨的软骨，然后将跟骨向前推，确保跟骨的下表面与地面平行，便于佩戴支具后行走。将跟骨与胫骨使用斯氏针固定，4周后拔除，8周内均需石膏固定，残端禁止负重，直到随访时拍摄X线片显示骨质完全融合后才能逐渐负重。Boyd截肢后佩戴支具能获得满意的外观和功能，长期随访显示Boyd截肢后佩戴支具行走的步态可接近正常，患者的社会功能回归非常满意。

踝部截肢的另一种术式为Pirogoff截肢，跟骨垂直截断，前部被去掉，将保留的后半部跟骨及足跟皮瓣一起向前向上翻转90°，让跟骨的粗糙面与胫骨的剥离面相对。该术式比Boyd截肢术更为复杂且没有明显的优势，故很少采用。

（邓志平　丁　易）